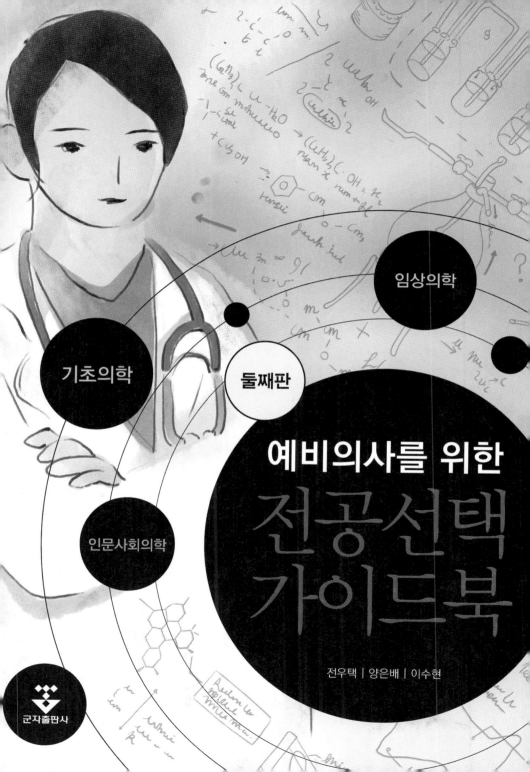

임상의학

기초의학

둘째판

인문사회의학

예비의사를 위한

전공선택
가이드북

전우택 | 양은배 | 이수현

군자출판사

예비의사를 위한
전공선택 가이드 북

첫째판 1쇄 인쇄 | 2006년 3월 15일
첫째판 1쇄 발행 | 2006년 3월 20일
첫째판 2쇄 발행 | 2006년 4월 30일
둘째판 1쇄 인쇄 | 2014년 5월 02일
둘째판 1쇄 발행 | 2014년 5월 14일

지 은 이   전우택, 양은배, 이수현
발 행 인   장주연
출 판 기 획   노수나
편집디자인   한시대
표지디자인   전선아
발 행 처   군자출판사
          등록 제 4-139호(1991. 6. 24)
          본사 (110-717) 서울특별시 종로구 창경궁로 117(인의동 112-1)
          동원회관 BD 6층
          전화 (02) 762-9194/5   팩스 (02) 764-0209
          홈페이지 | www.koonja.co.kr

ISBN 978-89-6278-878-5

정가 16,000원

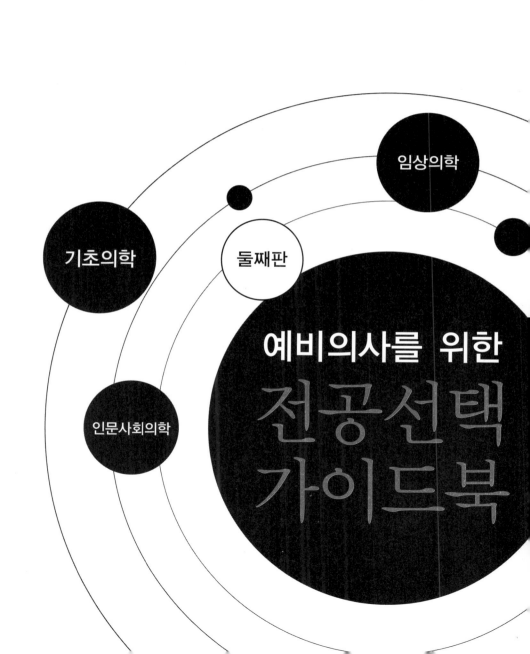

임상의학

기초의학

둘째판

인문사회의학

예비의사를 위한

전공선택
가이드북

⟨⟨⟨ 차례 ⟩⟩⟩

〈예비의료인을 위한 진로선택 가이드북〉 1판이 나온 지 8년이 흘렀습니다. 진로선택이라는 내용을 구체적인 가이드북 형태로 만든 우리나라의 유일한 책이었기에, 의학을 공부하고 있는 학생들과 학부모님들께 많은 관심을 받았던 것을 감사하게 생각합니다.

그러나 8년의 세월이 흐르면서 그 사이 몇 가지 변화들이 생겼습니다.

첫째, 의학과 의료의 급격한 발전에 따라 각 과의 성격과 전공의로 선발하기 원하는 인재상의 모습이 계속 변화한 것입니다. 따라서 그러한 내용을 반영한 새로운 정보들을 학생들에게 제공할 필요가 생겼습니다.

둘째, 인턴제도의 폐지가 구체적으로 논의하면서, 학생들의 입장에서는 진로선택을 하여야 하는 시점이 더 빨라지는 상황으로 들어가게 되었습니다. 인턴 기간 중 여러 과들을 돌아보고 자신의 최종 선택을 하여 왔던 선배들과는 달리, 지금의 학생들은 학생 기간 중 선택할 진로를 결정하여야 하는 상황에 들어가면서 좀 더 자세한 정보가 일찍부터 필요로 하게 되었습니다.

셋째, 전공의 지원의 경쟁이 점차 더 치열해 지면서, 좀 더 일찍 자신의 진로를 선택하고 그에 대한 준비를 잘 하는 학생들에게 유리한 상황이 펼쳐지고 있다는 것입니다. 자신이 관심을 가진 전공과의 연구실에서 실험을 하거나, 논문을 쓸 수 있었던 학생들에게 전공의 선발 평가 시 더 유리한 결과가 있게 되면서 전공선택에 대한 정보가 더 일찍부터 필요하게 되었습니다.

이상과 같은 이유들로 본 책의 2판이 준비하게 되었습니다. 이를 위하여 여러 가지로 새로운 많은 정보와 의견을 주셨던 연세의대 각 교실의 교수님들께 깊은 감사를 드립니다. 그리고 이 책의 준비를 위하여 많은 수고를 해

주신 연세의대 의학교육학과의 이수현 기초연구조교수께 깊은 감사를 드립니다.

우리나라의 최고 인재들이 모이는 의학계에서 우리나라 미래를 위한 세계적 경쟁력이 만들어져야 할 것입니다. 그를 위하여 가장 필요로 되는 것은 그 뛰어난 인재들이, 자신들의 적성과 관심에 맞는 진로 선택을 하여 각 영역에서 큰 의학자, 큰 의료인으로 발전해 가는 것입니다. 이 작은 책이 그런 거대한 일에 작은 도움이라도 되기를 진심으로 바랍니다.

2014년 4월
저자를 대표하여
연세의대 의학교육학과 교수
전우택 올림

≪ 이 책을 활용하는 방법 ≫

• 이 수 현

• 개정판의 특징 •

예비의사를 위한 진로선택 가이드북 개정판은 크게 아래의 네 가지 점에 초점을 두고 수정 작업을 진행하였다.

첫째, 특정 대학의 상황에 초점화된 내용에서 탈피하여 일반적인 전공과의 특성과 상황을 기술하려고 노력하였다.

둘째, 두 가지 내용이 새롭게 추가되었다. 전공별 주된 연구 분야를 소개하였으며 전공별 진출 가능한 진로에 대한 정보를 제공하였다. 세부 전공에 따라 다양한 연구 주제와 연구 트렌드를 소개하고 있기 때문에 관심 연구 분야를 파악하는데 도움이 될 수 있을 것으로 기대한다. 또한 최근 의과대학의 가장 큰 화두는 진로지도이다. 개정판에서는 각 전공에 대한 기초적인 정보제공뿐 아니라 전공의 수련 이후 진출할 수 있는 다양한 진로에 대한 소개를 포함하였다.

셋째, 의과대학생들이 진로와 관련하여 가장 많이 하는 질문들을 Q & A로 묶어서 비슷한 고민을 하는 학생들이 참고할 수 있는 내용을 실었다. 개별적인 고민에 완전한 해답을 제공할 수는 없겠지만 선배들의 경험을 통해 작성된 내용이기 때문에 참고한다면 도움이 될 수 있을 것으로 기대한다.

넷째, 핵의학과가 새롭게 포함되었으며 기생충학이 환경의생물학으로 명칭이 변경된 부분도 반영하였다.

의과대학을 입학하면 당연히 의사가 될 것이기 때문에 전공선택을 위해 스펙을 쌓거나 다양한 경험을 하지 않아도 된다고 생각하는 경향이 있다. 또한 인턴 과정에서 전공할 과를 선택하면 된다는 생각을 가지고 있으며 본과 과정에서는 수업 및 실습만 열심히 하면 된다고 생각하는 경우가 많다. 물론 틀린 얘기는 아니며 지금까지는 인턴 과정을 거치면서 성적이나 적성, 비전 등 다양한 조건들을 고려해서 전공선택을 해도 크게 문제가 되지 않았다. 그러나 앞으로는 저학년부터 체계적인 진로준비를 해야만 변화하는 의료 환경에 적응하면서 자신이 원하는 삶을 살 수 있게 될 것이다. 그 이유는 다음과 같다.

첫째, 현재 인턴 과정 폐지에 대한 논의들이 활발히 진행되고 있기 때문에 전공선택을 위한 준비와 결정 시점이 본과과정으로 앞당겨 져야 할 상황이다. 더구나 지속적으로 전공의 인원을 감축하고 있는 추세여서 전공의 경쟁이 치열해 지고 있기 때문에 단순히 성적만 유지하는 것으로는 경쟁력이 없다. 성적 이외의 다양한 경력을 쌓을 필요가 있다.

둘째, 과학기술의 발전으로 다양한 의료기기와 치료법들이 개발되면서 전공들이 세분화되기도 하고 새롭게 생겨나고 있다. 현재 국내 의대에 개설되어 있는 기초, 임상, 인문사회의학 관련 전공들은 30여 개가 되며 세부 전공까지 포함하면 40여 개가 된다. 미국의 경우 세부전공까지 포함하면 60여 개에 달한다고 한다(Freeman, 2012). 본과 4년 동안 40개가 넘는 모든 전공을 경험하고 정확한 정보를 얻기는 현실적으로 불가능하다. 따라서 본과 4년 교육과정을 충실히 이수할 뿐 아니라 스스로 다양한 경로를 통해 진로탐색을 해야 한다.

셋째, 현재 의사들이 진출하는 직종을 살펴보면 진로 스펙트럼이 매우 넓어지고 다양해지고 있음을 알 수 있다. 현재 법조계, 언론계, 의료사업, 예술 분야로 진출한 하고 있는 의료인들이 다수 있다. 의대에 입학해서 의사가 되는 단순한 career path가 아닌 의사면허를 활용해 다른 분야와 융합해서 시너지 효과를 만들어 낼 수 있는 분야로 진로가 개척되고 있는 것이다.

진로선택의 폭이 넓어졌다는 것이 학생들 입장에서는 긍정적인 측면도 있지만 진로결정 측면에서 볼 때는 많은 정보를 수집해야 하고 다면적인 요인들을 고려해서 전공을 선택해야 하기 때문에 진로결정이 매우 복잡하고 어려운 상황이 되었다. 필요에 따라 선택한 전공을 중간에 바꾸기도 하고 또 2-3개의 Board를 따는 경우도 있지만 대부분의 경우 한번 선택하면 평생 업으로 그 일을 해야 한다고 생각한다. 평생 직업을 고르는 시점에 전공과에 대한 정확한 정보와 이해 없이 또는 자신의 흥미나 적성에 대한 이해 없이 성적이나 상황에 맞게 전공을 선택하는 것은 미래를 건 도박이나 다름없다. 진로선택은 매우 체계적이고 계획적인 준비를 필요로 하는 과정이며 이 책은 학생들이 진로준비를 하는데 필요한 세부 정보 및 가이드라인을 제공하는데 목적이 있다.

이 책을 통해 학생들은 학년별 진로준비를 위해 어떤 노력을 해야 하는지 알게 되고 각 전공의 특징에 대한 이해 및 향후 전망에 대한 정보들을 획득할 수 있으며 의대생들이 고민하는 일반적인 진로 고민을 선배들의 경험담을 통해 해결책을 찾는데 도움을 받을 수 있을 것으로 기대한다.

이 책은 크게 세 부분으로 구성된다. 제1부는 전공선택 방법에 대한 내용을 소개한다. 1장은 전공선택을 위한 일반적인 과정을 단계별로 소개하며, 2장은 전공선택을 위해 학년 별로 무엇을 준비를 해야 하는지를 설명한다. 마지막으로 3장은 의대생들이 전공선택과 관련하여 가장 많이 하는 오해를 소개하여 전공선택에 대한 불안 및 혼란스러움을 정리하는데 도움을 제공할 것이다.

제2부는 각 전공에 대한 확장된 정보를 제공한다. 먼저 각 전공별 학문적 특성, 주된 연구 분야, 교육 및 수련 과정, 졸업 후 진로, 향후 전망, 전공자에게 요구하는 특성, 전공 희망자에게 전달하는 메시지, 국내외 주요 학회 및 학술지를 소개하였다. 그리고 외국에서 활용하고 있는 전공선택 검사 도구의 내용을 바탕으로 각 전공 교수들이 전공에서 중요하게 생각하는 가치와 덕목을 선정하여 질문지를 구성하였다. 각 전공별로 제시된 질문지를 활용하면 자신이 중요하게 생각하는 가치 및 덕목과 유사한 전공과를 찾는데 도움을 받을 수 있을 것으로 기대한다.

제2부의 내용을 구체적으로 소개하면 다음과 같다.

1. 전공별 소개

각 전공의 특성과 연구 분야, 졸업 후 진로, 앞으로의 전망 등의 내용을 다루었다. 이 장은 다양한 전공에 대한 세부 정보 및 향후 비전을 그리는데 도움이 될 것이다.

1) 어떤 학문/전공입니까? : 각 학문/전공에 대한 일반적인 정보를 제공한다. 전공의 역사, 의학에서 그 전공이 갖는 학문적인 역할과 지위, 진료 활동의 범위, 세부 전공, 전공의 목표 등을 개괄적으로 서술하고 있다.

2) 주된 연구분야 : 각 학문/전공에서 활발히 연구되고 있고 앞으로 연구되어야 할 연구 주제 및 분야들을 소개하고 있다.

3) 교육/수련 과정은 어떠한가요? : 4년간의 전공의 수련에 대한 세부 내용을 실었다. 즉 전공의 교육의 목표, 연차별 전공의 교육 특성 및 내용, 전공의들의 역할과 권리, 전공의 복지 등에 대한 정보를 수록하고 있다.

4) 졸업 후 진로 : 전공의를 마친 학생들에게 가장 중요한 관심사가 졸업 후 진로일 것이다. 전문의 자격 취득 후 학생들이 진출할 수 있는 다양한 분야 및 확장된 진로 분야에 대한 정보를 기술하고 있다.

5) 앞으로의 전망은 어떠한가요? : 많은 전공들이 과거와 다르게 진료 영역이 세분화되고 확장되고 있다. 현재 전공의 위상 및 앞으로 시대적 변화에 따른 전공의 미래 발전 가능성에 대한 정보를 제공하고 있다.

6) 특별히 요구되는 특성은 어떤 것이 있나요? : 각 전공의 특성에 따라 학생에게 요구되는 능력이나 소양을 기술하였다. 전공별로 학생에게 요구하거나 기대하는 특성을 확인하고 자신의 특성과 맞는 전공을 찾는데 도움이 될 것이다. 제2부에 제시되는 자기점검표를 활용하면 효과적일 것이다.

7) 기타 이 전공을 택할 학생들에게 해 주고 싶은 말씀이 있다면? : 앞서 전공한 선배의 입장에서 후학들이나 후배들에게 전공선택시 고려할 부분이나 당부하고 싶은 내용을 실었다. 선배들의 진심 어린 충고와 함께 의사로서의 삶을 생각해 볼 수 있는 기회를 제공할 것이다.

8) 전공과 관련된 국내외 주요 학회나 학술지 주소 : 각 전공과 관련된 전문학회와 학술지에 대한 정보를 제공한다. 관심 있는 학생들은 학회나 학술지 검색을 통해 더 많은 정보를 수집할 수 있을 것이다.

2. 전공선택을 위한 자기 점검표 작성

각 전공별로 중요하게 생각하는 가치와 전공에 어울리는 학생 특성을 기술하고 그 특성에 학생이 얼마나 일치하는지 자가 채점 할 수 있는 점검표를 제시하였다. 관심 있는 전공을 선별하여 점검표를 작성 한 후 부록에 있는 전공별 자기점검 요약표를 활용하면 자신의 관심영역을 한눈에 확인하는데 도움이 될 것이다.

1) 직업 가치 (Job Value)

「How to Choose a Medical Specialty」(2003)에서 13개의 직업가치를 소개하였다. 13개 가치 중 각 교실에서 중요하게 생각하는 가치를 3-4개 선별하여 전공별 중요가치를 만들었다. 13개의 직업 가치를 소개하면 다음과 같다.

직업 가치 (Job Value) *번역의 한계를 고려하여 원어를 함께 병기함
- 창의적 일을 하기 (Creativity)
- 높은 수입 (Good income)

- 다양성과 변화성을 추구 (Variety)
- 안전성 (Security)
- 독립성 (Independence)
- 의사결정 (Decision making)
- 명성 (Prestige)
- 성취 (Achievement)
- 사람들과 함께 일함 (Working with people)
- 직접 손을 사용해서 일함 (Working with my hands)
- 의지를 갖고 일함 (Working with my mind)
- 사람들을 돌봄 (Taking care of people)
- 다른 사람들의 피드백을 즐겨 받아들임 (Feedback from others)

한편 교실에서 중요하게 생각하는 가치와 별개로 학생들이 개인적으로 중요하게 생각하는 가치가 있을 것이다. 학생들은 위의 13가지 가치 중 자신에게 의미 있고 중요하다고 생각되는 직업 가치를 선택해서 아래 표에 기술한다. 이후 각 전공에서 제시한 가치와 자신이 선택한 가치를 비교하고 가치의 일치성과 차이점을 분석하면 자신의 가치에 부합한 전공을 찾는데 도움이 될 것이다.

- 내가 중요하게 생각하는 직업 가치

1. _____

2. _____

3. _____

4. _____

2) 학생들에게 요구되는 특성에 대한 질문 10가지

「How to Choose a Medical Specialty」(2003)에는 전공별로 원하는 학생 특성과 관련된 103개 질문들이 수록되어 있다. 이 질문지를 활용해 각 전공 교수들이 학생들에게 요구하는 10가지 특성을 선별하였다. 이렇게 만들어진 10개의 문항에 대해 학생들이 1-5점 척도로 평가하면 된다. 학생들은 자기 자신의 특성과 비교하여 유사하면 높은 점수를, 전혀 다른 특성이면 낮은 점수를 준다. 그리고 모두 합산한 점수를 기록하면 된다. 모든 전공에 대해 이 같은 평가가 어려울 경우 기초, 임상, 인문사회의학 분야 중 관심 있는 몇 개 과들만 선별해서 실시해도 도움이 될 것이다. 전공별 확인된 점수들을 이 책의 부록(OO쪽)에 있는 전공별 자기 점검 요약표에 기록한 후 높은 점수가 나온 전공을 살펴보면 된다. 그러나 이 점수들은 여러 전공별 점수들 간 상대적 우위만 보여줄 뿐 전공선택을 위한 절대적인 점수가 아니기 때문에 참고자료로 활용하길 바란다.

제3부는 대부분의 의대생들이 진로와 관련하여 공통적으로 고민하는 내용을 Q & A 형식으로 풀어내고 있다. 총 9개의 질문이 실려 있으며 질문 하나당 2-3명의 다양한 전공을 선택한 선배들이 그 고민을 어떻게 해결했는지, 어떻게 해결하면 좋은지에 대해 설명을 해준다. 정답은 아닐지라도 선배들의 진심 어린 충고와 대안이 제시되어 있기 때문에 유사한 고민을 하고 있는 학생들에게 도움이 될 것이라 기대한다.

[참고문헌]

Freeman, B(2012). The Ultimate Guide to Choosing a Medical Specialty(2012). McGraw-Hill Medical. 3th edition.

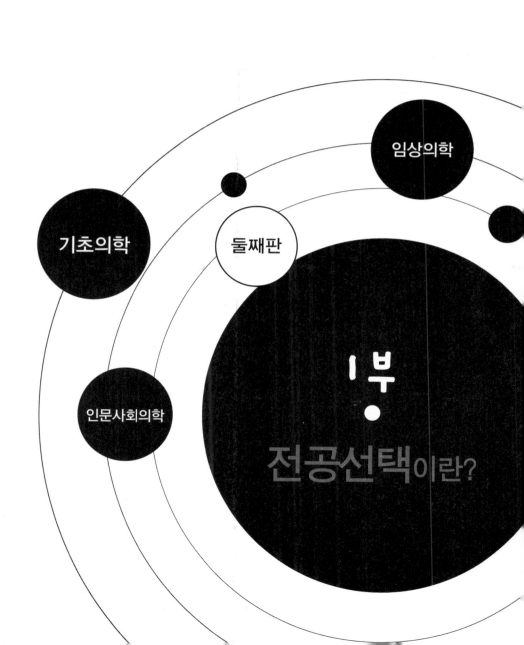

임상의학

기초의학

둘째판

인문사회의학

1부

전공선택이란?

<<< I. 전공선택을 위한 단계별 접근 >>>

• 양은배

　사람들은 미래의 어느 시점에서 자신의 모습을 그려보면서 자신들의 적성과 능력을 고려하여 대학의 전공을 결정한다. 의과대학에 입학한 학생들은 이미 그들의 적성과 능력에 따라 의사라는 직업을 선택한 것이다. 어려운 의과대학 입학경쟁 속에서 자신의 미래를 위한 큰 방향을 결정한 것은 축하할 만한 일이다. 그러나 김경환 등(1999)은 의과대학 재학생들의 전공선택과 관련하여 흥미로운 결과를 제시하였다. 의과대학 재학생들이 다시 고등학교 3학년 학생이라면 의과대학에 진학할 것인가에 대한 질문에서 50.3%의 학생만이 진학의사를 밝히고 있으며, 지금 전과가 가능할 경우 전과를 하겠다는 학생들이 28.1%에 달하고 있다는 것이다. 또한, 의과대학 졸업 후 진로나 전공선택을 심각하게 고민하고 있다고 응답한 학생이 36.0%로 조사되었다고 밝히고 있다. 이러한 결과들은 의과대학에 입학한 학생들이 스스로 원해서건, 다른 사람의 권유에 의해서 건 의과대학에 들어와 공부해 보니 입학 전에 의학에 대해 생각했던 것과는 많은 차이를 느끼고, 그 결과 어떤 학생들은 의과대학에 들어온 것을 후회할 수 도 있다는 점을 암시한다. 그러나 그것으로 끝난 것은 아니다. 정도의 차이가 있을지라도 다른 직업세계와 마찬가지로 의사라는 직업군 속에는 더 많은 세부 속성들을 가진 직업군들이 존재한다. 우리는 흔히 그것을 어떤 의사, 즉 외과의사, 내과의사, 정신과의사 등등으로 부른다. 심리학이나 교육학의 이론적인 논거를 빌려오지 않더라도 자신에게 가장 잘 맞는 직업을 선택할 때 삶이 더욱 만족스럽고 일의 효율성이 증가될 것이라는 점은 분명한 사실이다. 특히, 의사에게 있어 자신의 적성과 능력에 부합하는 세부 전공을 선택하는 것은 자신의 자아실현뿐만 아니라 환자들에게도 중요한 의미를 갖는다. 이것은 의과대학 졸업 후 학생들의 전공선택을 위해 의과대학 재학중에 이루어지는 진로개발의 중요성을 시사한다.

　의과대학을 졸업하고 의사면허를 취득한 대부분의 의사들은 다른 적성과 능력을 요구하는 3-4년의 세부전공 과정에서 수련(전공의 수련)을 받는다. 이러한 수련과정은 세부 전공 분야가 처한 독특한 의료 환경 속에서 수행되며, 전문의사로 발전해 나가는 데 필요한 지식과 기술을 습득하고, 전문 의사 특유의 인간관계와 풍토를 만들어 간다. 이런 점에서 L.J Fernandez 등(1997)은 의과대학 졸업 후 세부전공을 선택할 때 세부전공 수련과정의 특성을 잘 이해하고 자신의 성격 특성을 잘 파악하여 선택하는 것이 향후 자신의 의사생활을 만족하게 할 수 있는지의 여부를 결정하는 중요한 요소가 될 것이라고 하였다. 예를 들어, 사람들과 어울리기는 좋아하는 학생들은 내과, 산부인과, 정신과 및 소아과 등을 선호하고, 사람보다는 기계나 기구 만지기를 좋아하는 학생들은 병리, 방사선과, 안과 등을 선택하는 경향을 보인다(Yuft et.al, 1969). Rogers (1996)는 의과대학 학생들이 졸업 후 전공을 선택하는 데는 의과대학 성적, 연령, 성별, 경제적 이유, 군복무 여부, 결혼 여부, 가족의 권유 등의 의식적 동기와 무의식적 동기, 자신의 성격 특성 등 많은 다른 요인들이 복합적으로 작용한 결과라고 지적하였다. 임기영과 조선미(2002)는 의과대학 학생들의 졸업후 세부전공선택 요인이 다양하므로 의과대학생의 적응을 돕고 제반 의사결정과정에 도움을 주는 체계적인 진로지도의 중요성을 강조하였으며, 미국의과대학협의회(2004)는 의과대학 학생의 진로계획과 세부전공선택시에 의과대학과 의과대학 교수의 책무성을 지적하였다. 이러한 맥락에서 미국의과대학협의회는 의과대학 학생들의 체계적인 진로개발을 위한 단계별 접근 모델로서 네 단계 접근 방법을 제시하였다(AAMC, 2004).

1. 자기평가 단계

자기평가(self assessment)는 자신의 적성과 능력에 맞는 전공을 선택하기 위한 첫 번째 단계이다. 기본적으로 자기평가는 스스로에 대한 정보를 모으고 이해하는 과정이다. 비록 자기 자신에 대한 평가가 일생동안 이루어지는 과정이라고 하지만, 세부 전공을 선택하고 자신의 진로를 개발하는 과정에서 첫 번째 단계임은 분명하다. 따라서 학생들은 자신의 관심사, 가치체계, 능력, 개인적 특성 및 스스로가 무엇을 중요하게 생각하는가에 대해 정직하고 성실하게 평가할 수 있어야 한다. 학생 스스로 자기 자신에 대해 더 잘 알수록 의과대학 졸업후 자신에게 가장 어울리는 전공선택에 성공적으로 다가갈 수 있으며, 자신이 선택한 전공에 만족하게 될 확률이 높다. 이러한 자기평가는 의사들이 환자를 만나 과거력(history taking) 검사를 하는 것과 유사하다. 이제 학생 스스로에 대한 과거력 검사를 실시해 보자.

1) 자기평가 영역: 무엇을 평가하는가

의과대학 학생들에게 익숙하지는 않겠지만, 용기를 내어 자기평가를 하기로 결정했다고 가정해 보자. 그렇다면 나의 무엇에 대해 평가해야 하는가? 일반적으로 자기평가는 개인적 흥미, 가치, 성격 및 능력에 대한 평가이다. 이러한 요소들은 당신이 사회구성원으로서 어떤 일을 하고 싶어하는지, 의사로서 어떤 가치를 가지고 어떤 삶을 살기를 바라는지 알게 해 준다.

*흥미 (interests) : 흥미는 어떤 사물이나 일에 마음이 끌리어 주의를 기울이는 일을 의미한다. 당신이 가장 즐겨하거나 흥미있어 하는 일은 무엇인가. 그리고 바쁜 의과대학 생활 가운데에서도 조금 한가한 시간이 있다면 주로 무엇을 하는지 생각해 보라. 이러한 질문들은 당신이 주로 흥미를 갖고 있는 영역을 찾는 데 도움을 준다. 의과대학 학생들에게 당신의 흥미가 무엇이냐고 물어본다면, 많은 학생들은 아무 생각없이 공부하는 것이라고 답하는 경우를 종종 볼 수 있다. 무엇에 대한 공부인가에 대한 좀 더 진지한 고민이 필요하다.

*가치 (values) : 가치란 인간 정신의 목표가 되는 보편타당의 당위성을 의미한다. 따라서 가치는 개개인의 삶과 의사결정에 영향을 주는 원리이며, 여러분의 활동, 행동, 태도 등에 영향을 준다. 당신이 중요하게 생각하는 삶의 신념은 무

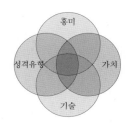

〈자기평가영역〉

엇인가? 삶에서 무엇을 가장 중요하게 생각하는가? 스스로에게 질문을 던져 보아라. 여러분들은 오늘날 의사들이 어떤 가치를 가지고 살아가고 있으며, 의사 개개인들이 이러한 가치들을 추구하는 과정에서 사회로부터 얼마나 격리되고 있는지 잘 알것이다. 자신이 추구하는 가치를 정확하게 분석하는 것도 중요하지만, 보편 타당한 가치체계를 정립해 가는 것도 중요한 과제이다.

*성격 유형 (personality type) : 성격 유형은 어떤 일이나 사람과의 상호작용하는 특징을 나타낸다. 당신은 누구인가, 다른 사람들과의 관계는 어떠한가, 어떤 중요한 사안의 결정이 필요한 순간에 당신은 어떻게 의사결정을 하는가? 아마도 당신이 환자, 동료, 그리고 다른 사람들과 어떻게 상호작용하고, 어떻게 의사소통 하는지는 앞으로 선택하게 될 세부전공 영역에서 당신의 역할에 결정적으로 작용할 것이다.

*기술 (skills) : 기술은 어떤 일에 대한 솜씨, 노련함, 익숙함 등을 의미한다. 만약 의사들이 가져야 하는 기본적인 기술들 외에 당신만의 유일하게 가진 기술이 있다면 이러한 기술들은 당신이 세부전공을 선택하는 데 도움을 줄 수 있다. 당신이 잘 할 수 있는 것은 무엇인가, 특히, 당신이 다른 사람보다 더 탁월한 기술을 갖고 있는 영역은 무엇인가, 그리고 이러한 능력들을 사용하는 것이 의사로서 삶을 살아가는데 얼마나 중요한가, 스스로에게 질문을 던져보자.

한편, 위에서 제시한 자기평가 영역 외에도 자기자신에 대한 회고, 환경적 요소 및 교육적 경험 등은 자기평가의 대상이 될 수 있다.

*자기회고 (personal review) : 자기회고는 지금까지의 자기 자신에 대해 되볼아 보는 것이다. 그것은 지금의 당신이 있기까지 어떤 요소들이 당신에게 영향을 주었는지를 탐색하는 것이다. 왜 당신은 의사가 되기를 결심했는가, 이러한 결정에 누가 가장 영향을 주었는가. 이러한 질문은 당신이 의사가 되기로 결심한 처음의 마음으로 돌아가 의사라는 직업 열정에 다시 불을 붙이는 계기가 될 것이다. 나중에 나이가 들어 인생에 대한 회고록을 쓰기 전에 지금부터 회고록을 쓰자.

*환경적 요소 (environmental factors) : 환경적 요소는 당신이 선호하는 일상의 환경을 의미한다. 당신을 포함하여 많은 사람들이 다른 무엇보다 직장에서 더 많은 시간을 보낸다는 것은 분명한 사실이다. 이러한 환경은 매일매일의 삶을 살아가는 의사로서 만족도와 밀접한 관련이 있다. 당신이 근무하기 원하는 환경은 무엇인가, 당신이 중요하게 생각하는 생활습관은 무엇인가 스스로 반문해 보자.

*교육경험 (educational experiences) : 교육적 경험은 여러분들이 지금까지 관심을 두고 활동했던 분야와 어떤 흥미들을 갖고 있었는지를 분석하는 데 도움을 준다. 당신이 의과대학에서 즐겨했던 활동은 무엇인가, 어떤 경험들이 즐거웠는가, 당신이 특히 싫어했던 교과목이나 좋아했던 과정은 무엇인가. 아마도 의과대학에서의 정규교육과정 속에서 대부분의 학생들이 동일한 교육경험을 공유하고 있을지 모르겠다. 그러나 그 과정속에서도 당신이 더 즐겼던 교육경험들을 생각해 보라.

2) 자기평가 도구: 어떻게 평가하는가

학생들은 자기평가를 통해 개개인 스스로에 대해 더 잘 알 수 있으며, 자신의 강점과 약점을 규명할 수 있다. 이러한 자기 자신에 대한 발견은 다양한 세부전공 분야 중에서 자신과 가장 부합하는 전공을 탐색하는 방향을 정하는 데 도움이 된다. 일반적으로 자기평가를 위한 도구들은 많이 개발되어 있다. 비록 의학 또는 의료에 특성화된 도구가 아닐지라도 이러한 도구들은 현재의 당신의 모습을 확인하는 데 유용할 수 있다. 자기평가에 활용될 수 있는 몇 가지 도구를 부록 1에 첨부하였다.

3) 자기평가 시기: 언제부터 평가하는가

의과대학 졸업 후 전공선택을 위한 자기평가는 빠르면 빠를수록 좋다. 자기 자신을 정확하게 분석하는 것은 졸업 후 전공선택뿐만 아니라 의과대학에서의 교육과정을 선택하고, 관련 경험을 사전에 준비할 수 있는 시간을 가질 수 있기 때문이다. 늦어도 1학년 2학기부터는 자기평가를 시작해야 한다.

2. 전공탐색 단계

두 번째는 전공탐색(career exploration) 단계이다. 이 단계는 자기평가 결과들이 세부전공 영역과 어떻게 연결될 것인가를 알기 위한 것이다. 전공탐색의 목표는 자신의 적성과 능력에 부합할 가능성이 높은 전공과목에 대한 정보를 수집하는 것이다. 자신의 적성 및 능력과 일치하는 전공의 선택하기 위해서는 가능한 다양한 최신의 정보가 요구된다. 수십 개에 달하는 세부 전공 영역을 그 전공 영역에 대한 구체적인 정보가 없이는 좋은 결정을 내릴 수 없다. 당신이 의과대학 졸업후 세부전공을 결정하기 전에 어떤 정보들을 알아야 하는지, 아직 알고 있지 못한 전공 영역에 대한 정보는 무엇인지에 대한 체계적인 고민이 필요하다. 만약 당신이 이미 어떤 세부전공 영역에 마음을 두고 있다면, 당신이 그 전공에 대해 어느 정도 알고 있는지 반문해 보아라. 당신은 이러한 정보를 다른 전공들과 구분하여 자기평가 결과와 비교한다면 의미있는 정보를 얻을 수 있을 것이다. 세부전공에 대한 정보를 탐색할 때는 다양한 정보원으로부터 최신의 정보를 수집하는 것이 중요하다. 전공탐색 단계에서 동료나 선후배의 일방적인 의견에 따라 탐색의 범위를 좁게 설정하는 것은 바람직하지 않다. 전공탐색의 초기 단계에서는 선입견이나 다른 사람으로부터 들었던 의견은 철저하게 배제하라. 그들의 조언은 그들의 관점에서 이미 평가내려진 결과에 불과하다.

1) 전공탐색 영역: 무엇을 탐색하는가

의과대학 졸업후 선택할 수 있는 전공분야는 매우 다양하다. 임상의학, 기초의학, 인문사회 및 보건행정 분야 등 다양한 탐색이 가능하다. 그러나 어떤 전공분야를 탐색하더라도 기본적으로 수집되어야 하는 정보는 다음과 같다.

첫째는 전공의 본질에 대한 정보이다. 이러한 정보의 범주에는 해당 전공이 다루는 질병, 환자유형, 환자와 상호작용이 일어나는 절차, 그리고 어떤 상황에서 환자진료가 이루어지는지 등에 대한 정보가 포함된다. 또한, 해당 전공영역에서 실제 일하고 있는 의사들이 고민하는 삶의 질의 문제는 무엇인지가 탐색되어야 한다. 둘째는 의사의 특성에 대한 정보이다. 이 전공분야에서 일하고 있는 의사들은 어떤 가치를 가지고 있으며, 그들은 어떤 흥미와 성격을 가지고 있으며, 어떤 능력들을 갖고 있는지에 대한 정보가 탐색되어야 한다. 셋째는 해당 전공분야에서 요구하는 수련 정보이다. 해당 전공의 수련 기간이 어느 정도인지, 이 전공 영역에서의 경쟁률은 어느 정도인지, 세부 전공 이후의 펠로우십 또는 세부전공(subspecialty) 요건은 무엇인지 등이 구체적으로 조사되어야 한다. 넷째는 급여 수준 및 업무과 관련된 정보이다. 이 전공영역에서 기대되는 급여는 어느 정도인지, 중·장기적으로 이 분야의 의사 수요와 공급에 대한 기대는 어떤지 탐색되어야 한다. 다섯째, 해당 전공분야가 최근 직면하고 있는 쟁점이 무엇인지에 대한 정보가 필요하다. 이러한 정보가 나에게 어느 정도 매력적인지 검토되어야 한다. 마직막으로 이 전공과 관련하여 다른 중요한 정보는 없는지 어떤 조직이나 단체가 관여되어 있는지 분석할 필요가 있다.

2) 전공탐색 정보: 어디에서 정보를 얻을 수 있는가

의과대학 학생들은 졸업후 진로선택에 대한 고민을 심각하게 하지 않는 경향이 있는 것 같다. 그리고 대부분의 진로에 대한 정보를 의과대학 재학시의 임상실습 기간 동안 습득한 정보에 의존하거나, 인턴과정에서 습득한 정보에 의존하는 경향이 높다. 그러나 전공탐색 단계에서는 다양한 정보원을 가질 필요가 있다. 먼저 대한의학회 홈페이지를 방문해 보자. 의과대학 졸업후 선택할 수 있는 다양한 전공에 대한 소개와 최근의 이슈들에 대한 정보를 얻을 수 있다. 그리고 이 책에 소개되어 있는 각 전공별 참고자료를 충분히 활용해 보자. 아마도 여러분이 얻고자 하는 대부분의 정보를 발견할 수 있을 것이다. 전공탐색 과정에서 다양한 분야에 대한 최신의 정보를 얻을 수 있다. 그러나 이러한 대부분의 정보들은 문서로 작성되어 있을 가능성이 높다. 또한, 해당 전공분야에서 자신들의 분야를 조금은 미화하여 소개하고 있을지도 모른다. 여러분들에게 필요한 정보는 현실적인 정보들이다. 현실적인 정보 수집을 위해 전공분야 개업의를 인터뷰 해 보아라. 전공에 대한 현실적이 정보 수집을 위해서 현실에 두 발을 딛고 있는 개원의를 만나거나, 임상교육을 담당하는 프리셉터(preceptor)의 도움을 받기를 권장한다. 실제 개원의나 프리셉터를 만날 경우 다음 질문을 던져 보자. ① 당신은 왜 이 전공을 선택했는가, ② 이 전공에서 당신이 발견한 가장 큰 보상은 무엇인가, ③ 가장 큰 도전은 무엇인가, ④ 당신의 직업과 당신 개인의 삶과의 균형은 어느 정도인가, ⑤ 이 전공을 생각하는 사람들에게 있어서 당신이 생각하는 가장 중요한 특성은 무엇인가, ⑥ 당신이 다시 전공을 선택한다면 당신은 이 전공을 선택하겠는가, 같은 전공을 선택할 것이 아니라면 왜 아닌가.

전공탐색은 여러 전공에 대해 폭넓게 접근하여 정보를 수집하는 과정이다. 일단 이러한 정보가 수집되었다면, 지금까지 수집한 정보를 체계적으로 종합해야 한다. 다양한 전공탐색 결과를 종합하여 메트릭스를 만들어 보자. 이러한 전공영역에서 당신이 평상시에 고려하고 있었던 전공은 무엇인가, 어떤 전공이 가장 당신의 적성과 능력에 부합하는가, 자기평가 결과와 비교하여 가장 잘 어울릴 것으로 생각하는 전공은 무엇인가 스스로 질문을 던져 보자. 이러한 질문과정에서 현실적인 접근은 무엇보다 중요하다. 동료나 선배의 의견에 의존하기 보다는 수집된 정보와 자기평가 결과에 충실해야 한다. 이제 이러한 질문들을 통해 3-5개로 자신이 구체적인 탐색을 할 전공 영역을 결정하라. 그러나 범위를 너무 제한하지 않는 것이 좋다.

3) 전공탐색 시기: 언제부터 탐색하는가

전공탐색 이전에 성실한 자기평가가 선행되어야 한다. 전공탐색이 폭넓은 관점에서 이루어진다고 할지라도 일반적으로 자기평가 결과를 충분히 인지하고 전공탐색을 하는 것과 그렇지 않은 경우는 많은 차이를 가져온다. 예를 들어, 어떤 영역에서 전공탐색을 시작할 경우 자신의 적성과 능력을 알고 있다면 전공탐색 과정에서 더 구체적인 정보를 얻을 수 있다. 또한, 전공탐색의 결과는 임상실습의 선택이나 의과대학 졸업 후 해당 전공을 선택하기 위해 요구되는 일정한 경력을 쌓을 수 있는 시간을 가질 수 있다. 자기평가가 끝났다면 곧 바로 전공탐색을 시작할 것을 권장한다. 그리고 전공탐색은 충분한 전공탐색 기간의 확보와 3학년에서의 임상실습을 고려하여 2학년 초부터는 시작되는 것이 바람직하다.

3. 전공선택 단계

세 번째는 전공선택(career selection) 단계이다. 이 과정에는 학생 스스로에 대한 자기평가 결과 및 전공에 대한 탐색 결과에 기초하여 자신이 어떤 분야에 더 적합한가에 대한 의사결정의 과정이다. 또한, 미래의 어느 시점에서 의사로서 추구하고자 하는 가치와, 개인적 관심이 있는 세부 전공에서 당신에게 무엇이 중요한가에 대해 고려하는 것을 포함한다. 자기평가 결과와 전공탐색 결과를 바탕으로 미래에 어떤 전공을 선택할 것인가를 결정하는 것은 쉬운 일이 아니다. 그것은 지금까지 수집하고 평가한 모든 정보를 종합하고 엄밀하게 분석하는 작업을 요구한다. 많은 사람들이 다양한 최신 정보들을 수집하고도 분석과 해석을 적절하게 하지 못하는 경우들이 많다. 자기평가를 통해 알게된 스스로의 모습과 당신이 조사한 전공탐색 결과가 어느 정도 일치하는지 비교해 보라. 어떤 전공특성들이 당신이 추구하는 가치, 능력, 흥미 및 상호작용 유형과 일치하는지 비교해 보라. 또한, 당신이 의사로서 미래에 진정으로 하기를 원하는 것은 무엇인가 스스로에게 질문해 보라.

1) 전공선택 방법: 어떻게 전공선택을 하는가

전공선택을 위한 의사결정은 어떤 경우라도 객관적인 자료에 근거하여 합리적으로 이루어져야 한다. 의사결정의 객관성과 합리성은 당신의 실패 가능성을 최소화시켜 준다. 당신이 중요하게 생각하는 것과 당신이 탐색한 전공이 어떻게 일치하는지를 객관적으로 평가하기 위해 2차원의 매트릭스를 만들어 보자. 당신이 만든 매트릭스는 다른 사람과 다르게 나타날 것이다. 아마도 이미 당신은 여러 가지 어려운 의사결정을 한 경험들이 있을 것이다. 그 때 사용한 전략들은 지금도 유용할 수 있다. 그리고 매트릭스 한 쪽에 자기평가 결과에 근거하여 긍정적인 요소와 부정적인 요소의 목록을 작성해 보라. 전공선택을 위한 매트릭스가 만들어졌다면, 당신에게 도움을 줄 수 있는 교수, 친구, 선배 및 가족들과 당신의 진로에 대해 논의하는 것은 도움이 된다. 아니면 더 합리적인 의사결정을 위해 진로선택 및 의사결정을 위한 전문적인 훈련을 받을 수 도 있다. 이러한 과정은 당신과 가장 잘 어울리는 최상의 전공을 선택하기 위한 전략을 수립하는데 결정적인 도움을 줄 것이다. 당신이 어떤 결정을 내리더라도 그것은 사람이 아니라 정보에 근거해서 내려져야 한다는 점은 분명하다. 절대 혼자서 독단적인 결정을 내리지는 않아야 한다. 일단 자신이 의과대학을 졸업한 후 전공할 영역 군을 결정했다면, 실제 어떤 수련 기관에서 수련을 받을 것인지 전공의 프로그램을 선택해야 한다.

2) 전공의 수련과정 탐색 : 어떤 정보를 탐색하는가?

의과대학을 졸업한 후 자신의 세부전공 영역을 결정했다면, 자신이 선택한 전공을 학습하기 위해 어디에서 제공하는 전공의 수련과정을 받을 것인가를 결정해야 한다. 현재 전국에 약 270여 개의 인턴 및 전공의 수련병원 및 기관이 존재한다. 실제로 많은 의과대학 졸업생들이 자신이 희망하는 전공

영역과 관계없이 자신이 졸업한 의과대학에서 제공하는 전공의 수련과정을 선택하고 있는 것이 현실이다. 그러나 분명한 사실은 자신이 졸업한 의과대학에서 제공하는 전공의 수련과정을 받는 것보다 더 중요한 것이 자신이 의사로서 평생동안 활동하게 될 전공영역이 더 중요하다는 점이다. 따라서 자신이 희망하는 전공영역이 결정되었다면, 각 수련기관이 제공하는 전공의 수련 교육과정에 대한 세밀한 탐색이 필요하다. 사실 우리나라에서 전공의 수련교육과정이 일정 수준 표준화되어 있지만 당신이 가장 만족할 만한 환경적 요인과 미래의 당신의 모습을 가장 잘 충족시켜 줄 수 있는 교육과정을 선택해야 한다. 실제로 전공의 수련 교육과정을 제공하는 기관에 따라 전공의 수련교육과정의 질적인 수준이 차이가 있는 것이 사실이다. 체계적인 전공의 수련과정에 대한 탐색을 위해서 ① 교육과정 질: 선발인원, 신임상태, 중도 탈락률, 졸업후 진로, ② 교육구조: 회진 일정, 공식 교육과정, 비공식적 학습기회, 교육 및 연구기회, ③ 의무: 콜 일정, 지도·감독 구조, ④ 평가: 평가방법, 평가시기, ⑤ 기타: 위치, 주거, 생활비 등에 대한 정보를 수집하라.

3) 전공선택 시기: 언제부터 전공을 선택하는가

바람직한 전공선택 시기를 말하기는 쉽지 않다. 그러나 의과대학 졸업후 자신이 희망하는 몇 개의 전공영역을 선택하는 것은 3학년 과정이 적절한 것으로 보인다. 앞에서도 언급하였지만, 지금 단계에서의 전공선택은 최종 결정이 아니며, 몇 개의 전공영역이 가능성으로 열려 있다. 따라서 3학년 과정에서 전공선택에 대한 초기 결정을 할 수 있다면 4학년 과정에서 이루어지는 선택임상실습 과정이나 특성화 과정 등을 선택하는데 도움을 받을 수 있다. 뿐만 아니라 특정 전공영역에서 요구하는 자질과 능력을 갖출 수 있는 충분한 시간을 확보할 수 있다.

4. 전공선택 결정의 이행

전공선택을 위한 접근 방법의 마지막은 전공 영역을 수련을 위해서 자신이 결정한 전공선택을 이행(implementation)하는 단계이다. 이 단계에서는 자신이 선택한 전공영역, 그리고 전공의 수련교육과정을 제공하는 교육기관에 응시원서를 제출하고, 면접을 실시하는 과정이 포함된다. 우리나라에서 자신이 선택한 전공분야에서 수련을 받기 위한 이행단계는 인턴과정에서 이루어진다. 따라서 학생들은 자신들이 선택한 전공영역이 자신의 적성과 능력과 부합하는지 인턴과정에서 충분히 경험할 수 있다. 여기서는 전공의 수련과정 지원에서 도움이 될 몇 가지 지침을 알아보기로 하자.

(1) 당신의 구체적인 이력서를 작성하라. 일반적으로 전공의 수련 지원과정에서 이력서를 요구하지 않는다고 하더라고 자신의 이력서를 잘 만들어 두는 것은 자신의 경력을 체계적으로 관리할 수 있을 뿐만 아니라 교수로부터 추천서를 받거나 다른 서류작성 등에 효과적으로 사용될 수 있다.

(2) 전공의 수련과정 지원에 필요한 구체적인 자료를 준비하라. 전공의 수련과정 지원에 필요한 구체적인 자료는 당신이 지원하는 수련기관에 따라 다를 수 있다. 예를 들어, 2006년부터는 전공의 수련기관에서 필기시험 성적 40% 이상, 면접 15% 이하, 인턴수련 성적 20% 이상(인턴 선발시에는 의과대학 성적) 및 선택평가 25% 이하를 수련기관이 자율적으로 결정할 수 있도록 하였다. 특히, 수련병원의 선택평가 기준으로는 토익·토플점수, 전산관련 자격증, 선진외국 의사시험 자격증, 의학 관련분야 학위 등 객관적이고 공인된 자격증이나 성적 등을 적용할 수 있도록 하고 있다. 충분한 시간을 가지고 수련기관에서 요구하는 선택평가 항목을 충족하기 위해 매진하라. 이것만으로도 당신은 다른 사람보다 더 좋은 결과를 얻을 수 있다.

(3) 철저하게 인터뷰를 준비하라. 성공적인 인터뷰는 충분한 사전준비와 연습에 의해 좌우된다. 자신이 지원하는 수련기관 및 전공영역에 대해 가능한 충분한 정보를 수집하는 것이 중요하다. 가능하면 해당 수련기관에 소속되어 있는 다른 사람과 충분히 상호작용하는 것이 좋은 정보를 습득하는데

도움이 된다. 이에 더하여 수련기관의 목표, 전공영역의 최근 쟁점 등을 파악해 두는 것도 유용하다. 사실 인터뷰에서는 어떤 질문이 주어질지 예상하기는 어려움이 있다. 그러나 기본적으로 다음 질문에 대한 자신의 생각을 잘 정리해 두는 것은 기본이라고 할 수 있다. ① 당신은 왜 이 전공을 선택하게 되었는가, ② 의과대학에서의 경험이 이 전공과 어떻게 관련되는가, ③ 이 전공에서 당신이 이루고자 하는 목표는 무엇인가, ④ 다른 사람과 구분하여 당신은 무엇을 잘 할 수 있는가.

앞에서 언급하였지만, 자신이 결정한 전공을 이행하기 위한 준비는 늦어도 인턴과정이 시작되면서부터 준비해야 한다. 비록 인턴 수련과정이 종료되는 시점에 실제로 자신이 결정한 전공영역에 응시하게 되지만, 자신의 이력을 체계적으로 관리하고, 해당 전공에서 요구하는 자료를 충분히 준비할 수 있는 시간을 갖는 것이 중요하다. 누구나 인턴과정이 얼마나 바쁜 기간인지는 잘 알고 있는 사실이다.

마지막으로 의과대학 학생들이 졸업 후 전공선택을 계획하는 일은 쉬운 것도 그리고 빠른 시간 내에 결론을 도출할 수 있는 것도 아니지만, 관심을 가지고 꾸준히 진행해야 하는 일이다. 그것은 의사로서 당신의 삶이 만족할 수 있는 의사결정을 내릴 수 있도록 도와주는 방법이 될 것이다. 자신의 전공선택 계획을 진행하는 과정에서 항상 다음 몇 가지 사항을 기억하도록 하자. 첫째, 어떤 세부 전공이 당신과 가장 잘 맞는가에 대한 답을 구하는 것은 쉽지 않다. 둘째, 세부 전공선택에 대한 의사결정에는 어느 정도 시간과 노력이 투입되어야 한다. 셋째, 이러한 노력들을 결코 혼자 할 필요는 없다. 멘토(mentor), 교수, 직원들로부터 정보를 모으고 피드백을 받는 작업들은 당신의 전공선택에 대한 의사결정에 도움이 된다. 넷째, 당신이 미래의 세부전공을 선택하는 것은 당신 스스로의 몫이다. 그리고 전공선택을 위한 체계적인 노력은 지금부터 이루어져야 한다. 다섯째, 당신의 성공적인 진로개발은 직업의 계획뿐만 아니라 삶의 전 과정에서 이루어져야 한다.

[참고문헌]

임기영, 조선미 (2002). 의과대학생의 전공선택과 관련된 변인에 대한 연구. 한국의학교육 14(2), 269-286.

정한용, 김동욱 (2000). 전공계열의 분류에 따른 전공의들의 자기방어기제. 한국의학교육 12(1), 71-80.

Association of American Medical Colleges (2004). Student guide: Setting a course for career success. Washington, DC: AAMC.

Association of American Medical Colleges (2005). Advisor manual: Setting a course for career success. Washington, DC: AAMC.

Fernandez LJ, Julio JF, Hidalgo GF & Moreno P (1997). Survey of residents on satisfaction after obtaining a hospital comments. Med Clin(Barc) Nov 109(16), 61.

Rogers CS (1996). How to get into the right medical school. Illinois: VGM Career Horizons.

Yuft RI, Pollock GH & Wasserman E (1969). Medical specialty choice and personality. Arch Psych 20, 89-99.

• 이 수 현

　의대에 입학하면 당연히 의사가 될 것이기 때문에 진로에 대한 고민은 하지 않아도 된다고 생각하는 학생들이 있을 수 있다. 그러나 아쉽게도 의대에 입학한 학생들은 입학과 동시에 전공선택을 위한 진로준비행동을 시작해야 한다. 예과에서부터 본과까지 6년간 체계적인 준비를 하지 않는다면 평생 업이 될 전공선택에서 후회하는 결정을 하게 될 수도 있다. 특히 모든 진로선택에서 가장 중요한 것은 정확한 정보를 수집하는 것이며 그 정보를 바탕으로 최선의 의사결정을 하는 것이다. 소문으로 떠도는 얘기나 피상적으로 경험한 것을 바탕으로 전공선택을 하게 된다면 과연 그 결정을 신뢰할 수 있을까?

　지금부터 충분한 시간을 가지고 신중하게, 체계적으로 전공선택을 위한 여행을 떠나보자.

1. 예과

　의학에 처음 입문하는 단계이기 때문에 의대에 입학했다는 생각이 안 들 만큼 개론 수준의 과목들을 배우게 된다. 예과 시기에는 기초과학과목이나 의사로서 갖추어야 할 기본 소양이나 철학, 윤리와 같은 과목들을 접하게 될 것이다. 이 시기에 우선적으로 해야 할 일은 자신이 의대에 입학한 동기 및 목적, 의미 등을 생각해 보는 것이다. 만약 스스로의 선택이 아닌 상황에 떠밀려 의대에 입학했다면 좀 더 신중한 자기이해 및 평가의 과정으로 들어가야 한다. 스스로에게 다음과 같은 질문을 해보자.

　　－ 의학을 전공하겠다는 결정은 스스로 내린 것인가?
　　－ 의학에 대한 관심과 흥미가 있는가?
　　－ 공부하고 싶은 전공이 따로 있는가?
　　－ 기회가 주어진다면 전공을 바꾸고 싶은가?
　　－ 부모님의 반대를 이겨낼 용기가 없다면 그대로 다닐 것인가?

　- 의대를 다닌다고 결정했다면 적응하기 위해서 어떤 노력을 할 것인가?

　이상의 질문들에 고민을 해보고 스스로 결정을 해야 한다. 의학을 공부해야겠다는 결정을 했다면 그 다음 할 일은 자기조절 능력을 키우는 것이다. 진로준비에 자기조절 능력이 왜 필요할까 생각하겠지만 의대에서 살아남으려면 자기조절 능력이 반드시 필요하다. 의대에서 예3을 하는 경우를 종종 보게되는데 그 이유 중 하나는 놀 때 놀고 공부할 때도 놀기 때문이다. 놀 때 놀고 공부할 때 공부하고, 스스로 학습하는 능력을 예과 때부터 키워야한다. 의대에 입학한 목적을 찾고 예과 2학년을 무사히 진급하고 스스로 공부할 수 있는 자기조절 능력을 키웠다면 예과단계에서의 진로준비행동은 잘된 것으로 볼 수 있다.

　2. 1학년
　본과 1학년은 기초의학을 공부하게 되는데 학생들이 가장 힘들어 하는 시기이다. 잦은 시험과 많은 학업량, 암기력에 대한 한계 등을 경험하면서 입학할 때 가졌던 의사로서의 꿈이나 미래 비전을 잊어버리는 시기이기도 하다. 대부분의 의대생들이 가장 힘들어 하는 본과 1학년 때 전공을 바꾸려고 고민하는 것은 다소 위험한 선택이 될 수 있다. 공부하는 것이 어려울 수 있지만 이것을 적성으로 오해해 전과를 고려하는 실수는 범하지 말아야 한다.
　정도의 차이는 있겠지만 본과 1학년은 누구나 여러 가지 어려움을 겪게 된다. 그래서 본과 1학년은 의대 분위기를 익히고 적응하는 것에 초점을 두어야 한다. 본 1때 해야 할 일은 수업을 들으면서 기초과목들이 재미있고 흥미를 유발하는지, 아닌지를 파악하는 것이다. 기초과목들이 재미있고 흥미가 생긴다면 다음과 같은 활동을 권장한다.

　- 방학 때 기초학 랩실에서 실험이나 연구 경험하기
　- 관심 분야의 저널을 읽고 저널 노트를 만들기(질문이나 연구 주제 기록)

– 연구계획서 작성 해보기

반면 기초의학에 매력을 못 느끼는 학생들은 어떻게 해야 할까? 임상과목을 배우는 2학년이 될 때까지는 기초학 과목들을 포기하지 말아야 한다. 다른 전공과 마찬가지로 의대에서의 성적관리도 진로준비행동 중의 하나이다. 즉 원하는 과를 들어가기 위한 최소한의 성적을 만들어 놔야 하기 때문이다. 병원마다 인턴, 레지던트 선발 기준이 다르기 때문에 원하는 수련 병원의 선발 조건들을 확인한 후 성적, 영어 점수, 연구 활동, 봉사활동 등의 준비를 미리 하는 것도 필요하다. 특히 영어점수는 시기를 잘 조절해서 미리 시험점수를 만들어 놓으면 도움이 될 것이다.

3. 2학년

1학년 때 기초과목으로 인해 의학에 대한 관심과 학업에 대한 자신감을 잃은 학생들도 2학년이 되어 임상과목을 접하게 되면 새롭게 의학공부에 대한 관심과 희망을 갖기 시작한다. 많은 학생들이 임상과목을 접하면서 비로소 의사가 된다는 것을 실감하게 되는데 본과 2학년 단계에서도 1학년 때와 마찬가지로 임상과목에 대한 관심 및 전공하고 싶은 과가 있는지 탐색해야 하는 기간이다. 전공과를 일찍 결정하는 학생들의 경우는 2학년 임상수업을 들으면서 결정하는 경우도 있다. 그러나 대부분의 학생들은 임상과목을 들으면서 기초와 임상 중 어느 쪽이 더 맞는지, 임상과목 중 어느 전공이 재미있고 끌리는지 등을 탐색하게 된다. 또한 전공하고 싶은 과를 결정했다 하더라도 막상 3, 4학년 실습을 하다보면 바뀔 수도 있으니 변화의 가능성은 열어 둘 필요가 있다. 한편 임상의가 되겠다고 결심했다면, 다음과 같은 고민을 해볼 필요가 있다.

- 국내에서 의사를 할 것인가? 미국에서 의사를 할 것인가?
- 의사 면허를 활용해서 할 수 있는 직업에 대해 조사하기
- Subinternship(서브인턴십) 경험하기
- 외국 여행(선배들이 진출한 미국 의대나 병원 투어, 의료산업을 테마로 한 여행 등)
- 관심 있는 전공과 관련된 저널 리뷰 및 연구 참여

그러나 임상과목에서도 흥미를 느낄 수 없다면 어떻게 해야 하나? 임상과목을 이론으로 배우는 것과 실습으로 배우는 것이 다르기 때문에 결정적인 판단은 일단 보류할 필요가 있다. 간혹 성적 때문에 원하는 과를 포기하거나 임상의에 대한 희망을 저버리는 결정을 하는 경우가 있는데 이 같은 판단은 위험하다. 임상의를 할 것인가 말 것인가는 본과 3학년 실습을 마친 후 결정해도 늦지 않다. 만약 기초의학도, 임상에도 관심이 없다면 모든 것을 포기하지 말고 졸업 후 의사 면허를 가지고 무엇을 할 수 있을지를 고민해야 할 것이다. 그래서 의학 이외의 다른 관심분야에 대한 정보를 수집하는 작업이 병행될 필요가 있다. 이 경우 관심분야로 진출한 선배나 인맥을 찾아 career path에 대한 정보를 얻는 노력들이 필요하다.

4. 3학년

본과 3학년이 되면 실제 임상현장에서 실습을 하게 되기 때문에 간접적으로 의사로서의 삶을 경험하게 된다. 본과 3학년 때 해야 할 일은 임상 전공별 특성에 대해 이해하는 것이다. 임상과를 구분하면 크게 내과계/외과계/지원계로 분류된다. 본인이 어느 쪽에 더 관심이 있고 실력이 있는지는 실습을 돌면서 확인 가능할 것이다. 그러나 실습을 도는 기간이 그리 길지 않으며 학생의 신분이기 때문에 본인이 보고 느낀 것이 다가 아닐 수 있다. 좀 더 정확하고 세부적인 정보가 필요한데 이럴 때 교수나 전공의들에게 도움을 구하는 적극성이 필요하다. 본과 3학년을 마칠 즈음이 되면 기초나 임상 또는 제3의

진로를 개척할 것인지에 대한 윤곽이 어느 정도 잡힌다. 윤곽이 어느 정도 잡혔다면 이제부터 세부적인 진로준비에 들어가야 한다. 본인의 준비도와 계획에 따라 대학 교수, 종합병원 임상의, 병원 개원 등이 가능할 것이며 그 외에 좀 더 시각을 넓혀 미국에서 의사를 하고 싶다면 USMLE와 같은 시험을 준비하는 노력이 필요하다.

5. 4학년

4학년들은 의사국가고시라는 시험을 앞두고 있기 때문에 3학년 때만큼 실습에 많은 시간을 투자하기가 어렵다. 그렇지만 3학년 때 실습하지 못했던 과를 중심으로 전공과에 대한 탐색은 계속 되어야 한다. 그리고 의사국가고시라는 관문을 잘 넘기기 위해 최선을 다해야 할 것이다. 인턴십이 폐지되기 전까지는 인턴 지원 시 필요한 준비를 해야 할 것이다. 최근 인턴 선발 조건이 다양해지고 있어서 성적뿐 아니라 연구경험, 봉사 이력 등 다양한 경험들이 필요하다. 따라서 본과 4년 동안 했던 다양한 활동들에 대한 포트폴리오를 잘 작성해야 할 것이다.

6. 인턴

자신의 전공선택을 구체화하고, 체계적으로 준비해 나가야 한다. 전공설명회에 참석하여 선택한 전공에 대해 충분히 알고 있는지 점검하고, 아직 결정하지 못한 경우엔 몇 개 전공을 비교해 보는 것도 좋을 것이다. 선택하려는 전공의 전공의와 교수를 만나서 자신의 의사를 밝히고, 전공 지원을 준비하는데 필요한 도움을 받도록 한다.

이상의 내용을 간단히 정리하면 다음과 같다. 예과 1,2학년은 의대에 입학한 동기 및 목적을 분명히 해야 하는 시기이며 본과 1,2학년은 기초와 임상과

목을 공부하면서 자신에게 맞는 분야와 전공과에 대한 정보를 탐색하는 시기
이다. 그리고 본과 3,4학년 임상실습을 하면서 본격적으로 진로준비를 시작
해야 한다. 학년별로 진로준비과정에서 이루어야 하는 과업들을 제시하였지
만 학생에 따라 진로준비 행동이나 과업들이 빨리 또는 더디게 진행될 것이
다. 진행속도에 조바심을 낼 필요는 없으며 단계별로 진행하는 과정에서 빠
진 것은 없는지, 더 노력해야 되는 부분은 무엇인지 스스로 자신을 성찰하면
서 진행하는 것이 더 중요하다.

[참고문헌]

Association of American Medical Colleges (2007). Advisor Manual: Career
    in medicine. Washington, DC: AAMC

Freeman, B(2012). The Ultimate Guide to Choosing a Medical
    Specialty(2012). McGraw-Hill Medical. 3th edition.

• 전 우 택

1. 시작하는 말

지난 20년 가까이 매해 의과대학 학생들과 많은 대화들을 나누며 살아왔
다. 그 대화들의 소재는 늘 다양하였지만, 결국 가장 중요한 주제는 언제나 네
개쯤이었다. 첫째는 학교 성적에 대한 스트레스 문제, 둘째는 사귀는 이성 친
구들과의 문제, 그리고 셋째는 전공선택의 문제였다. 이 중에서 학교 성적 및
공부에 대한 문제는 결국 시간이 흘러가면서 나름대로의 해결방안이나 타협
안이 나오기 마련이었고, 둘째, 이성 친구와의 문제는 상황이 정 복잡하거나
어려우면, 그 친구와 헤어지거나 최종 결정을 몇 년 뒤로 미루면 되는 것이었
다. 그러나 셋째 전공선택에 관한 문제만은 저절로 시간이 해결해 주지 못하
는 문제였다. 언제나 선택하고 결정해야 하는 시간은 한정되어 있었다. 예과
기간과 본과 1, 2 학년 기간에는 거의 생각도 하지 않고 막연하게 있다가, 본
과 3, 4 학년 때는 임상 실습을 돌면서 고민은 좀 하는 것 같으나, 체계적인 생
각 속에서의 고민이 아니어서 별 소득 없이 시간을 보내고, 결국 인턴 때 급하
게 우왕좌왕 하다가 전공을 선택하고 뿔뿔이 흩어지곤 하는 것이었다.

이 글은 필자가 지난 20년 동안 만난 의대생들이 자신의 전공선택에 대하
여 고민하며 이야기할 때 거의 공통적으로 나타난 그들의 오해 7가지를 정리
한 것이다. 나는 여기에서 그것에 "오해"라는 단정적인 단어를 사용하였다.
왜 그런 단어를 선택하였는지는 이제 글을 읽으며 같이 생각해 보기 바란다.
그리고 보니까. 앞에서 학생들과 이야기 나눈 네 번째 주제 이야기를 아직 하
지 않았다. 그것은 자신의 삶의 최종 목표를 어디에 두고 살면서 지금 무엇을
준비하여야 하는가였다. 그런데 그 주제의 고민은 많은 경우, 학생들의 전공
선택을 통하여 구체화되곤 하였기 때문에 이 글의 뒷부분에서 같이 다루도록
하겠다.

2. 전공선택에 있어 일곱 가지 오해들

1) 첫 번째 오해 : "전공을 선택하는 것이 내 일생을 크게 좌우할 것이다"

일반적으로 학생들은 자신의 전공이 달라짐으로 인하여 자신의 일생도 상당히 바뀔 것이라는 두려움과 착각을 가지고 있다. 그러나 사실은 그렇지 않다. 우리나라와 같은 경제 규모와 의료 관련 제도를 가지고 있는 나라에서는, 아주 특수한 경우를 제외하고는, 의과대학을 졸업한 이후에 그가 선택한 전공에 따라 그들의 수입과 삶의 질에 그렇게 큰 차이가 생기지 않는다. 그러나 학생들은 그것을 잘 모른다. 물론 개원의 용이성, 일시적 수입, 전공의 시절의 잠 잘 수 있는 시간 등에는 약간의 차이가 있을 수 있다. 그러나 각 전공의 전문의가 된 이후의 삶을 보면, 의과대학생들이 지금 생각하는 것만큼의 그런 큰 차이가 있는 것은 아니라는 것이다. 나의 의대 졸업 동기들을 보아도 그들의 삶은 그들이 택한 전공에 의하여 차이가 나는 것이 아니라, 그들 개인의 삶의 태도와 능력, 노력이 차이를 만들어 내고 있다. 따라서 전공을 신중히 생각하고 선택하는 것은 중요하지만, 그것을 지나치게 무겁게 생각하고 그에 대한 두려움을 가지는 것은 옳지 않다.

2) 두 번째 오해 : "지금 잘나가는 전공을 택해야만 한다"

매 시대마다 그 시대적 환경에 따라 좀더 인기가 있고, 경제적으로 유리한 전공이 있었던 것은 사실이다. 그러나 그것은 10년 정도를 주기로 뚜렷한 변화를 해 왔다고 볼 수 있다. 즉 과거에는 산부인과, 외과가 최고인 시절이 있었고, 그 후에는 내과, 신경외과, 정형외과 등이 그러했던 시절이 있었다. 지금은 안과, 성형외과, 피부과 등이 그런 명단에 들어갈지 모른다. 미국은 마취과나 방사선과가 최고의 전공인 시절이 있었다. 그러면 우리나라에서 앞으로 10년 뒤에는 어떨까? 아니 학생들이 전문의가 되고 의사로서 가장 활발하게 활동하게 될 20년, 30년 뒤에는 어떨까? 그 때를 준비하면서 지금의 상황을 기준으로 삼는다는 것은 얼마나 어리석은 결정일까? 물론 피부과나 성형외과가 좋지 않은 전공이라는 것은 결코 아니다. 그 전공들 역시 고통 받는 사람들에게 가장 위대한 의술을 베풀 수 있는 훌륭한 전공들이다. 그러나 단지 경제적인 이익만을 목적으로, 지금의 인기를 따라 그런 전공들을 택한다면, 그들은 향후 많은 측면에서 실망하게 될 것이라는 것이다.

3) 세 번째 오해 : "모교에서 수련을 받는 것이 우선이며, 그에 따라 자신의 성적으로 들어갈 수 있는 전공을 택해야 한다"

한 명의 의사가 평생 의사로서 일을 하는 시간이 평균 125,000시간이라는 통계가 나와 있다. 이렇게 엄청난 시간을 한 분야의 전문가로서 일해야 하는 의사가 된다는 생각을 할 때, 자신이 정말로 매력을 느끼며 흥미 있게 잘 일할 수 있는 전공을 어떤 이유로 말미암아 전공하지 못한다는 것은 너무도 불행한 일이다. 일단 전문의가 되고 나면 그가 어느 병원에서 수련 받아 전문의가 되었는지는 전혀 밝힐 일이 없어진다. 다만 그가 어느 전공 전문의인가만이 중요한 것이다. 그럼에도 불구하고 많은 학생들은 우선 대학병원에서 수련 받는 것을 더 중요하게 생각하기 때문에 할 수 없이 성적에 밀려 이 전공저 전공으로 희망전공을 전전하는 것을 볼 때가 많이 있다. 이것은 매우 잘못된 태도이다. 물론 자기 출신 대학, 또는 유명 대학병원에서 수련 받는 것은 매우 좋은 일이다. 그것은 향후 대학 교수로서 활동할 수 있는 가장 기본적인 조건으로도 간주된다. 그러나 그것보다 더 중요한 것은 정말 하고 싶은, 자신의 재능과 맞는 그런 전공을 택하였는가이다. 그것이 그의 삶의 질을 더 확실히 보장할 것이기 때문이다.

4) 네 번째 오해 : "그래도 환자를 보는 임상의사가 되어야 한다"

지금 우리나라에서 일 년에 쏟아져 나오는 의대 졸업생만도 3000명을 넘어선 지 오래다. 각 전공별로 개업할 자리를 찾아 전국을 헤메는 선배들의 모습을 쉽게 본다. 한 나라에서 가장 분명한 의사들의 수요 공급 상황을 보여주는 기준은 WHO나 OECD의 의사 일인당 국민들의 숫자가 아니다. 그 기준은 대도시 종합병원 봉직의의 월급 상황이다. 그 점에서 볼 때 우리나라는 이미 의사 과잉 국가이다. 그리고 그런 점에서 볼 때, 앞으로 자신의 능력을 펼치며 살아가는데 있어, 의사 면허증을 가지고 있는 사람들이 반드시 임상 의사를 하여야 할 필요는 없다 하겠다. 오히려 의사라는 전문가들이 사회의 수요에 맞추어 활동하여야 하는 소위 "블루 오션"은 임상 의료 자체보다도, 대중이나 타 학문과 의료나 의학을 연결해 주는 중간 다리 분야이다. 그것은 의료와 법, 의료와 경영, 의료와 언론, 의료와 정치, 의료와 메스미디어, 의료와 문화, 의료와 정책, 의료와 교육, 전문 NGO 등 매우 다양한 영역에 걸쳐있다. 그러한 영역에서 의사가 아닌 사람들과 의사 자격증을 가지고 있는 사람들의 근본적인 신분 차이는 누구도 부인할 수 없다. 그만큼 의사들은 신분 우위를 가지고 일을 할 수 있는 것이다. 사실, 그 영역은 이미 열려는 있으나, 아직 많은 의료 인력이 진출하지 못하고 있다는 점에서, 능력 있는 젊은 의사들의 참여를 기다리고 있다고 보아야 한다. 물론 모든 의대 졸업생들이 이 분야에 들어가라는 것은 아니다. 대다수는 임상 의사가 되어야 한다. 그러나 적어도 그런 영역에서 다른 의사들이나 의대생들보다 뚜렷한 능력과 의욕을 가지고 있다면, 반드시 임상 의사가 되어야 한다는 식의 고정 관념에 묶여서 새로운 영역에 도전하는 일을 포기하지 말라는 것이다.

5) 다섯 번째 오해 : "의대교수가 되는 것이 최고다"

물론 의사 중에서도 의대교수가 되는 것은 많은 장점이 있다. 무엇보다도 가장 큰 장점은 새로운 지식을 창출해 내는 연구 활동과 후학들을 양성해 내는 교육 활동을 할 수 있다는 것이다. 그런 의미에서 의대교수 직은 물론 의미 있는 자리이다. 그러나 모든 사람에게 이 자리가 반드시 최고의 선망의 자리가 되어야 하는 것은 아니다. 앞에서 언급한 바와 같이, 교수직이란 연구와 교육을 하는 자리이다. 따라서 그에 필요로 되는 적성을 가지고 있는 사람들이 그 활동을 하는 것이 그 자신에게나 또는 학교나 학생들에게 좋은 일이 된다. 즉 새로운 지식을 만들어 낼 수 있는 창의성, 후배 의학도들을 잘 가르칠 수 있는 열정과 관심 및 능력, 상대적으로 적은 수입에 덜 연연해 할 수 있는 태도 등을 가지고 있을 경우에만 교수직은 스스로에게 만족한 자리가 된다. 때로 교수직보다는 개업의, 또는 대규모 병원의 경영인, 또는 교수직 이외의 다른 직에서 활동하는 것이 그에게 훨씬 더 잘 어울렸을 것이고, 그에게도 더 많은 좋은 결과를 만들어 내었을 것이라 생각되는 사람들을 보게 된다. 의대 교수가 되어야 한다는 그런 생각 때문에 자신이 원하는 전공보다도 다른 전공을 선택하는 사람들까지 보게 되는 경우도 있는데, 그러한 것은 매우 신중히 결정하여야 할 것이다.

6) 여섯 번째 오해 : "아무리 생각해도, 내가 정말 원하는 전공을 나는 모를 것이다"

일반적으로 학생들에게 네가 가장 하고 싶은 전공이 무엇이냐고 질문하면 잘 모르겠다고 대답한다. 그러면서 자신도 그것이 가장 답답하다는 이야기들을 한다. 자신이 흥미를 가지고 잘 할 수 있는 전공이 무엇인지 알면, 그것을 용감하게 선택하고 노력할 텐데, 아무래도 그것을 잘 모르겠다는 것이다. 맞는 이야기이다. 그리고 그러기 때문에 더욱 더 자신에게 정말 잘 맞고 자신이 원하는 전공을 찾기 위하여 체계적인 노력을 하여야 한다. 그것은 그런 노력 없이는 결코 분명히 떠오르지 않을 수 있기 때문이다. 이 책을 만드는 이유도 학생들의 그런 노력을 도와주기 위해서이다. 그러나 이 책만으로는 충분치

않다. 자신의 전공선택을 신중하게 고민하면서, 흥미를 가지고 있는 다양한 영역을 정리하여, 관련 책자나 논문도 읽고, 그 분야에서 일하고 있는 전문가들에게 개인적으로 찾아가 상담도 하고, 직접 실험실에서 여름방학이나 겨울방학 동안 실험도 해보고, 보건복지부나 WHO, 또는 보건복지위 국회의원

사무실에서 인턴사원으로 활동도 해보고 하는 그야말로 구체적인 노력과 투자가 있어야만 하는 것이다. 그런 구체적인 노력 없이 막연한 걱정만 계속 하고 있기 때문에 자신이 정말 무엇을 원하고 무엇을 잘 하는지 모르는 것이다.

7) 일곱 번째 오해 : "전공선택은 현실의 문제이고 가치관 등등은 이상의 문제이다"

"제가 원하는 것은 *** 과입니다. 그러나 그 전공을 하면 앞으로 돈을 못번다고 주변 사람들과 가족들이 말립니다. 결국 내가 원하는 것은 하나의 '이상' 이지만 전공선택은 '현실' 의 문제이니까, 현실적으로 전공을 택할 수밖에 없는 것 아닌가요?' 이런 이야기를 하는 학생들이 참으로 많다. '이상' 은 '이상' 일 뿐 그 이상도 아니고 그 이하도 아니라는 말이다. 나는 그런 이야기를 들으면서, 그 학생들의 '이상' 과 '현실' 이라는 말을 듣지 않는다. 나는 이미 단단하게 굳어져 있는 그 학생들의 '가치관' 을 듣는다. 결국은 가치관이 그의 삶을 규정한다. 가치관이 그의 모든 선택을 규정한다. 그가 선택하는 전공, 전문의가 된 다음의 세부 전공, 그가 그 곳에서 만들어 내는 업적, 성취감, 자기 자신의 삶에 대한 만족감, 결혼 배우자의 선택과 가정생활까지, 가치관과 연관되지 않는 것은 아무것도 없다. 그러나 일반적으로 학생들은 자신들이 가지고 살고 있는 그 가치관이 자신의 삶에 얼마나 큰 영향을 끼치는지를 전혀 인식하지 못하고 살고 있다. 이것이야 말로 근본적인 가장 큰 오해이다. 그러기에 진로 선택을 하기 전에, 스스로 자신의 삶의 목표와 그 가치관을 점검해야 한다. 그리고 아직까지 그것이 정립되지 못하였다고 생각되면, 늦었더라도, 이제부터라도 최선을 다하여 그 가치관 정립을 위하여 정면으로 부딪치면 노력하여야 한다. 그것이 진로 선택을 위한 첫 번째 단추인 것이다. 많은 경우 학생들은 이것을 가장 마지막 단추라 생각한다. 그래서 전공선택은 '불행한 선택' 이 되는 것이다.

3. 가치관에 따른 바람직한 전공선택의 과정

지금까지 전공선택에서 나타나는 가장 대표적인 오해 일곱 가지를 알아보았다. 그렇다면, 그런 오해와 고정 관념, 편견에 묶이지 않고 전공선택을 할 수 있는 방법은 무엇일까? 필자는 마지막 일곱 번째 오해였던 가치관을 기준으로 하여 다음과 같은 단계를 제안해 보고자 한다.

1) 1 단계 : "내가 의사이기 이전에 한 인간으로서, 내 삶에 가장 원하는 것은 무엇인가?"

사실, 이 질문은 삶의 가장 근본적인 질문이다. 동시에, 이 질문은 인간이 가장 쉽게 회피하거나 망각하고 사는 질문이기도 하다. 나를 정말 가장 행복하게 만들어 주는 것, 나로 하여금, 내가 정말 지금 살아있구나 하는 충만한 느낌을 가지도록 만들어 주는 것, 내가 내 목숨 전부를 걸고 정말 한 번 이루어 보고 싶은 것, 그래서 내가 그것을 위하여 죽어도 여한이 없는 것, 그것이 나에게 정말 무엇인가 하는 것을 스스로에게 질문하고 그것에 대한 답을 하는 것이 이루어져야 한다. 이것은 사실 삶의 가치관에 대한 질문이다. 그런데 이 가치관은 아주 단순히 정의한다면 두 가지의 구성 비율을 어떻게 할 것인가로 이야기 할 수 있다. 즉 "나와 내 가족을 위하여 사는 것"과 "그 이외의 사람들을 위하여 사는 것", 그 둘의 비율을 어떻게 조정할 것인가 하는 것이다. 자신의 삶을 100% 모두 오로지 자신과 자신의 가족들만을 위하여 사는 것을 가치관으로 선택한 사람들에게는 전공선택이란 고통스러운 경쟁이다. 그러나 그 이외의 사람들을 위한 삶의 비율이 높아질수록 전공선택은 매우 흥분되는 즐거운 선택 과정이 되게 된다. 일반적으로 삶의 가치관의 문제는 종교적 문제이기도 하다. 삶의 가장 궁극적 관심과 연결되기 때문이다. 그런 의미에서 나는 학생들이 좋은 신앙을 가질 수 있게 되는 것이 올바른 가치관을 가지면서, 동시에 전공선택과 깊이 연관된다고 생각한다.

2) 2단계 : "특정 전문 전공과 상관없이, 한 명의 '의사'로서, 내 삶에 내가 가장 원하는 것은 무엇인가?"

일단 한 인간으로서 자신의 삶에 꼭 이루고 싶은 그것이 정해지면, 그것은 나의 '의사'라는 신분을 통하여 좀더 구체적인 모습이 될 수 있다. 즉, 어느 과 의사가 되어도 상관없이 내가 '의사'로서 가장 하고 싶은 일이 무엇이며, 내가 의사로서 사는 나의 모습이 어떤 것이면 제일 좋겠는가 하는 생각을 해 보라는 것이다. 이것이 뚜렷하게 머리 속에 그려질 수 있게 된다면, 이제 좋은 전공선택의 85%는 다 이루어 진 것이나 마찬가지가 된다. 예를 들어 어린 시절, 동네 의원에 갈 때마다 어린 자신의 마음을 너무도 잘 이해해 주고, 어머니에게도 큰 도움을 주시던 그 의사선생님처럼 지역 사회의 '천사'가 되고 싶다는 생각일 수도 있다. 인류의 난치병에 도전하여 새로운 학설과 발견을 해 내는 노벨의학상 수상자가 늘 자신의 최고 영웅일 수도 있다. 어쩌다 우연히 보게 된 사하라 남부 아프리카의 선천성 AIDS 어린아이의 눈망울 사진 한 장이 뇌리를 떠나지 않고 있어 그런 아이들을 위하여 무언가 내 삶을 사용하고 싶다는 생각을 할 수 있다. 2000년 의료 대란을 겪으면서 우리 사회의 합리적이고 정의로운 의료제도를 만드는 것이 의사로서 내 삶을 한 번 걸어볼 만한 가치를 가지고 있다고 생각할 수도 있다. 자신의 삶에 대한 궁극적 목표가 인간 고통을 해결하는 일에 두어질 때, 의학과 의사는 비로소 빛을 발한다. 그리고 참으로 다양한 아름다운 소원들이 의사로서의 삶에 주어진다. 이 과정에서 중요한 조건은 그런 다양한 삶의 모습, 인간의 고통의 모습에 접하는 경험과 정보가 많아야 한다는 것이다. 그런 정보와 경험이 없으면, 자신이 정말 원하는 그런 의사의 삶이 무엇인지를 알 수 없기 때문이다. 따라서 학생 시절에 매우 중요한 활동 중 하나는 다양한 선배 의사들의 삶을 옆에서 직, 간접적으로 보는 것이다. 그런데 일반적으로 학생들은 이런 생각 자체를 하지 않는다. 그저 치열한 경쟁 속에서 의대 졸업하고 레지던트 마치고,

전문의 되어서 좋은 직장에서 일하면서 살면 그것으로 다 된다는 식의 생각만을 한다. 자신의 삶에 자신이 정말 원하는 것이 무엇인지를 심각하게 생각하는 것은 의대 졸업을 하고 25년 정도 지나 있게 되는 '동창 재상봉 기간' 정도가 되어야 하는 것이 보통이다. 그런데 그 때에는 이미 자신의 전공이 다 정해져서 자신의 아이들이 의대에 입학하거나 졸업하면서 그 아이들의 전공선택을 고민할 시점쯤이 되는 것이다.

3) 3단계 : "내가 원하는 그런 의사의 삶을 살기에 가장 편리한 전공이 과연 무엇인가?"

2단계에서 자신이 원하는 의사의 삶으로서의 모습이 분명히 그려지면, 그 다음에 자연스레 나오는 질문은 그런 삶을 살기에 가장 '편리'한 전공이 무엇이겠는가 하는 것이다. 여기서 '편리'라는 기계적 단어를 선택한 이유는 다음과 같다. 즉 전공선택이란 그 자체만을 가지고 보면, 자신의 가치관과 의사로서의 삶의 목표를 이루기 위한 도구의 선택이므로, 지극히 단순하고 기계적인 일이라는 이유에서이다. 즉 내가 원하는 그런 삶, 그런 의사로서의 삶을 살려면 어떤 전공들 이외에는 안 된다는 것이 거의 분명해 지기 때문이다. 어떤 삶을 살기 위해 고려할 수 있는 전공은 보통 1-6개 정도로 매우 축소되어 나타난다. 예를 들어, 지역사회의 존경받고 사랑받는 의사가 되기 원하는 사람은 소아과, 내과, 가정의학 등을 고려할 것이다. AIDS 환자들을 위한 삶을 살려는 사람은 감염내과나 예방의학을 고려할 것이다. 연구자가 되려는 사람은 자신의 관심 영역의 연구를 수행할 수 있는 기초학이나 관련 전공을 고려할 것이다. 우리나라에서 선천성 장애아로 태어나 버림받고 있는 어린 아이들을 위하여 사는 삶을 살고 싶다는 생각이 있는 학생 입장에서 고려할 수 있는 전공은 소아과, 산부인과, 소아외과, 재활의학, 정형외과, 흉부외과 정도일 것이다. 이 정도만 되어도 선택의 폭은 아주 좁아진 것이다. 이제 남은 일은 그다지 많지 않다.

4) 4단계 : "그 고려한 전공들 중 가장 '현실적'인 전공선택은 무엇인가?"

사실, 3단계에서 고려하게 된 전공중에는 어떤 전공를 선택하여도 아무런 문제가 없다. 전공 이란 내가 하고 싶은 그 목표를 위한 도구에 불과 하기 때문이다. 즉 내가 이 전공을 택하고 저 전공을 택하지 않음으로써 나의 의사로서의 삶의 목표와 활동에 아무런 차이도 만들어지지 않을 것이기 때문에 전공선택은 사실 그렇게 까지 힘든 결정이 아니게 되는 것이다. 이 단계에서 고려할 점들은 사실 매우 현실적인 것이다. 즉 1단계에서 3단계 까지가 어떤 의미에서 '이상적'이었다면, 4단계에 들어서서는 '현실적'으로 생각하는 것이 필요하다는 것이다. 만일 고려하는 전공들 중 어떤 전공을 해도 상관없으나 만일 어떤 전공을 할 경우에는 대학병원에서 수련을 받을 수 있는 것이라면, 그것을 선택해도 좋다는 것이다. 고려하고 있는 전공들 중 부모님이나 가족들, 주변 사람들이 가장 추천하는 전공을 해도 된다는 것이다. 또 희망하는 전공들 중 내 성적으로 지원할 수 있는 전공이 별로 없는데, 내가 어느 지역의 병원에 가면 거기에는 그 전공을 지원할 수 있는 기회가 생길 수 있다면 그 전공을 지원하는 것이다. 내가 선택하는 전공은 내가 살고 싶은 의사로서의 삶의 도구이기에, 이 모든 현실적 선택과정은 나에게 당당하고 흥미 있는 과정이 되어야한다. 그런 과정을 통하여 전공을 최종적으로 선택하고 지원하여 그 전공의 레지던트가 되면 좋은 전공선택을 하게 된 것이다.

4. 마치는 말

이 글에서는 전공선택을 너무 단순화 시켜 이야기 했다는 인상을 가지시는 분들도 있을 것이다. 사실, 전공선택이나 배우자 선택이나, 모든 선택은 매우 복잡한, 그리고 다층적인 현상이다. 그러나 그것이 복잡하면 복잡할수록, 그리고 다층적이면 다층적일수록, 가장 큰 대원칙이 분명해져야만 좋은 선택과 결정을 할 수 있다. 많은 것을 지나치게 많이 고려하면, "장고(長考)

속의 악수(惡手)"가 나올 수 밖에 없는 것이기 때문이다. 이 글에서는 그 대원칙을 이야기하였다. 그러나 그 대원칙을 가지고 실제 자신의 특성에 맞게 고민하고 알아보고 생각하고 결정할 사람들은 바로 학생들이다. 주변의 교수님들에게 더 부지런히 물어보고, 선배들과 상담도 하면서, 많은 정보를 얻어야 하겠지만, 그 모든 정보보다 더 중요한 '대원칙'이 분명히 서 있는 학생들만이 이 '즐거운 전공선택 과정'을 즐길 수 있을 것이다.

마치 새 둥지에서 자라난 어린 새가 처음으로 날개를 펴고 하늘을 날아오르듯, 의대를 졸업하고 자신의 세계를 향하여 날아오르는 여러분의 모습은 아름답다. 자신이 날아가야 할 그 곳이 어디이며, 그 곳에서 어떤 고통 받고 있는 사람들을 어떻게 도와야 할지를 정하는 것은 여러분의 선택에 달려 있을 것이다. 오해 없는 맑은 생각에 의한 선택을 기대한다.

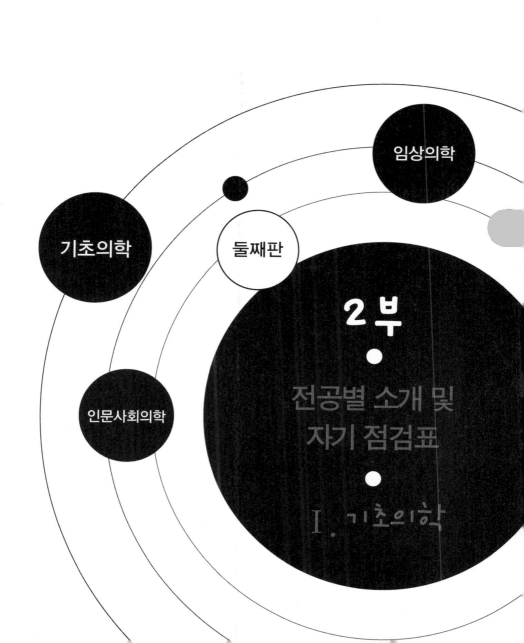

임상의학

기초의학

둘째판

인문사회의학

2부

전공별 소개 및
자기 점검표

I. 기초의학

⟪⟪ 해부학 ⟫⟫

어떤 학문/전공입니까?

해부학은 인체의 구조를 이해하고 이들의 유기적 관계가 어떻게 연결되어 기능을 하고 있는지를 구명하는 학문이다. 분야는 크게 육안(또는 인체)해부학, 조직학, 신경해부학 및 발생학으로 세분할 수 있다. 인체해부학은 몸의 여러 구조의 형태와 기능 및 그 변이를 직접 해부하거나 CT, MRI 등의 영상자료를 이용하여 연구하며, 수술적치료법의 개발등을 임상과 연계하여 진행하여 직접 임상에서 응용되도록 하고 있다. 조직학은 현미경을 이용하여 인체의 구조를 세포수준에서 밝히는 학문이다. 신경해부학은 신경계의 구조를 연구하는 학문이다. 발생학은 해부학적 구조가 형성되는 원리를 개체, 세포, 분자 수준에서 연구하는 학문이다.

주된 연구 분야

생명체의 기능은 그 구조에 의해 결정되며, 해부학은 우리 몸의 구조와 발생 원리를 연구하는 학문이다. (1) 해부학교실에서는 우선 거시적인 관점에서 인체의 구조를 연구하여 인체의 작동 원리를 통합적으로 이해하고 임상에 적용하기 위한 연구를 수행한다(육안해부학). 예를 들어, 몸의 근육 및 신경, 혈관의 변이에 대해서 연구하고 이의 기능을 직접 구명하거나, 임상적 관점에서 수술적 치료에 있어서 현장에서 필요한 인체지도나 수술기법, 장비개발 등에 근거가 되는 자료들을 마련하는 연구를 수행한다. (2) 또한, 인체의 구조를 조직, 세포 및 분자 수준에서 이해하기 위한 연구를 수행하며, 그 구조가 특히 복잡한 신경계의 구조만을 집중적으로 연구하기도 한다(조직학 및 신경해부학). (3) 마지막으로, 단 하나의 수정란에서부터 어떻게 인체와 같이 복잡하고 정교한 구조가 발생하는지를 이해하기 위한 연구도 수행한다(발생학).

 교육/수련 과정은 어떠한가요?

의과대학 졸업 후 3년 동안 조교로서 수련하고, 기초연구강사 등의 전공자가 되어 수련을 이어간다. 수련기간동안 대학원에서 해부학전공분야의 학위를 받는 과정을 병행한다. 일 년간은 해부학과 조직학 신경해부학의 교육과정을 기본으로 수련한 후, 본인의 적성에 맞는 세부전공 분야에서 연구를 진행한다. 임상 분야의 수련 후에 박사후과정으로 해부학 분야의 연구에 참여하는 제도가 있어 임상과 기초의 협업수련도 가능하다.

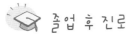 졸 업 후 진 로

교육 및 수련을 통해 박사학위를 취득한 후 대학교수로 임용되어 연구 및 교육을 담당한다. 연구에 더욱 매진하고자 한다면 연구소에서 의과학자로 활동하기도 한다.

앞으로의 전망은 어떠한가요?

해부학은 의학의 기본이 되는 학문인데, 해부학교실에서는 인체의 구조와 기능을 이해하는 육안해부학, 조직학, 신경해부학, 발생학 분야의 모든 교육을 담당하여 의학의 기본개념을 이해시키고 있다. 해부학은 의학교육에 있어 가장 중요한 분야로 여겨져 왔으며 앞으로도 계속 중요한 분야로 남을 것이기 때문에, 유능한 해부학자를 필요로 하는 대학과 연구소는 점점 늘어날 것이다. 또, 기초학교실이기 때문에 의과대학에서만 배울 수 있는 임상에 대한 지식과 자연과학분야의 지식 및 첨단 기술을 모두 익힐 수 있는 독특한 장점이 있어서, 좋은 연구를 통해 유능한 의과학자로 성장하기에도 이상적인 교실이다.

 특별히 요구되는 특성은 어떤 것이 있나요?

형태에 대해 관심이 있고, 사물에 대한 관찰능력이 뛰어나면 좋은 해부학자가 될 수 있다. 평소 기계나 물건의 디자인과 기능에 관심이 있다면 도전하여 좋은 학자가 될 가능성이 매우 높다. 중계연구 등을 위해서는 반드시 우수한 기초의학자가 있어야 하므로, 임상실습 하면서도 그 원리에 관심이 가고 중계연구에 관심이 있다면 도전하여, 세계적인 경쟁력을 가지고 발전해 나갈 수 있는 분야이다. 과학적 사고를 즐기고, 자신의 지식을 남과 나누는 것을 좋아하며, 형태적으로 사물을 분석하는 능력이 있는 사람, 인체에 대한 새로운 지식을 밝히고 싶은 사람들에게 적합하다.

기타 이 전공을 택할 사람들에게 해 주 고 싶은 말씀이 있다면?

　해부학은 가장 전통적인 의학의 한 분야로, 임상분야와는 달리 평생 공부하고, 학문을 위해 헌신한다는 사명감이 필요하다. 경제적으로는 개업하거나 봉직하는 임상의사보다는 풍족하지 않을 것이다. 그러나 본인이 교육자로서 좋은 의사를 기르는데 헌신한 그 노력은 많은 후학들에게서 빛날 것이다. 또한 기초 과학자로서 새로운 의학기술의 발달을 위한 연구를 하는 일은 직접 임상을 하지 않더라도 의학에 더욱 큰 영향을 줄 수 있다는 큰 포부와 자부심을 얻을 수 있다. 특히 중계연구가 강조되는 이 시대에 기초의학자의 역할을 더욱 중요해지고 있다. 이러한 연구와 교육을 통해 후학을 양성이 얼마나 중요한지를 사람들의 도전을 기다린다.

 찾아 볼 수 있는 관련되는 국내외 주요 학회나 학술잡지의 홈페이지는 무엇인가요?

학회
대한체질인류학회 http://www.kpaa.org
대한해부학회 http://anatomy.re.kr
한국뇌신경과학회 http://www.ksbns.org

학술지
대한체질인류학회지 http://www.jops.co.kr/ojms/kpaa/
Anatomy and Cell Biology http://acbjournal.org/
Experimental Neurobiology http://enjournal.org/

〈〈〈 해부학의 가치 및 학생의 특성 〉〉〉

1. 다음은 해부학 전공에서 중요하게 생각하는 가치들이다. 「이 책을 사용하는 방법, xiii 페이지」에서 제시된 13가지 가치 중 자신이 중시한다고 선택했던 가치들을 아래 목록에 적고 서로 비교해 보자.

해부학 전공에서 중요한 가치	나의 선택
① 창의적 일을 하기	1.
② 성취	2.
③ 사람들과 함께 일함	3.

2. 다음은 해부학 전공에 어울리는 학생의 특성이다. 자신은 각각의 특성을 얼마나 가지고 있는지를 1점(전혀 그렇지 않다)~5점(매우 그렇다)으로 평가해 보자.

해부학 전공에 어울리는 학생은…

나는…　① 전혀 그렇지 않다
　　　　② 거의 그렇지 않다
　　　　③ 보통이다
　　　　④ 약간 그렇다
　　　　⑤ 매우 그렇다

• 새로운 도전을 기꺼이 받아들인다	① ② ③ ④ ⑤
• 말하는 사람이기 보다 행동하는 사람이다	① ② ③ ④ ⑤
• 사람들에게 우호적이다	① ② ③ ④ ⑤
• 논리적이다	① ② ③ ④ ⑤
• 스스로 일을 계획하고 효율적으로 수행한다	① ② ③ ④ ⑤
• 연구활동을 좋아한다	① ② ③ ④ ⑤
• 가르치는 것을 좋아한다	① ② ③ ④ ⑤
• 새로운 기술에 대한 흥미가 있다	① ② ③ ④ ⑤
• 의학외 분야에 대한 다양한 관심이 있다	① ② ③ ④ ⑤
• 이론보다 경험을 중시하는 편이다	① ② ③ ④ ⑤

※ 나의 점수를 모두 합하면 _____점이다.

‹‹‹ 생화학·분자생물학 ›››

 어떤 학문/전공 입니까?

생화학과 분자생물학은 미래 의학의 비전이다. 대부분 이 전공을 선택한 사람들은 의학의 발전에 공헌하고자 의학의 미래와 비전을 바라보면서 커다란 포부와 함께 시작하였으며, 그 수준도 나날이 발전하여 세계의 중심에 도달해가고 있다.

생화학과 분자생물학은 현 시대에 의학이 풀어야 할 숙제를 가장 근본적이고도 체계적으로 접근하는 학문이다. 인체의 정상 구조와 기능, 질병으로 인한 변화와 그 치료 가능성을 고분자 수준에서 접근하며, 유전자의 기능과 발현, 단백질의 기능과 변화를 관찰하고 예측하여 심도 있는 의학 정보를 제공하기 때문에 이 분야의 기술과 방법은 기초 및 임상의 거의 모든 분야에 영향을 미쳤다. 이로 인해서 중개의학은 주로 임상 정보와 검체를 분자생물학적으로 이용하여 연구하는 방법을 의미하게 되었으며, 다른 모든 기초학문에서도 분자적 접근을 접목하여 새로운 분야를 창출하는 등, 의학 전반에 커다란 영향을 끼친 생명과학의 모태적인 학문이다.

생화학은 우리 몸에 관련된 유기 화합물의 흐름을 이해하기 위해서 출발한 학문이며, 분자생물학은 생화학적 지식을 바탕으로 우리 몸에서 중요한 고분자 물질(단백질, 핵산, 당질, 지질 등)의 분석과 유전자 발현의 원리를 주축으로 하여 성장한 학문이다. 이들 학문은 현 시대에 의학의 최첨단에 서 있으며, 현재의 의학 발전에 가장 크게 기여한 학문이라 하겠다. 따라서 전 세계 모든 의과대학에 생화학, 분자생물학, 혹은 세포생물학의 이름을 가진 교실이 대부분 가장 긴 역사와 공헌을 가지고 존재하고 있으며, 전 세계 의과대학 학생이 의학 공부를 할 때 가장 먼저 접하게 되는 학문 중의 하나가 되었다.

생화학과 분자생물학은 생명체가 어떻게 발생하여 성장, 분화하며 노화하고 죽는가라는 신비하고도 복잡한 생명현상을 이해하는 것으로부터, 분자와 세포 수준에서 동물과 인체 수준까지의 심도 있는 연구를 통해 생명현상에

의 이해를 증진시키고, 이를 통해 질병의 발병기전을 밝혀 새로운 진단 및 치료법 개발함으로써 인류복지에 직접 기여하려는 학문이다. 포스트 게놈시대에는 유전자의 기능연구가 매우 중요한데 생화학·분자생물학교실에서는 이 분야에서 이미 오래 전부터 이러한 연구를 해왔다. 생화학·분자생물학 교실이 지향하는 목표는 생명현상에 대한 이해를 증진시켜 의학 발전에 공헌할 수 있는 실력있는 기초, 임상의학자를 양성하는 것이다.

 주된 연구 분야

생화학과 분자생물학은 대단히 광범위한 연구 분야를 포함하고 있으며, 인체 대사, 유전자의 구조, 유전자의 발현 조절, 효소의 기능 조절, 단백질의 성질과 활성화 과정, 신호전달, 세포의 분화, 세포 증식과 사멸, 줄기세포 등을 포함하고 있다. 본 생화학·분자생물학교실에서는 인체의 수많은 질병 중에서 주로 암과 대사질환(당뇨병과 비만)에 대한 연구를 진행하고 있다. 암에 대한 연구는 인체의 각종 암에서 암에 특이적인 분자적 변화를 규명하여 암을 조기진단하거나 암 치료제를 개발할 수 있는 방법을 제시하는 방향으로 이루어지고 있으며, 암의 전이를 억제하거나 암 대사를 억제할 수 있는 방안에 대해서도 연구되고 있다. 암세포의 자체방어시스템, 암 전이, 암세포의 생성과 증식 조절 경로 등에서 세계적인 발견을 주도하고 있다. 또한 대사질환에 대한 연구는 당뇨와 비만에서 초래되는 대사 경로의 변화와 유전자 발현의 변화를 추적하여 혈당을 조절하고 비만을 억제하며 대사증후군의 각종 합병증을 억제하는 방법을 강구하고 있으며, 간과 지방조직에서 세포 분화와 세포 대사, 질병 유발에 관여하는 새로운 유전자를 발굴하여 치료 타깃으로 제시한 많은 국제적 연구 결과를 보유하고 있다.

 교육/수련 과정은 어떠한가요?

의과학자 양성을 위한 대학원 교육과 기초의학 교육자 양성을 위한 기초전공의 과정이 있는데 대개의 경우 두 과정을 병행하게 된다. 의과대학 졸업 후 3년간 조교(기초전공의)로 근무하고, 이후에는 강사로 근무하면서 의과대학 학생들의 교육에 참여한다. 이 과정을 통해 의과대학에서 기초의학을 가르칠 교수요원으로서 자질을 기르게 된다. 기초전공의 수련을 받으면서 동시에 대학원 석·박사 과정을 이수하여 기초의학 연구자로서의 교육도 받게 된다. 대학원과정 동안 지도교수가 수행하는 연구과제에 연구원으로 참여하면서 이론과 실무를 겸비한 생명과학 연구자로서의 자질을 양성한다. 석·박사 학위 과정 중에 자신의 연구 분야에 대한 깊이 있는 연구를 수행하여 해외 유수 잡지에 논문을 실을 수 있으며, 학문의 발전 속도가 매우 빠른 관계로 학생들의 해외학회의 참가를 적극 지원하여 학생들이 최신 정보를 빨리 받아들일 수 있도록 하고 있다. 대학원 박사 과정을 이수한 후에는 본 교실에서 박사후과정 및 강사로 연구를 계속 진행하거나 해외에서 박사후과정을 밟을 수도 있으며, 해외 대학들과의 교류 및 공동연구가 활발해짐에 따라 박사과정 중에도 장단기 해외연구를 장려하고 있다.

졸업 후 진로

본 교실에서 기초전공의 과정을 밟은 의학자들은 국내외 여러 우수한 대학에서 교수로 재직하고 있다. 현 시대의 각 대학들은 의학과에서 의학 공부를 함과 동시에 의과학 연구의 선봉에 설 수 있는 우수한 기초의과학자(MD-PhD)를 목마르게 기다리고 있다. 대학뿐만 아니라 국립보건원, 국립암센터, 혹은 정부출연 연구소로 진로가 펼쳐져 있으며, 생명과학의 중요성이 사회적으로 점점 부각되고 있는 현 시대에 고급 인력의 필요성은 더욱 증가할 전망이다. 본 교실에서 수련하여 습득되는 최첨단 분자생물학적 배경과 지식을 이용하여 임상 중개의학을 목표로 하는 임상의과학자를 선택할 수도 있다. 특히, 학위 과정 중 세계적인 학술지에 연구 결과를 발표하는 기초전공의의 경우 국제적으로 우수한 인력이 될 수 있고, 세계 어느 나라에 비해도 인프라와 연구 환경이 뒤지지 않는 현재의 본 교실에서 이런 전공의가 나날이 늘어갈 전망이다.

앞으로의 전망은 어떠한가요?

20세기 후반 생명과학 연구의 중심은 고전적인 생화학에서 분자생물학으로 이동하였고, 현대에는 생명과학의 모든 분야에서 분자생물학적 연구방법을 이용한 연구가 진행되고 있다. 따라서 분자생물학은 이제 학문이라기보다는 연구방법론에 가깝다. 분자생물학 연구자가 일할 분야는 기초과학뿐이 아니며 임상의학의 영역에도 많은 수요가 있다. 교육, 수련의 과정을 끝낸 후 대학에서 교육과 연구를 하는 교수로, 기초연구 자질을 가진 임상의사로, 질병의 새로운 치료 및 진단법을 개발하는 연구요원으로서 사회에 진출할 수 있는 분야가 매우 넓다. 특히 최근 많은 대학들이 연구중심 대학을 지향하고 있고, 사회도 지식화 사회로 진행되면서 연구개발의 중요성이 강조되고 있어 앞으로 기초의학 전공자의 수요는 많이 늘어날 것으로 생각된다.

 특별히 요구되는 특성은 어떤 것이 있나요?

본 교실에서 기초전공의 수련을 쌓아 훌륭한 기초의과학자가 되기 위해서 다음과 같은 마음으로 본 전공을 선택하기를 바란다.

1) 의학의 미래를 꿈꾸는 미래 기초의학자 : 본 교실에서 연구를 시작하는 순간, 그 사람은 기초의학자이다. 연구에 미래 가치를 두고 의학의 발전에 공헌하고 싶은 사람을 환영한다. 작은 사실을 새롭게 규명해 내면서 기쁨과 행복을 느낄 수 있는 마음이 중요하다. 연구를 하면서 항상 가슴 설레며 실험을 진행할 수 있는 사람이면 좋다.

2) 꾸준히 노력하는 미래 기초의학자 : 수련 중에도 세계적인 발견의 선봉에 설 수도 있는 학문 분야이지만, 세계 최고의 수준은 갑자기 도달하지 못한다는 마음가짐이 필요하다. 그러나 꿈을 버리지 않고 매진한다면 그 순간은 언젠가는 찾아올 것이다. 세상을 바꾸고 이끌어 갔던 세계 최고의 의학자들을 거울삼아, 탐구에 모든 가치를 두고 꾸준히 노력하는 모습을 원한다.

3) 훌륭한 인격을 지닌 미래 기초의학자 : 현 시대의 연구는 혼자 하는 것이 아니다. 서로 배우며 끊임없이 의견을 교환할 수 있는 원만한 성격을

갖추며, 가진 것을 뽐내지 않는 겸손함을 가진 인성을 가진 사람이면 최고의 의학자가 될 자질을 가진 것이다. 조용하고 차분한 면이 많은 사람도, 활발하면서도 겸손한 사람도, 훌륭한 인격을 갖추고 있다면 이 분야 연구에 적합하다고 생각된다.

 기타 이 전공을 택할 사람들에게 해 주고 싶은 말씀이 있다면?

본 전공을 선택함에 있어서, 개인적인 포부와 함께, 사회적 책임감이 필요함을 강조하고 싶다. 기초과학을 하려면 단순히 연구만 하는 것이 아니라 학부 학생과 대학원생들의 교육에도 많은 시간과 노력을 투자해야 한다. 따라서 교육자로서의 사회적 책임감이 꼭 필요하다. 과학의 저변 확대와 지식사회로의 변화를 위해 사회문제에도 많은 관심을 가져야 할 것이다.

또한, 자신에 대한 믿음과 자부심이 있어야 한다. 연구를 하다보면 잘 될 때보다 잘 되지 않을 때가 훨씬 더 많기 때문에 자신에 대한 믿음이 없으면 좌절하고 포기하기 쉽다. 과학자는 긍정적인 사고와 강한 인내력과 함께 자신에 대한 강한 믿음을 가져야 한다.

마지막으로, 과거에는 우리나라 기초의학의 연구 환경이 열악한 부분이 있었지만 현재는 세계적인 수준에 도약하고 있음을 강조하고 싶다. 과거에 이 전공을 선택한 사람들의 피나는 노력으로, 이제 이 전공을 선택할 후배들은 선진 우수 대학과 동등하게 어깨를 겨루며 경쟁할 수 있는 발판이 마련되었다. 그리고 그 후배들이 세계적인 의과학자가 되어 종횡무진 활약을 펼치는 것, 그것이 본 교실의 미래이다.

찾아 볼 수 있는 관련되는 국내외 주요 학회나 학술잡지의 홈페이지는 무엇인가요?

학회

대사조절 유전체 통합연구센터 http://mrc-igrc.org

생화학분자생물학회 http://www.ksbmb.or.kr

연세의대 생화학–분자생물학교실 http://biochemistry.yonsei.ac.kr

한국분자세포생물학회 http://www.ksmcb.or.kr

<<< 생화학·분자생물학의 가치 및
학생의 특성 >>>

1. 다음은 생화학·분자생물학 전공에서 중요하게 생각하는 가치들이다. 「이 책을
   사용하는 방법, xiii 페이지」에서 제시된 13가지 가치 중 자신이 중시한다고 선택
   했던 가치들을 아래 목록에 적고 서로 비교해 보자.

생화학·분자생물학 전공에서 중요한 가치	나의 선택
① 창의적 일을 하기	1.
② 다양성과 변화성을 추구	2.
③ 성취	3.
④ 독립성	4.
⑤ 사람들과 함께 일함	5.

2. 다음은 생화학·분자생물학 전공에 어울리는 학생의 특성이다. 자신은 각각의 특
   성을 얼마나 가지고 있는지를 1점(전혀 그렇지 않다)~5점(매우 그렇다)으로 평
   가해 보자.

   생화학·분자생물학 전공에 어울리는 학생은…

   나는… ① 전혀 그렇지 않다
   　　　　② 거의 그렇지 않다
   　　　　③ 보통이다
   　　　　④ 약간 그렇다
   　　　　⑤ 매우 그렇다

   • 왜? 라는 질문을 한다　　　　　　　　　　　　① ② ③ ④ ⑤
   • 일을 성취해내는 사람이다　　　　　　　　　　① ② ③ ④ ⑤
   • 자신감이 있다　　　　　　　　　　　　　　　① ② ③ ④ ⑤
   • 연구활동을 좋아한다　　　　　　　　　　　　① ② ③ ④ ⑤
   • 가르치는 것을 좋아한다　　　　　　　　　　　① ② ③ ④ ⑤
   • 기초의학에 흥미가 있다　　　　　　　　　　　① ② ③ ④ ⑤
   • 의학외 분야에 대한 다양한 관심이 있다　　　　① ② ③ ④ ⑤
   • 새로운 것을 배우고 싶어한다　　　　　　　　① ② ③ ④ ⑤
   • 명확한 응답을 선호한다　　　　　　　　　　　① ② ③ ④ ⑤
   • 정보에 대한 정확하고 객관적인 근거를 원한다　① ② ③ ④ ⑤

   ※ 나의 점수를 모두 합하면 _____점이다.

‹‹‹ 생리학 ›››

어떤 학문/전공 입니까?

생리학은 정상인의 생명현상이 어떻게 유지되고 조절되는지를 세포 및 기관의 기계적, 생리적, 생화학적 기능 측면에서 이해하고, 이를 바탕으로 질병 상태에 응용할 수 있는 기초 지식을 탐구하는 학문이다.

주된 연구 분야

- 통증 연구 : 병리상황인 신경손상 후 나타나는 신경병증통증의 유발기 전을 밝히고, 그 치료법을 개발.
- 혈관평활근 및 혈관질환 연구 : 혈관평활근의 수축-이완 기전을 밝히고, 혈관질환 관련 유전체 규명.
- 줄기세포 연구 : 신경세포로의 분화기전을 밝히고, 환자유래 역분화 줄 기세포를 이용한 질병 모델링 및 신약 개발.
- 신경손상 및 기능 회복 연구 : 신경세포의 손상에 따른 기능 장애의 기전 을 밝히고, 기능 장애로부터의 회복을 위한 방안을 탐색.
- 약물중독 및 대뇌보상계 연구 : 동물행동 유발의 동기형성에 관여하는 대뇌보상계의 기능을 밝히고, 그와 관련된 약물중독과 같은 뇌질환의 발병원인을 규명.
- 신경가소성 연구 : 외부자극의 차단이나 변화에 대응해 대뇌 체감각피질 에서 나타나는 신경계 가소성에 관한 생성기전을 밝히고, 이와 관련된 임 상질환에 관한 유발기전 규명 및 그 치료법 개발.

교육/수련 과정은 어떠한가요?

생리학교실에서의 교육, 수련과정은 대학원 석·박사과정이나 학생조교과정을 통하여 참여할 수 있다. 대학원생 및 조교는 의대 본과 1학년 학생을 위한 생리학실습을 주도하여 이끌어감으로서 미래 교육지도자로서의 경험을 축적할 수 있는 기회를 갖는다. 이와 동시에, 생리학교실에 소속된 교수님들의 다양한 연구 분야에 참여함으로서 다양한 연구기법을 터득하고 전문지식을 습득하여 연구자로서의 능력과 자질을 함양하여, 미래에 독자적인 연구를 수행하는 우수연구자로서의 역량을 키워나갈 수 있다.

 졸 업 후 진 로

- 생리학교실에서 3~4년의 조교과정과 함께 대학원과정을 거치면서 생리학관련 다양한 연구분야의 연구기법을 터득하고 전문지식을 습득하여 석사 및 박사학위를 취득한다. 학위를 취득한 후, 군 복무를 마치고, 제대 후에 다시 전임강사로 생리학 분야 연구를 지속한다. 조교수 시절 2년 정도의 기간 동안 해외의 우수 대학이나 연구소에 연수과정을 가져 연구의 질적 향상을 도모할 수 있는 기회를 가진다.
- 의과학자로서의 진로는 대학 기초연구 분야에서 교수로 활동하거나 관련 기관에서 의학 분야 과학자로 활동할 수 있다.
- 또한 임상의사로서는 진료와 병행하여 교육 및 연구활동에 전념하거나, 정부 및 산업체 연구기관 등에서 자문위원으로 활동할 수 있다.

앞으로의 전망은 어떠한가요?

위의 분야를 전공함으로써 기초과학뿐 아니라 임상 의학의 발전에 기여할 수 있게 된다.

 특별히 요구되는 특성은 어떤 것이 있나요?

미지의 생명현상에 대한 호기심과 이를 알아내기 위한 근면, 성실함이 가장 요구되는 특성이다.

 기타 이 전공을 택할 사람들에게 해 주고 싶은 말씀이 있다면?

기초의학의 뿌리 없이는 임상의학의 발전을 기대하기 어렵다. 더욱이 생리학 분야는 아직 이해되지 못한 많은 분야가 있다. 그런 미지의 생명 현상을 이해하기 위해 열심히 노력할 수 있는 사람이라면 생리학 연구에 아주 적합한 사람이라 할 것이다. 따라서 생리학을 전공하는 기초의학자로서 사명감과 자부심을 가지고 열심히 연구에 매진할 수 있는 후학도들이 있다면 생리학의 선택이 절대로 후회되는 일은 없을 것이다.

찾아 볼 수 있는 관련되는 국내외 주요 학회나 학술잡
지의 홈페이지는 무엇인가요?

학회

국제줄기세포학회 http://www.isscr.org

국제신경과학회 http://sfn.org

대한생리학회 http://www.koreaphysiol.org

한국뇌신경과학회 http://www.ksbns.org

한국줄기세포학회 http://ksscr.org

학술지

American journal of physiology http://www.physiology.org

Cell Stem Cell http://www.cell.com/cell-stem-cell

Journal of Neuroscience http://www.jneurosci.org

Nature neuroscience http://www.nature.com/neuro

The Journal of Physiology http://jp.physoc.org

The Korean Journal of Physiology and Pharmacology
http://kjpp.net

〈〈〈 생리학의 가치 및 학생의 특성 〉〉〉

1. 다음은 생리학 전공에서 중요하게 생각하는 가치들이다. 「이 책을 사용하는 방법, xiii 페이지」에서 제시된 13가지 가치 중 자신이 중시한다고 선택했던 가치들을 아래 목록에 적고 서로 비교해 보자.

생리학 전공에서 중요한 가치	나의 선택
① 창의적 일을 하기	1.
② 합리적인 의사결정	2.
③ 성취	3.
④ 직접 손을 사용해서 일함	4.

2. 다음은 생리학 전공에 어울리는 학생의 특성이다. 자신은 각각의 특성을 얼마나 가지고 있는지를 1점(전혀 그렇지 않다)~5점(매우 그렇다)으로 평가해 보자.

생리학 전공에 어울리는 학생은…

나는… ① 전혀 그렇지 않다
② 거의 그렇지 않다
③ 보통이다
④ 약간 그렇다
⑤ 매우 그렇다

• 왜? 라는 질문을 한다	① ② ③ ④ ⑤
• 활동적이다	① ② ③ ④ ⑤
• 사람들에 대한 관심이 있다	① ② ③ ④ ⑤
• 논리적이다	① ② ③ ④ ⑤
• 자신감이 있다	① ② ③ ④ ⑤
• 애매모호한 문제를 대하면 불쾌하다	① ② ③ ④ ⑤
• 기꺼이 장시간 근무할 수 있다	① ② ③ ④ ⑤
• 전문가로서 활동하는 것을 즐긴다	① ② ③ ④ ⑤
• 복잡한 문제의 해결을 즐긴다	① ② ③ ④ ⑤
• 세부적인 것에 주의를 기울인다	① ② ③ ④ ⑤

※ 나의 점수를 모두 합하면 _____ 점이다.

‹‹‹ 약리학 ›››

 어떤 학문/전공입니까?

약리학은 약물에 의해 일어나는 생체 기능 변동을 연구하는 학문으로, 임상에서 반드시 필요한 분야다. 따라서 약리학은 기초의학의 범주에 있으나, 순수 기초의학과 임상의학의 가교 역할을 담당하고 있다고 하겠다. 본 전공에서는 위장관계, 중추신경계 약리학 분야 그리고 약물 유전체학과 임상 약리학 분야에 대한 연구를 활발하게 진행하고 있다. 이 연구들은 국내외 연구 경향에 따라 분자세포 수준에서부터 행동수준까지 약물의 작용 기전을 연구하고 기존 약물의 새로운 응용을 위한 이론적인 바탕을 확립함에 중점을 두고 있으며, 얻어진 연구 결과를 인체에 적용하고자 다양한 동물 실험 및 임상 연구진과의 협동 연구가 이루어지고 있다.

 교육/수련 과정은 어떠한가요?

각 교수님의 연구 분야에 따라 교육, 훈련의 구체적인 내용은 다르다. 그러나 기본적으로 대학원 학위 과정(석박사 통합과정 4~5년)에 포함되기 때문에, 어느 교수님을 선택하든지 학위 기간동안 전공분야(예: 신경과학, 세포생물학)와 관련된 기본적 대학원 수업을 듣고 전임 연구원과정으로서 수련을 받는다. 또한 기초전공의(조교)로서 학생들을 위한 약리학 수업에 폭넓게 참여하여 교육자로서의 수련과정도 받는다. 특히 최근 법개정이 이루어져, 다른 기초의학 교실과 마찬가지로 남학생의 경우 전문연구요원 과정에 편입되면 5-6년만에 군복무와 박사 학위 취득을 마칠 수 있다.

앞으로의 전망은 어떠한가요?

최근의 바이오산업의 활성화와 맞물려 신약개발에 많은 투자가 이루어지고 있고 장차 환자 개개인 유전정보 파악에 따라 맞춤약 시대가 도래할 것으로 예상된다. 따라서 약리학 분야는 이러한 추세에 가장 잘 부합하여 임상과 기초분야를 접목시켜줄 수 있는 전공이다. 특히 본 전공에서는 이에 걸맞게 최근 관심이 고조되고 있는 난치성 퇴행성 뇌신경질환과 위장관계 질환 분야, 약물 유전체학 분야, 신약 개발에 따른 임상 시험분야에 연구를 집중하고 있다. 그리고 최근 유수 대학 병원, 제약회사뿐만 아니라 여러 바이오 관련 기업 및 연구소에서는 위와 관련된 분야에서 환자와 질병을 잘 아는 전문적 연구 인력, 즉 의사 출신의 전문가들의 필요성이 점점 증가하는 추세다. 따라서 앞으로의 전망은 매우 밝다고 할 수 있다. 약리학교실의 현재 주요 연구 분야는 다음과 같다.

1) 신경 약리학

신경세포의 사멸 및 마음-몸 관계를 (mind-body relationship) 최신 분자생물학적 방법과 행동학적 방법을 이용하여 연구한다. 이를 통하여 뇌졸중, 치매, 뇌성마비 및 섭식 행동과 관련된 기초의학을 발전시키고 신약 개발의 토대를 마련한다.

2) 소화기 약리학

위장관 및 췌담도계 질환의 발생기전을 탐색하고 치료법 개발의 가능성을 제시한다. 또한 위장관 세포막을 통하여 물질이 이동하는 것을 탐구하여 인체에 약물과 이온이 흡수되고 배출되는 기전을 규명한다.

3) 임상 약리학 및 약물유전체학

약물의 인체 임상시험과정을 합리적으로 수행하여 각종 신약개발과정에 참여하고, 약물반응의 유전적 개인차를 규명하여 맞춤약 치료법 개발의 토대를 마련한다.

특별히 요구되는 특성은 어떤 것이 있나요?

끊임없는 탐구 정신과 노력하는 자세, 쉽게 포기 하지 않는 자세 그리고 어려운 문제를 근본부터 파헤쳐 나갈 수 있는 도전 정신을 가진 학생이면 누구든지 환영한다.

기타 이 전공을 택할 사람들에게 해 주고 싶은 말씀이 있다면?

의학 분야에서의 위대한 발견 중 많은 부분이 바로 기초의학 분야를 전공한 의사, 즉 의과학자들에 의해서 이루어졌고, 실제로 의학 분야 노벨상 수상자의 상당수가 바로 의사 출신의 의과학자들이다. 여러분이 끊임없는 탐구 정신과 포기할 줄 모르는 끈기로 의학 분야에 산적해 있는 여러 난제들을 풀어낸다면 역사에 남는 훌륭한 의과학자가 되리라 믿어 의심치 않는다.

덧붙여 여러분 중에 환자를 보면서 연구하는 의사, 즉 제대로 된연구 훈련(research training)을 받아 임상의사로서 환자 치료와 연구를 함께 하고자 하는 학생이 있다면 전공의 과정 중에 학위를 취득하는 것보다는 학위과정을 마치고 전공의 과정을 밟은 다음 진료와 연구를 병행하는 편이 연구의 질, 학위 취득에 따른 학비와 관련된 경제적, 시간적 관점에서 훨씬 좋은 방법 일 것이다. 특히 남학생의 경우 전문연구요원으로서 군복무 대신 연구에 전 념할 수 있는 혜택도 누릴 수 있다.

 찾아 볼 수 있는 관련되는 국내외 주요 학회나 학술잡지의 홈페이지는 무엇인가요?

학회

대한약리학회 http://www.kosphar.org

<<< **약리학**의 가치 및 학생의 특성 >>>

1. 다음은 약리학 전공에서 중요하게 생각하는 가치들이다. 「이 책을 사용하는 방법, xiii 페이지」에서 제시된 13가지 가치 중 자신이 중시한다고 선택했던 가치들을 아래 목록에 적고 서로 비교해 보자.

약리학 전공에서 중요한 가치	나의 선택
① 창의적 일을 하기	1.
② 사람들과 함께 일함	2.
③ 직접 손을 사용해서 일함	3.
④ 성취	4.

2. 다음은 약리학 전공에 어울리는 학생의 특성이다. 자신은 각각의 특성을 얼마나 가지고 있는지를 1점(전혀 그렇지 않다)~5점(매우 그렇다)으로 평가해 보자.

약리학 전공에 어울리는 학생은…

나는…　　① 전혀 그렇지 않다
　　　　　② 거의 그렇지 않다
　　　　　③ 보통이다
　　　　　④ 약간 그렇다
　　　　　⑤ 매우 그렇다

• 새로운 도전을 기꺼이 받아들인다	① ② ③ ④ ⑤
• 최종 결과를 얻을 때까지 장기간 기다릴 수 있다	① ② ③ ④ ⑤
• 왜? 라는 질문을 한다	① ② ③ ④ ⑤
• 객관적이다	① ② ③ ④ ⑤
• 전문가로서 활동하는 것을 즐긴다	① ② ③ ④ ⑤
• 연구활동을 좋아한다	① ② ③ ④ ⑤
• 기초의학에 흥미가 있다	① ② ③ ④ ⑤
• 복잡한 문제 해결을 즐긴다	① ② ③ ④ ⑤
• 가능성을 찾으려 한다	① ② ③ ④ ⑤
• 논리적으로 사고한다	① ② ③ ④ ⑤

※ 나의 점수를 모두 합하면 _____점이다.

어떤 학문/전공입니까?

병리학은 질병에 관한 기초의학으로서 의학의 근간을 이루는 학문이며, 환자의 병실(Bedside)에서 연구실(Bench)로, 연구실(Bench)에서 다시 병실(Bedside)로 의학적 인식과 임상적 적용을 통해 발전하고 체계화된 학문이다.

병리학의 진정한 의미는 개체에 일어나는 "생활과정의 이상(증상, 증후, 구조적 이상, 기능적 이상 등)"을 상세히 관찰하여 개개 질병의 원인을 밝히며, 그러한 질병이 있을 때 일어나는 생활현상에 대한 인과관계를 명백히 함으로써 해당 질병의 발생과 발전(pathogenesis) 및 그 귀결에 관한 법칙을 발견해 내는 것을 사명으로 하는 통합의 학문(integrative discipline)이며, 의학이라는 과학집단 내에서는 '모음(vowel)'의 역할을 하고 있다. 병리학에서 중점적으로 다루는 것은 각 질병과정에서 핵심을 이루는 질병의 원인, 질병의 병인론(pathogenesis), 형태 변화 및 기능 변화 등 네 가지 문제이며, 특히 질병을 연구함에 있어서는 분자생물학적 여러 성과를 이용하고 있으므로, 이러한 견지에서 보면 병리학도 일종의 응용생물학(applied biology)이라 할 수 있다.

 주된 연구 분야

1) 실험병리

실험 병리는 인체 질병이 일어난 조직, 세포를 대상으로 병이 일어나게 된 기전을 연구하는 분야로, 인체 질병과 연관된 유전자를 중심으로 세포, 조직, 장기를 모두 포함하여 폭넓고 깊은 연구를 할 수 있기 때문에 질병에 대한 전체적이고 체계적인 연구가 가능한 장점을 가지고 있다. 또한 다른 분야에서

할 수 없는 유전자의 변화에 따른 세포 및 조직의 형태학적인 변화를 서로 연관시킬 수 있는 장점이 있어 그 응용 범위가 실로 무궁무진하다고 할 수 있다.

2) 진단병리

진단병리 분야의 연구는 질병이 발생한 조직의 형태학적인 소견을 통해 질병을 분류하고 이는 예후를 추정하는 지표가 되며 따라서 환자의 치료방침을 결정하는데 직접적으로 연관되는 중요한 역할을 한다. 질병에 대한 새로운 정보가 늘어남에 따라 질병의 분류 및 예후 인자 및 특정 치료에 대한 예측인자가 변화하게 되는데, 이러한 질병의 새로운 분류 및 예후결정에 있어서 가장 중심에서 중요한 역할을 담당하게 된다.

3) 세포병리

세포병리 분야의 연구는 질병이 발생한 세포의 형태학적 소견을 통해 질병의 정확한 진단과 더불어 극소수의 병든 세포를 통해 새로운 정보를 알아내는 데 중점을 두고 있다. 질병의 진단에 (비침습적)방법이 중요시되는 현재의 추세에 중요한 부분이 세포 병리인데, 질병 부위를 작은 바늘을 통해서 얻어지는 세포를 이용하여 다양한 검사가 가능하므로 세포 병리 분야에 대한 연구의 중요성은 더욱 커질 것으로 보인다.

 교육/수련 과정은 어떠한가요?

병리학은 진단병리학(diagnostic pathology)과 실험병리학(experimental

pathology)으로 나눌 수 있다.

1) 진단병리 전문의를 위한 수련과정

1년의 인턴수련과정 후 4년의 병리과 레지던트(전공의) 수련과정이 있으며, 그 후 전문의 시험에 합격하면 진단병리 전문의로 활동하게 된다.

병적 생활과정의 기능적 이상을 주로 연구하는 학문을 기능병리학 또는 병태생리학(pathological physiology)이라 하고, 질병과정에 일어나는 구조적 이상을 주로 연구하는 학문을 형태병리학 또는 병리해부학(pathological anatomy)이라고 한다. 전자는 주로 임상의사와 실험의학자에 의해서 개척되고 있으며, 후자는 주로 병리학자의 손에 의하여 수행된다. 질병을 보다 더 과학적으로 파악하려면 구조적 측면인 형태병리뿐만 아니라 기능적 측면이 병태생리를 함께 관찰해야 하고, 이 양면에서 본 제반 현상의 인과관계를 이해할 수 있어야 하므로 임상의사에게는 반드시 병리학에 관한 교육이 필요하고, 또 병리의사에게도 임상관찰의 기회는 있어야 한다. 이러한 의미에서 진단병리 전문의를 위한 수련과정에서는 임상 · 병리의 연관성(clinopatholgical correlation)이 강조된다.

2) 실험병리학(experimental pathology) 교육과정

질병의 발생과 발전(pathogenesis)을 연구하는 학문으로서, 질병으로 사망한 사람과 병든 환자에서 얻은 인체 조직을 주 연구 대상으로 하며, 그 밖에 동물이나 배양세포 등을 재료로 삼아 구조적 이상을 주로 연구한다. 최근에는 분자 병리학 분야가 눈부시게 발전하고 있다. 보통 4년 동안의 조교의 교육과정이 있으며, 이 기간 동안 대학원에 입학하여 학위과정(석 · 박사)을 밟게 된다.

졸 업 후 진 로

1) 대학기관/종합병원

병리과는 과의 성격상 질병의 진단 및 수술이 이루어질 수 있는 대학기관 및 종합병원에 설치되어 있다(약 70%). 대학병원 및 종합병원에서는 환자를 대상으로 하는 세포 및 조직 진단 업무 및 동결절편 검사 등 병원병리에 해당하는 업무 및 이와 관련된 각종 연구를 수행할 수 있다.

2) 연구소

병리 진단을 전문으로 하는 연구소에 진출하여, 세포 및 조직 진단 업무를 수행할 수 있다.

3) 국립과학수사연구원

병리의 한 분야인 법의학을 전공하여 국립과학 수사 연구원의 법의관으로 진출 할 수 있다.

4) 개업

병리의사 본인이 병리 진단을 전문으로 하는 기관을 개설하여 세포 및 조직 진단 업무를 수행할 수 있다.

앞으로의 전망은 어떠한가요?

1) 기초 병리학 연구 분야

현재 질병의 기전을 밝히기 위한 분자 수준의 의학연구 분야의 급속한 발전이 이루어지고 있으며, 이를 환자의 치료에 적용하기 위한 노력이 시도되고 있다. 병리학은 벤치(Bench)에서 병실(Bedside)로 가는데 연계 역할을 할 수 있으므로 그 중요성이 증대되고 있다. 훈련과정을 마치면 대부분 대학, 연구소 등에 근무하게 된다.

2) 진단병리 분야

환자의 치료에 있어 정확한 진단은 매우 중요한데, 이를 위해 병리의사의 역할은 필수적이다. 이렇듯 병리의사에 대한 필요성은 계속 증대되고 있음에도 현재 병리의사의 수는 수요를 충족시키지 못하고 있는 실정이다. 진단병리전문의는 주로 봉직의 생활을 하게 되며, 아직은 드문 경우지만 병리검사실을 개업할 수도 있다. 진단병리업무는 주로 계획된 일과에 따라 진행되며, 응급상황이 거의 없으므로 자신의 생활을 자유로이 계획할 수 있는 장점이 있다.

3) 특수 분야

법의 전공의로서 국립과학연구소 등에 근무하며 사망 원인을 밝혀 냄으로써 범죄 해결에 실마리를 제공하거나, 재난으로 사망한 사람의 감식 등의 업무를 담당할 수 있다.

특별히 요구되는 특성은 어떤 것이 있나요?

학문적 논리를 바탕으로 세세한 자료를 종합하여 문제를 해결하는 능력과 학문에 대한 열정 및 집중력 등이 요구된다.

 기타 이 전공을 택할 사람들에게 해 주고 싶은 말씀이 있다면?

병리학 분야가 다소 생소할 수 있으나, 기초의학과 임상의학을 이어주는 중개의학의 꽃으로 앞으로의 중요성은 점차 커지는 실정이기 때문에, 질병에 대한 호기심과 끈기가 있는 학생들의 선택이 기대된다.

 찾아 볼 수 있는 관련되는 국내외 주요 학회나 학술잡지의 홈페이지는 무엇인가요?

학회

대한병리학회 http://www.pathology.or.kr

대한세포병리학회 http://www.cytopathology.or.kr

International Academy of Pathology http://iaphomepage.org
United State and Canadian Acamedy of Pathology
http://www.uscap.org

학술지

American Journal of Pathology http://www.amjpathol.org
American Journal of Surgical Pathology http://www.ajsp.com
Journal of Pathology http://www3.interscience.wiley.com
Korean Journal of Pathology http://koreanjpathol.org/
(이전 대한병리학회지, 대한세포병리학회지 통합 영문학술지)
Laboratory Investigation http://www.laboratoryinvestigation.org
Modern Pathology http://www.modernpathology.org

〈〈〈 병리학의 가치 및 학생의 특성 〉〉〉

1. 다음은 병리학 전공에서 중요하게 생각하는 가치들이다. 「이 책을 사용하는 방법,
   xiii 페이지」에서 제시된 13가지 가치 중 자신이 중시한다고 선택했던 가치들을 아
   래 목록에 적고 서로 비교해 보자.

병리학 전공에서 중요한 가치	나의 선택
① 합리적인 의사 결정	1.
② 창의적 일을 하기	2.
③ 성취	3.
④ 독립성	4.

2. 다음은 병리학 전공에 어울리는 학생의 특성이다. 자신은 각각의 특성을 얼마나
   가지고 있는지를 1점(전혀 그렇지 않다)~5점(매우 그렇다)으로 평가해 보자.

병리학 전공에 어울리는 학생은…

나는…　　① 전혀 그렇지 않다
　　　　　② 거의 그렇지 않다
　　　　　③ 보통이다
　　　　　④ 약간 그렇다
　　　　　⑤ 매우 그렇다

• 왜? 라는 질문을 한다	① ② ③ ④ ⑤
• 논리적이다	① ② ③ ④ ⑤
• 복잡한 문제의 해결을 즐긴다	① ② ③ ④ ⑤
• 선택의 결정을 내리기 좋아한다	① ② ③ ④ ⑤
• 사람과 업무를 잘 조정한다	① ② ③ ④ ⑤
• 각 상황에 대한 파악과 통제를 할 수 있다	① ② ③ ④ ⑤
• 세부적인 것에 주의를 기울인다	① ② ③ ④ ⑤
• 계획된 일정을 선호한다	① ② ③ ④ ⑤
• 독립성을 중요시 여긴다	① ② ③ ④ ⑤
• 정보에 대한 정확하고 객관적인 근거를 원한다	① ② ③ ④ ⑤

※ 나의 점수를 모두 합하면 _____점이다.

‹‹‹ 미생물학 ›››

 어떤 학문/전공 입니까?

19세기 후반 세균이 질병을 일으키는 원인이라는 사실이 증명된 이후에 병원균이 발견 동정되면서 본격적으로 미생물학의 학문이 시작되었다. 눈에 보이지 않는 세균이 질병을 일으킨다는 사실은 당시에 혁명적인 생명과학의 전환점이 되었고, 그 이후 바이러스와 프리온 발견으로 이어진다. 이와 아울러 감염에 대한 신체 방어기전을 연구하는 면역학의 발전이 이루어졌다. 바이러스 감염은 종양발생과 깊은 연관이 있으므로 종양생물학이 발달되었고, 현대사회에 주요 질병 중 하나인 알레르기 및 류마톨로지가 중요 분야로 뻗어나가게 되었다. 신경분야의 중요 염증반응 및 만성 신경성 질환도 면역기전과 밀접한 관련이 있어서 신경면역학이 발달하게 되었고, 종양을 치료하기 위한 종양면역학이 발전하게 되었다. 면역계는 신체의 장기의 어디에나 존재하므로 거의 모든 분야의 임상영역의 질병 발생과 관련이 있다.

20세기 초반(1989-1919)에 전 세계적으로 유행한 인플루엔자는 2,500-5,000만 명이 희생되었고, 한국에서는 14만 명이 희생되었다(무오년 독감). 이와 같이 새로운 유행병의 출현은 국가적인 혼란을 초래하므로 국가적 차원에서 매우 중요한 학문분야이다. 미국 국립보건원(NIH)의 경우 감염병과 면역을 연구하는 연구소인 NIAID는 국립보건원의 연구비중 미국암연구소와 함께 가장 연구비 예산이 가장 많다.

결론적으로 미생물학교실은 크게 병원균(세균학, 바이러스학)과 면역학을 연구하며, 각각의 분야는 너무 광범위하므로 다시 세부로 나누어서 균병원체에 따라 혹은 세부 영역(예: 선천면역, 적응면역)에 따라 심도 있는 연구를 하게 된다.

주된 연구 분야

미생물학교실은 세균학, 바이러스학, 면역학을 균형 있게 연구하고 있다.

첫째, 위에서 언급하였듯 면역학을 들 수 있다. 나라에 국방이 중요하듯 신체도 방어기전이 중요한 데 면역학은 생명과학의 핵심적인 부분에 해당한다. 신체방어는 외부 병원균에 대한 것뿐만 아니라 내부의 적(암세포나 자가항원 등)에 대한 것도 포함한다. 세상에 어떤 좋은 세포나 장기, 인공장기 등도 면역 문제를 해결하지 않고는 체내에 이식할 수 없다. 연구 분야로는 선천면역(innate immunity), 자연세포독성세포(NK cell), HLA, 적응면역(adaptive immunity), 알레르기, 감염면역(infection and immunity), 종양면역, 그리고 항체분야가 있다.

둘째, 세균학 분야다. 세균학 분야는 임상과 아주 밀접한 관계가 있다. 세균 그 자체를 연구할 뿐만 아니라 세균 감염에 대한 숙주의 반응, 백신, 발병기전을 연구하므로 아주 흥미롭다. 항균제 개발로 세균학이 이미 정복되었다고 말하는 사람도 있지만, 그것은 아주 오만한 생각이다. 현재 백신을 제외하면 거의 모든 감염질환이 증가추세에 있으며, 특히 최근 생물학 테러에 관한 연구비 집행이 많아지고 있다. 또, 전 세계적으로 HIV 감염 및 AI(조류독감)이 아주 큰 문제다.

셋째, 종양학 및 바이러스 분야다. 바이러스에 의한 종양으로는 HBV, EBV, HPV가 대표적이다. 이 바이러스에 대해서는 그 특성뿐 아니라 그에 의한 암발생 기전도 연구하고 있다. 따라서 암세포의 특성, 혈관 형성, 종양면역 및 암 치료와 관련된 항체 생성, phototherapy 등 연구 영역이 다양하다. 최근에는 만성 염증도 암 발생에 중요한 역할을 한다고 보고되고 있다. 염증반응은 매우 복잡한 과정들의 복합체로 나타나는 현상으로 거의 모든 질병에 핵심역할을 한다.

결론적으로 본 전공은 생명체의 기본 병적기전을 다루는 매우 전통 있는 학문으로서, 기초학문으로서는 임상영역과 밀접하고, 역동적으로 발전하는 분야이므로 큰 그림을 가지고 접근하기 좋고, 성취감과 학문적 만족감도 뛰어나다.

 교육/수련 과정은 어떠한가요?

1) 미생물학을 전공하고 싶은데 어떻게 지원해야 하나요? 어떤 수련을 받나요?

미생물학(면역학, 세균학/바이러스학 등의 감염학)을 지원하게 되면 환자를 보는 활동이 없으므로 인턴-레지던트-펠로우의 과정이 아닌 학위 과정(석사-박사) 및 박사후과정을 이수하여 독립적인 연구자 및 교육자가 되는 수련을 받는다. 미생물학을 전공하기를 원하면 먼저 미생물학교실에 전공할 분야의 교수 혹은 주임교수와 사전 인터뷰를 갖는 것이 필요하다. 그러면 대학원에 진학하는 절차 및 행정적으로 조교가 되는 절차에 대해서 안내를 받을 수 있다. 대학교 4학년 10월 중순경에 대학원 진학을 위한 입시 서류를 접수하여 합격하여야 그 다음 학기 대학원에 등록이 되므로 입시 서류 제출이전에 학과 주임교수와 전공을 상의하는 것이 좋다.

그러나 많은 학생들에게 4학년 국가고시 중간에 기초학을 지원하는 것이 쉽지 않을 수도 있다. 과거에는 인턴을 마치고 기초학과를 지원하는 경우도 있었고, 혹은 4학년 때 기초학 지원을 하고 인턴을 마치고 돌아온 경우도 있었다. 때로는 레지던트를 마치고 기초학을 전공하는 경우도 있다. 최근에는 임상 전문의를 마치고 기초학교실에서 박사학위를 마치면 군복무로 인정을 해주는 군전문연구요원제도를 많이 활용하고 있다. 어떤 방향이 각자에게 제일 유익한 것인지는 미리 전공 교수와 상담을 하면 좋을 것 같다.

준비성이 있는 학생은 대학 시절 방학 때(때로는 학기 중에도)에 교수 실험실에 나와 배우는 학생이 있으며 이와 같은 학생이 최근에 많아지는 것 같다. 기초학은 학문과정에 해당하므로 대학원 과정이 중요하다. 대학원은 연구의 기틀을 마련하고 다음 사람의 학위를 지도할 수 있는 자격(권위)을 나타낸다. 따라서 석사와 박사 혹은 석·박사 통합과정을 통해 박사학위를 취득해야만 교수가 되기 위한 발판이 마련된다. 최근에는 대부분 박사후과정을 이수하는 것을 당연시하고 있다.

2) 미생물학교실에 지원을 하면 생활비(월급)는 어떻게 되나요?

미생물학교실에 지원을 하면 대학원생의 신분이면서 학교에 조교로 일하게 된다. 보통 조교를 마치면(3-4년) 그 다음 단계인 강사가 된다. 조교 및 강사는 그 직함에 맞게 교수를 보조하며 학생 교육 업무와 자기 학위관련 연구업무를 담당한다. 학교에 조교 혹은 강사로 임용되어 있으므로 학교로부터 월급을 받게 되므로 생활이 가능하다. 또한 학교에서는 대학원 등록금에 대한 장학금을 추가로 전액 지원하므로 공부하고 연구하기에 매우 안정적인 생활 환경을 제공한다. 미생물학교실은 박사학위 졸업생의 모임인 '세준회'가 있으며 기금을 통한 대학원생들에게 추가로 지원을 하고 있다. 결론적으로 조교 및 강사의 기간 동안 대학원 과정을 모두 마치게 되므로 부모의 도움 없이 학업과 생활이 가능하다.

3) 어떻게 수련을 하나요?

수련은 대학원 학위 과정 및 조교 과정의 내용과 연관이 있다. 이 기간 중에는 실험(연구, 주로 자기 학위 논문)과 교육에 참여하면서 전공 지식을 익히고, 연구 능력, 가르치는 능력을 배양한다. 특히 실험 술기와 이론, 논리적 사고 전개, 논문을 쓰는 훈련, 국내외 학술학회의 발표 및 국제학술지에 논문 투고를 통하여 독립적인 연구자의 자질을 갖추게 된다. 좋은 논문을 많이 쓰는 것은 자기 진로에 매우 중요한 것이므로 대부분 이 부분에 초점을 맞추어 훈련을 시킨다.

4) 시간적인 여유는 없나요?

기초학의 매력 중 하나는 당직이 없고 자율적으로 시간을 조정할 수 있다는 것이다. 스스로 자기 시간을 어느 정도 계획할 수 있으므로 자기 시간을 확보하면서 연구할 수 있게 장점이다. 그렇다고 한가하지는 않으며 연구에 역동적인 요소가 많고, 도전적이며 흥미롭다. 반복성 속에 창의가 있으며 오히려 학문적 새로움이 주는 흥미, 새로운 기술의 발전이 주는 호기심이 있다. 또한 의과대학생 후배와 만나는 기쁨, 대학원생을 지도하는 기쁨이 있으며, 국내 및 외국 연구자와 교류하면서 새롭고 의미 있는 인연을 쌓을 수 있다는 점도 축복이다. 뿐만 아니라 어려운 나라에 학술적으로 연구적인 측면에서 도움을 줄 수 있는 장점도 있다.

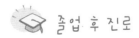 졸 업 후 진 로

미생물학교실에 지원을 하여 전공을 선택하게 되면 대학원 의과학과에 진학을 하여 박사학위 과정(혹은 석박사 통합과정)을 마치게 된다. 대개 군미필인 경우 군 과정을 학위과정과 연계하는 군전문연구요원 과정을 하면서 박사학위 과정을 수행할 수 있다.

보통 박사학위를 마치게 되면 박사후과정을 국내외의 우수한 연구 멘토 교수 실험실에서 갖는다. 이때 구체적인 전공이 더욱 확실히 정해지게 된다.

학교로의 임용은 박사후과정을 마치고 지원을 하게 되며 이때 연구업적(논문)이 중요한 자료가 된다. 의과대학(연세의대 등), 연구중심 대학(카이스트, 포항공대 등), 국가 연구기관, 제약회사 등이 모두 진로로 중요한 곳이며 지금까지 박사 학위를 마친 졸업생의 경우 의과대학(연세의대, 아주의대, 영남의대, 차의과대학, 원주의대, 건양대학, 관동대학 등) 및 카이스트에 진출하였다. 교수 선발에서 연구업적은 최우선적으로 중요한 요소이다.

 앞으로의 전망은 어떠한가요?

1) 기초학을 전공하면 갈 곳이 적다?

임상을 하면 취직할 곳이 많은데 기초학을 전공하면 갈 곳이 적다라고 말하는 것을 흔히 듣게 된다. 생명과학 중 미생물학-면역학은 위에서 언급한 것처럼 분야가 넓으며 다양하다. 대개 임상을 선택하면 어떻게든 직장을 구할 수 있지만 기초학을 전공하면 갈 곳이 적다는 이유로 기초학의 선택을 망설이게 한다. 그러나 생명과학분야의 연구는 상당히 다양하고 넓은 반면, 의학을 잘 아는 연구자는 너무 적다. 그래서 많은 기관에서 의학을 전공한 연구자가 필요함에도 전공자가 없어서 대체 인력을 뽑는 경우가 많다. 필자가 알기로 기초의학을 전공하고 직업을 못찾은 경우를 본 적은 없는 것 같다. 21세기 생명과학의 중개연구가 활성화된 시대에는 의학지식을 갖춘 연구자가 더욱 필요하다. 미생물학·면역학의 경우에는 더욱 그렇다. 최근에 유전체학 및 시스템생물학의 발전은 미생물학, 면역학 분야에도 많은 영향을 미쳐서 더욱 연구분야가 확장되고 있다.

2) 특권의식을 포기하라

의대졸업생이 기초학을 전공하면 자리가 보장되어야 한다는 특권의식이 무의식 중에 싹트고 있다. 그런데 주위를 돌아보면 어떤 학문적 전공 영역에서도 이런 경우는 없고, 다들 노력과 땀의 산물로 원하는 직업을 택하게 된다. 외국의 경우에도 연구자는 상당히 존경을 받는 직업이며 아주 유명한 과학자나 제약회사 등의 고위 연구직을 보면 MD이면서 PhD인 사람이 많다.

기초의학을 전공하면 국내외 대학교 및 국가 연구소, 제약회사 연구소에 진출할 수 있다. 대개 생물학전공자가 의학연구를 많이 하는 현실에서 의학자의 안목 있는 연구는 여러 이점이 있으므로 선호한다. 현재 대부분의 의대 졸업생들이 임상의학으로 치중하여 있는 때에 기초의학의 전공은 매우 좋은 선택이다. 미생물학의 경우 분야의 광범위성과 포괄성, 전문성으로 인하여 연구와 교육이 가능한 기관에서 각자의 뜻을 이룰 수 있을 것으로 본다.

 특별히 요구되는 특성은 어떤 것이 있나요?

본 전공을 선택하는데 특별한 성격과 자질이 필요한 것은 아니다. 활동적이고 사교적이라고 안 되는 것도 아니고, 침착하다고 더 잘하는 것도 아니다. 다만 꾸준히 노력하고 열정 있는 성격이면 좋겠다. 기초의학으로 전공을 선택하면 평생 공부를 한다는 것 때문에 매우 부담을 느끼는 경우가 많다. 그러나 의학을 전공하고 의사가 된 이상 어느 전공이든 공부하지 않고 평생을 버티는 분야는 거의 없다.

대학이든 연구소든 연구직은 새로운 학문과 연구를 통해 가설을 증명하고 논문을 발표하고, 학문 후속세대를 길러내는 곳이므로 교육과 연구에 열정이 있는 사람이면 좋겠다. 교육에 대한 열정도 전공선택에 한몫을 한다. 교육과 연구를 조화시키기 좋은 곳이 실험실이다. 연구는 혼자 외롭게 하는 것이 아니라, 대학원생들 및 연구원, 동료들과 함께 하는 것이다. 이곳에 삶, 희망, 도전, 즐거움, 명예가 있고 또 고민도 있다.

 기타 이 전공을 택할 사람들에게 해 주고 싶은 말씀이 있다면?

1) 경제적인 면

대개 기초학을 하면 배가 고플 것이라는 말을 듣는다. 수입이 적다는 이야기다. 도대체 이런 이야기는 어디서 유래했는지 알 수 없으나 과거에 임상의사보다 수입이 상대적으로 적기 때문에 유래된 말인 것 같다. 그러나 소득과 생활이 매우 안정되어 있으며 교육과 연구를 하기에 적합한 환경을 가지고 있다. 오히려 많은 기쁨을 주며 최근에는 연구를 통해 많은 특허를 취득하며, 논문 발표를 통해 인정을 받는 등 여러 통로를 통해 보상을 받는다. 국가적으로 R&D에 대한 관심이 높아져서 연구 분야는 앞으로도 좋은 기회의 장이 될 것이다.

2) 교수와의 상담

의과대학의 커리큘럼상 감염학, 면역학과 같은 기초과목은 1학년 때 배우고 4학년 때는 임상실습을 하므로 대부분 진로의 결정 때 임상과목만 염두에 두는 것 같다. 그리고 대부분의 학생들이 연구에 노출된 기회가 없고 연구에 대한 이해가 부족하거나 편견 때문에 기초의학과목에 대해서는 알아보려는 노력이 적은 것 같다. 실제로 기초의학을 경험하는 시간은 1학년 실습 시간 외는 없고, 실습 시간은 연구라기보다는 기초 실습이므로 미생물학·면역학 의 분위기를 파악하는 것은 맞지 않는다. 마치 그림자를 보고 사람을 판단하 는 것과 같다. 따라서 두려워하지 말고 과감히 교수들과 이야기 해보기를 권 한다.

3) 실험해 보기

자기 전공을 정하는 것은 사실 쉬운 일이 아니다. 따라서 학생시절 방학 중에 실험실에서 교수님을 도우면서 연구 생활을 체험해 보는 것도 정보를 얻는 데 도움이 된다. 실험실 생활과 연구에 대한 안목 형성은 후에 어떤 진 로로 결정을 하든지 도움을 줄 것이다.

 찾아 볼 수 있는 관련되는 국내외 주요 학회나 학술잡지의 홈페이지는 무엇인가요?

학회

대한면역학회 http://www.ksimm.or.kr

대한미생물학회 http://www.ksmkorea.org

미국 면역학회 http://www.aai.org

미국 미생물학회 http://www.asm.org

미국 NIAID (National Institute of Allergy and Infectious Diseases, NIH)

http://www.niaid.nih.gov

유럽미생물학회(Federation of European Microbiological Societies)

http://fems-microbiology.org

학술지

Annual Review of Immunology http://immunol.annualreviews.org

Cell Host and Microbes

Immunity http://www.immunity.com

Journal of Experimental Medicine http://intl.jem.org

Journal of Immunology

Nature Immunology http://www.nature.com/ni

<<< 미생물학의 가치 및 학생의 특성 >>>

1. 다음은 미생물학 전공에서 중요하게 생각하는 가치들이다. 「이 책을 사용하는 방법, xiii 페이지」에서 제시된 13가지 가치 중 자신이 중시한다고 선택했던 가치들을 아래 목록에 적고 서로 비교해 보자.

미생물학 전공에서 중요한 가치	나의 선택
① 창의적 일을 하기	1.
② 독립성	2.
③ 명성	3.
④ 생각으로 일함	4.

2. 다음은 미생물학 전공에 어울리는 학생의 특성이다. 자신은 각각의 특성을 얼마나 가지고 있는지를 1점(전혀 그렇지 않다)~5점(매우 그렇다)으로 평가해 보자.

미생물학 전공에 어울리는 학생은…

나는…   ① 전혀 그렇지 않다
② 거의 그렇지 않다
③ 보통이다
④ 약간 그렇다
⑤ 매우 그렇다

• 왜? 라는 질문을 한다   ① ② ③ ④ ⑤
• 리더가 되는 편이다   ① ② ③ ④ ⑤
• 논리적이다   ① ② ③ ④ ⑤
• 학구적이다   ① ② ③ ④ ⑤
• 의사소통을 잘한다   ① ② ③ ④ ⑤
• 연구활동을 좋아한다   ① ② ③ ④ ⑤
• 가르치는 것을 좋아한다   ① ② ③ ④ ⑤
• 새로운 기술에 대한 흥미가 있다 ① ② ③ ④ ⑤
• 관찰력이 뛰어나다   ① ② ③ ④ ⑤
• 기초의학에 흥미가 있다   ① ② ③ ④ ⑤

※ 나의 점수를 모두 합하면 _____점이다.

‹‹‹ 환경의생물학 ›››

 어떤 학문/전공 입니까?

　인체기생 병원체에 대한 정통적인 연구를 통해 기생충병을 유도하는 병원
체의 특성, 기생충-숙주 간의 특이적인 상호관계 유도 및 조절기전을 전공학
생들에게 전달하는 한편, 실제적인 지식을 바탕으로 최신의 실험기법과 디자
인을 통해 얻어진 창조적인 실험 연구결과를 토대로 인류의 건강을 아직도
위협하고 있는 열대기생충질환을 진단, 치료, 예방하는데 목적이 있는 학문
이다.

 교육/수련 과정은 어떠한가요?

　전공자가 최신의 이론과 실험기법을 즉시 익혀 사용할 수 있도록 국내 또
는 국외의 우수한 실험실과의 잦은 인적교류 및 국제학술대회 참가를 통해
연구의 질을 세계적인 수준으로 끌어올리기 위한 교육과 열대기생충질환의
진단, 치료, 예방에 관한 영역의 수련을 체계적으로 하고 있다.

앞으로의 전망은 어떠한가요?

인체에 발생하는 질병의 주요부분인 기생충에 의한 감염질환은 병원체 또는 인체(숙주) 단독으로 결정되기 보다는 그 두 개체 간의 숙주-기생충 상호관계와 균형에 의해 일어나고 있다. 현재 인체의 면역체계에 대한 연구가 다양한 각도와 방법을 통해 활발히 진행되고 있으며 그에 대한 지식이 급속도로 증가되는 추세이다. 인체에 대한 이해가 깊어지면 인체의 여러 면역체계는 그 자체보다는 외부에서 들어온 기생감염생물체와의 연관관계에 의해 영향을 받게 된다. 따라서 숙주-기생충 간의 상호관계에 있어 균형과 균형이 깨지는 방식에 대한 연구가 매우 중요하며 이러한 연구는 아직도 해결되지 않고 있는 난치성 기생충감염 질환의 새로운 치료제와 예방백신의 개발에 기여할 수 있어 연구영역에 대한 전망은 매우 발전적이다.

 특별히 요구되는 특성은 어떤 것이 있나요?

인간의 질병을 치유하고 그 치유책을 개발하고자 하는 의학도의 공통적인 열망과 더불어 치료방법 자체보다는 질병을 일으키는 방식과 기전 그리고 치료하는 방법을 개발하기 위한 기초적인 지식을 얻고자 하는 학문적인 순수한 열정을 가진 학생들에게 적합한 분야라고 여겨진다. 특히 연구와 관련된 기초적인 지식을 조사하고 그를 근거로 새로운 아이디어를 창안하고, 그를 체계적으로 증명할 수 있는 창의적 성실성이 요구된다. 또한 이러한 학문의 발전과 발견을 학생들에게 전달하는 강의와 관련된 자신의 능력을 발전시키는데 관심을 가지는 것이 매우 중요하다.

기타 이 전공을 택할 사람들에게 해 주고 싶은
말씀이 있다면?

다수가 아닌 소수가 하고 있는 연구영역에 대해 지적 자부심을 가질 수 있는 자신감을 가져야 하며, 또한 교육과 연구영역에 있어 새로운 것을 계속해서 추구하기를 원하는 창조적인 인내심이 반드시 있어야 한다.

찾아 볼 수 있는 관련되는 국내외 주요 학회나
학술잡지의 홈페이지는 무엇인가요?

학회

대한기생충학회 http://www.parasitol.or.kr

International congress of Parasitology (ICOPA)

http://www.icopa-xi.org

International congress of Tropical Medicine and Malaria (ICTM)

http://www.malaria.org

1. 다음은 환경의생물학 전공에서 중요하게 생각하는 가치들이다. 「이 책을 사용하는 방법, xiii 페이지」에서 제시된 13가지 가치 중 자신이 중시한다고 선택했던 가치들을 아래 목록에 적고 서로 비교해 보자.

환경의생물학 전공에서 중요한 가치	나의 선택
① 창의적 일을 하기	1.
② 합리적인 의사 결정	2.
③ 사람들과 함께 일함	3.
④ 독립성	4.

2. 다음은 환경의생물학 전공에 어울리는 학생의 특성이다. 자신은 각각의 특성을 얼마나 가지고 있는지를 1점(전혀 그렇지 않다)~5점(매우 그렇다)으로 평가해 보자.

환경의생물학 전공에 어울리는 학생은…

나는…　① 전혀 그렇지 않다
　　　　② 거의 그렇지 않다
　　　　③ 보통이다
　　　　④ 약간 그렇다
　　　　⑤ 매우 그렇다

• 새로운 도전을 기꺼이 받아들인다	① ② ③ ④ ⑤
• 왜? 라는 질문을 한다	① ② ③ ④ ⑤
• 업무를 적절히 조정할 수 있다	① ② ③ ④ ⑤
• 모험심이 있다	① ② ③ ④ ⑤
• 긍정적으로 사고한다	① ② ③ ④ ⑤
• 연구활동을 좋아한다	① ② ③ ④ ⑤
• 가르치는 것을 좋아한다	① ② ③ ④ ⑤
• 기초의학에 흥미가 있다	① ② ③ ④ ⑤
• 요약정리를 잘한다	① ② ③ ④ ⑤
• 논리적으로 사고한다	① ② ③ ④ ⑤

※ 나의 점수를 모두 합하면 _____점이다.

‹‹‹ 예방의학 ›››

 어떤 학문/전공 입니까?

예방의학은 인류의 질병 예방, 건강 유지와 증진을 추구한다. 그러므로 인간 개인과 집단의 건강과 관련된 전 영역이 예방의학의 학문적 연구와 중재의 대상이 된다. 예방의학은 이론적인 학문 연구에만 머무르지 않으며 인구 집단의 건강 향상을 위해 그 이론을 실천하고 적용하는 학문이다. 현재의 의학은 질병의 진단 및 치료기술의 개발에 치중되어 있지만 미래의 의료는 질병이 아닌 건강을 다루어야 하며, 치료만이 아닌 보다 넓은 영역의 신체적, 정신적, 사회적, 영적인 치유를 포함시켜야 하다는 점에 대해 의료계와 사회의 인식이 증가되고 있다. 이런 시대적 인식에 맞게 예방의학은 병의원에 국한되지 않고 인간 삶의 전 영역을 대상으로 창조적인 지식과 서비스의 개발 및 제도와 시스템의 변화를 위해 노력하고 있다. 현재 우리나라의 예방의학은 역학, 환경산업보건, 보건관리 분야로 나뉘어 협조적인 관계 속에 각각의 역할을 담당하고 있다.

 주된 연구 분야

예방의학의 연구 분야는 역학, 환경산업보건, 보건관리의 세 가지 분야에 있어 분야마다 특징적인 차이가 있다.

1) 역학 분야

역학 연구는 주로 암과 심장질환 등 인간의 질병에 대한 역학적인 연구를 수행하며 그 예로 강화 암등록 및 코호트 연구, KMIC (Korea Medical Insurance Corporation) Study, 한국인 유전체 역학 연구 등이 있다. 특히 2013년 6월 보건복지부의 질병원인연구센터 설립에 대한 100억 원 규모의 프로젝트를 유치하여 '심뇌혈관 및 대사질환 원인연구센터'를 설립, 예방연구에 특화된 코호트를 구축하여 새로운 질병원인을 탐구하고 질병예방 효과를 높이기 위한 새로운 예방적 치료법에 대해 연구할 기반을 마련하였다.

2) 환경산업보건 분야

환경보건 연구는 환경이 인간에 미치는 영향과 이를 통제할 수 있는 방법에 대하여 굉장히 다양한 분야의 학문들과 연계하여 폭넓은 연구를 수행한다. 대기오염이나 수질오염과 같은 환경유해요인 규명 및 독성학적 기전, 그리고 이들 요인의 노출평가와 인체에 미치는 건강영향 및 통제 방안을 연구한다. 환경공학을 비롯한 각 분야와의 다양한 교류를 통해 광범위하게 과제들에 참여하며, 환경보건 장기계획을 비롯하여 국제 및 국내 주요환경문제 대응 및 해결에 관여하고 있다. 또한 직장 근무환경에서의 유해한 물질에 대한 직업성 질환 예방과 산업장 보건관리에 대한 연구를 수행하며, 산업보건센터 및 근로자건강센터를 운영하여 직장 근무환경 개선을 위해 활발하게 활동하고 있다.

3) 보건관리 분야

보건관리 분야는 건강보험 수가조정, 병원경영, 보건기획, 의료정보시스템, 보건의료의 국제협력 등에 관한 연구를 수행한다. 보건의료 정책연구와 관련하여 건강보험 지불제도를 연구하여 자원기준상대가치 수가체계를 새로이 만들었으며 최근에는 신포괄수가제 도입과 관련해 중추적인 역할을 하고 있다. 그 외에도 병원경영 연구과 관련, 병원 전략계획과 마케팅, 관리모

형을 연구하여 연세의료원 경영 실무에 있어 자문역할을 수행하고 있으며, 국제보건 분야에서도 활발한 대외활동을 펼치고 있다.

 교육/수련 과정은 어떠한가요?

전공의 수련기간은 3년이며 연구논문 발표와 자격시험을 통과하면 예방의학 전문의가 된다. 수련 과정을 통하여 질병 예방 및 관리 능력을 갖추도록 하며, 동시에 대학원 보건학과 및 의학과의 석·박사 통합과정을 통하여 연구자로서 학문적 소양과 연구능력을 갖추게 하고 있다.

1) 역학 분야

역학적 연구방법을 가르치고 실제 연구에 참여하게 하여, 질병의 규모와 이로 인한 사회적 부담을 측정하는 방법, 질병의 원인과 예방방법을 찾아내는 능력을 기른다. 연구 결과를 실제 인구 집단에 적용시켜 사회의 건강 수준을 높이기 위한 질병 예방 및 관리 방안을 만들고 건강증진 사업을 계획하는 것도 역학의 중요한 분야다. 역학은 다양한 의학 연구의 기본적 연구방법으로 활용되기 때문에 여러 임상의학분야와의 공동연구도 많이 경험하게 된다.

2) 환경산업보건 분야

수질, 공기오염과 같은 환경유해요인 규명 및 독성학적 기전, 그리고 이들 요인의 노출평가와 인체에 미치는 건강영향 및 통제 방안을 연구 개발하고 있다. 환경과 관련된 건강문제는 앞으로 중요성이 더욱 커질 새로운 의학 분야로 전망된다. 각종 환경유해요인을 찾고 이러한 유해요인에 대한 노출 평가, 건강위해성 평가, 비용효과산출, 통제를 위한 실행 방안 개발 등의 과정을 통해서 환경의학 전문가를 기르고 있다.

3) 보건관리 분야

보건정책, 보건기획, 의료보장, 병원경영, 의료정보시스템, 보건의료의 국제협력 등에 중점을 두고 있다. 건강한 사회를 위한 보건의료 시스템 개발을 위해 보건관리에 대한 이해와 재원, 조직, 보건기획, 보건사업과 의료기관의 관리에 대해 배우고 다양한 연수 과정의 참여와 보건행정기관, 보건연구기관, 국제보건기관 등의 현장학습을 통해 지식과 현장을 접목하는 기회도 가지게 된다. 또한 실제 보건관련 연구과제 연구를 진행하며 이를 관리하는 능력을 수련하고 거시적 안목을 기르는 기회를 갖는다.

임상과목과 비교할 때, 예방의학 수련과정의 가장 큰 특징은 여러 연구 프로젝트에 참여하는 것이다. 프로젝트의 기획 단계에서부터 연구 설계, 자료 수집 및 분석, 결과 해석과 논문 작성까지의 전 과정에 참여하도록 하여 전문의가 된 이후에는 스스로 필요한 연구와 과제를 기획하고 진행할 수 있는 능력을 갖추도록 하고 있다. 수련기간 동안 해외 연구기관의 단기연수, 국제학회 초록발표, 국제 학술지 논문발표 등은 교실에서 전공의에게 요구하는 의무이자 전공의들이 누릴 수 있는 권리이기도 하다.

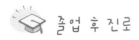 졸 업 후 진 로

예방의학은 그 연구 분야가 다양한 만큼 졸업 후 진로도 굉장히 광범위한 것에 비해 아직까지 예방의학을 전공하는 의사는 소수이다. 그러나 사회와

국민들의 건강에 대한 관심과 요구가 많아지면서 예방의학자에 대한 요구가 날로 커지고 있으며, 실제로도 최근 들어 예방의학 전공의 수련을 선택하는 전공의들이 급격하게 늘고 있다. 예방의학 전문의들의 주요 진로는 의과대학과 보건대학원을 포함한 대학교와 전문연구기관, 보건정책과 질병관리를 담당하는 공공보건기관, 제약회사, 언론계, 국제기구 등을 들 수 있으며, 최근에는 임상예방의학, 환경 보건, 의료경영 분야 등에서도 예방의학 전문의에 대한 수요가 늘어나고 있다. 이들 분야들 외에 본인이 흥미를 느끼는 다른 분야라도 새롭게 진출할 수 있는 가능성과 자유로움이 있는 학문이 예방의학이다.

 앞으로의 전망은 어떠한가요?

우리나라는 급격히 낮아지는 출산율과 늘어나는 평균수명으로 빠르게 고령사회가 되어가고 있으며 환경오염, 운동부족, 흡연, 스트레스 등으로 만성질환이 급증하고 있다. 이러한 인구 사회적 특성과 국민건강문제의 변화는 예방의학 각 분야에 새로운 과제를 던져주며 예방의학 전문가의 창조적인 참여를 요구할 것으로 여겨진다. 예방의학자의 활동영역은 구체적으로 정의하기 힘들 정도로 광범위하다. 질병예방과 건강증진을 통하여 인류에 기여하고자 하는 소망과 이를 위한 학문적 관심과 성실한 자세만 가지고 있다면 수련과정을 통해 자신의 꿈을 실현시킬 수 있는 분야를 찾을 수 있을 것이다.

특별히 요구되는 특성은 어떤 것이 있나요?

우선 학문적으로 의학적 지식은 물론 경제학, 사회학 등의 인문학적 소양이 요구된다. 예방의학자에게는 여러 분야의 사람들로 이루어진 팀을 이끌고 서로 협력하는 능력이 요구된다. 또한, 현상과 원인을 파악하기 위한 논리적 사고력과 객관적 판단능력이 요구되며, 어렵고 장기적인 과제를 해결하기 위한 끈기와 성실함도 중요하다. 무엇보다 연구와 새로운 도전을 즐길 수 있고, 창의성과 사람들을 건강하게 하려는 의지가 있는 사람이라면 환영을 받을 것이다.

 기타 이 전공을 택할 사람들에게 해 주고 싶은 말씀이 있다면?

예방의학은 지속적으로 변화하고 발전하는 분야로 연구 대상의 경계가 매우 넓다. 그러므로 스스로 관심 있는 영역에 대한 전문가가 되기 위해 끊임없이 자신의 지식과 경험을 개발한다면 사람들의 건강을 향상시킬 수 있을 것이다. 여러분 자신이 평생 동안 성실히 즐겁고 재미있게 일할 수 있는 분야를 전공으로 선택할 수 있기를 바라며 의사로서 사회에 선한 영향력을 미치게 되길 기대한다.

찾아 볼 수 있는 관련되는 국내외 주요 학회나
학술잡지의 홈페이지는 무엇인가요?

학회

대한예방의학회 http://prevent.richis.org

미국 공중보건학회(American Public Health Association)
http://www.apha.org/

미국 예방의학회(American College of Preventive Medicine)
http://www.acpm.org

미국 예방의학 전문의 협회(American Board of Preventive Medicine)
http://www.abprevmed.org

한국보건정보통계학회   http://www.koshis.or.kr

한국보건행정학회 http://www.kshpa.org

한국역학회 http://www.kepis.org

<<< 예방의학의 가치 및 학생의 특성 >>>

1. 다음은 예방의학 전공에서 중요하게 생각하는 가치들이다.「이 책을 사용하는 방법, xiii 페이지」에서 제시된 13가지 가치 중 자신이 중시한다고 선택했던 가치들을 아래 목록에 적고 서로 비교해 보자.

예방의학 전공에서 중요한 가치	나의 선택
① 창의적 일을 하기	1.
② 성취	2.
③ 합리적인 의사결정	3.
④ 사람들과 함께 일함	4.

2. 다음은 예방의학 전공에 어울리는 학생의 특성이다. 자신은 각각의 특성을 얼마나 가지고 있는지를 1점(전혀 그렇지 않다)~5점(매우 그렇다)으로 평가해 보자.

예방의학 전공에 어울리는 학생은…

나는…   ① 전혀 그렇지 않다
② 거의 그렇지 않다
③ 보통이다
④ 약간 그렇다
⑤ 매우 그렇다

• 새로운 도전을 기꺼이 받아들인다	① ② ③ ④ ⑤
• 최종 결과를 얻을 때까지 장기간 기다릴 수 있다	① ② ③ ④ ⑤
• 업무를 적절히 조정할 수 있다	① ② ③ ④ ⑤
• 일을 성취해내는 사람이다	① ② ③ ④ ⑤
• 논리적이다	① ② ③ ④ ⑤
• 스스로 일을 계획하고 효율적으로 수행한다	① ② ③ ④ ⑤
• 리더가 되는 편이다	① ② ③ ④ ⑤
• 연구활동을 좋아한다	① ② ③ ④ ⑤
• 의학외 분야에 대한 다양한 관심이 있다	① ② ③ ④ ⑤
• 정보에 대한 정확하고 객관적인 근거를 원한다	① ② ③ ④ ⑤

※ 나의 점수를 모두 합하면 _____점이다.

어떤 학문/전공 입니까?

인체의 손상된 조직이나 장기의 기능을 치료 개선 및 대체하기 위한 목적으로 사용되는 재료를 이용하여 지지체 개발을 연구하는 학문을 생체재료학이라 하고, 생체재료를 이용하여 개발된 지지체와 자가 또는 타가 성체세포와 줄기세포를 접목시켜 손상된 조직을 인공적으로 재생하기 위한 방법을 연구하는 학문을 조직공학 재생의학(Tissue engineering & Regenerative Medicine)이라 한다.

지금까지는 손상된 조직 및 장기를 치료하기 위해 외과적 시술을 이용하여 손상된 조직을 제거한 다음, 자가 혹은 타인의 장기조직을 치환하는 방법이 활발하게 진행되고 있다. 하지만 공여자가 절대적으로 부족하므로 이를 해소하기 위해 체외에서 인공적으로 인체조직을 제작하여 이식함으로써 조직이 대체, 재생되거나, 자가세포의 분화조절에 의한 자가조직 재생을 유도하는 학문이 생체재료 및 조직공학 재생의학이다.

조직 재생은 복잡한 생명현상의 이해를 기반으로 생체내에서 조직을 복원하여 기능을 회복할 수 있도록 하는 복잡한 영역으로 여러 학문의 유기적 교류 및 협동을 필요로 하는 학문이다. 그러므로 발생생물학, 줄기세포생물학, 조직공학, 분자생물학, 바이오-나노테크놀로지, 의료기계공학 등 여러 분야의 지식과 기술이 결합된 복합적인 학문의 융합등의 학문의 융합이 필수이다. 또한 조직재생은 질병, 사고, 노령화 등으로 손상된 세포, 조직 및 장기의 형태 및 기능을 근원적으로 복원, 재생 또는 대체하여 정상기능을 회복시키기 위한 기반학문으로 현대사회에서 인간 수명의 연장 및 삶의 질 향상에 관련된 매우 중요한 학문이다.

주된 연구 분야

조직공학기술은 세포, 지지체(scaffold), 성장인자(growth factor)의 3가지 주요요소가 필요하다. 세포는 환자의 조직으로부터 분리되어 일정기간 배양되어야 하며 특정세포(완전히 분화가 끝난 세포)와 줄기세포가 이용된다. 지지체는 세포를 이식하여 체외 배양 및 체내 이식이 가능한 3차원적인 구조체로 생체적합성 생체기능성을 고려하여 세포외기질 등 장기의 기능을 할 수 있도록 제작한다. 성장인자는 상대적으로 저분자의 단백질과 생체활성인자이며, 세포를 생화학적으로 자극하여 세포의 분화 및 조직화를 유도하게 된다.

이러한 3가지 요소와 관련된 기술을 기반으로 주된 연구분야는 아래와 같이 분류할 수 있다.

1) 줄기세포의 배양 및 분화유도 연구
2) 생체적합성과 생체기능성을 가지고 있는 생체재료를 이용하여 세포친화성 및 조직 분화 유도를 위한 지지체 및 표면 개발연구
3) 조직/기관에 적합한 구조로 맞추어 분화 및 재생 유도를 위한 3차원적 세포 배양 환경 조성 및 제어 연구

교육/수련 과정은 어떠한가요?

의학공학교실은 기초학교실이지만 생체재료학 및 조직공학 재생의학을 연구하기 위해 내/외과계를 망라하여 실제 의학에서 필요로 하는 세포이식 또는 인공조직 재생에 관하여 연구하여야 하므로 임상 각 과에 대한 폭 넓은

관심을 필요로 한다. 따라서 인턴과정 또는 그에 상응하는 임상경험을 미리 가지면 유리하다.

교육과 수련 과정은 대개 다음과 같다.

1) 치료용 성체세포, 성체줄기세포의 기능변형을 위한 유전자의 최적부위 탐색 및 세포 배양의 최적조건 탐색

2) 세포의 기능변형에 필요한 단백질 생성확인과 발현 조절 및 재생세포 분화 인자 규명

3) 재생조직 생성에 필요한 단백질의 효율성과 세포 독성 판정 및 재생세포의 안정적 증식조건 확립

4) 생성된 재생조직의 임상 실험 및 효능 확인

5) 세포외기질 추출, 생분해성 지지체(scaffold), 세포 수송체 및 이식용 세포의 조기 확보 및 기초 기술

6) 세포외기질과 생분해성 고분자를 이용한 이식용 scaffold의 제조기반 기술

7) 이식용 인공조직 구조체 및 세포 수송체의 안정적 제조방법 및 생물학적 기능 재현성 확립

8) 조직재생을 위한 이식용 지지체와 세포 배양에 따른 세포의 이동, 증식, 분화 조절

9) 자가 조직재생을 위한 이식용 세포 및 인공 조직구조체의 제조

10) 조직 특성에 따라 *in vivo* 실험을 위한 조건 확립

11) 이식용 인공조직 구조체와 세포를 위한 *in vivo* 독성 및 면역내성 검사

12) 일차적으로 제조된 이식용 인공조직 및 세포를 이용한 이식술기의 연구

13) 동물모델에서 이식용 인공조직 구조체 및 세포 수송체의 효능 검정

14) 자가 조직재생을 위한 이식용 세포 및 인공 조직 구조체를 이용한 전임상 연구

졸 업 후 진 로

대학, 국가연구기관 및 연구소등으로 진출하여 계속적으로 연구를 진행할 수 있으며, 조직공학, 제약, 의료기기, 바이오 분야의 기업에 취업할 수 있다. 또한 식약처, 보건산업진흥원, 연구재단 등의 정부관련기관에서 본 학문의 연구과정을 지원할수 있다.

 앞으로의 전망은 어떠한가요?

세포치료 및 인공조직체 이식 등 세포를 이용한 조직 재생은 인간수명의 연장 및 well-being을 지향하는 삶의 질 향상이 대두되고 있는 현대사회에 필수적인 학문으로 수술이나 약물요법 등 기존의 치료법으로 치료가 불가능한 수많은 난치병의 치료를 위한 새로운 가능성을 제시할 수 있다. 또한 생체재료의 진보와 조직공학 및 재생의학의 발전은 21세기 첨단 의료기술을 선도할 것임에 틀림없으며, 본 과정은 우리나라 의과대학뿐만 아니라 세계적으로 수월성을 인정받고 있는 미래지향적인 전공이다.

 특별히 요구되는 특성은 어떤 것이 있나요?

본 학문은 1970년대에 탄생하여 초기 단계의 학문이지만 급진적으로 발전하고 있는 학문으로 인체 조직 장기의 발생, 발달 및 퇴화 등의 기본원리를 바탕으로 하는 융합적인 사고를 필요로 한다. 또한 조직세포와 세포외기질과 관련된 의과학적 기초 연구에 대한 관심을 필요로 하고, 이의 실용화를 위해서는 인체 내에서 사용이 가능한 의료용 생체재료의 성질에 대한 기초 연구 뿐만 아니라 환자에게 적용하기 위한 전임상 생체안전성의 확보와 임상실험을 위한 기초-임상 공동연구가 관건이므로 관계되는 기초/임상 의학 전공자와의 협동성이 절대적으로 요구된다.

 기타 이 전공을 택할 사람들에게 해 주고 싶은 말씀이 있다면?

생체재료 및 조직공학 재생의학은 생체의 발달과정으로부터 재생 유도 및 기능 회복까지 생명체에서의 대한 일련의 과정에 대한 이해를 필요로 하기 때문에 기초의과학의 이해가 필수이며, 여기에 전환적이고 창조적인 사고가 더해져야 한다.

창의적 발상으로 미래 첨단 재생의학에 대한 관심을 가진 의학자를 희망하는 학생에게 권한다.

찾아 볼 수 있는 관련되는 국내외 주요 학회나
학술잡지의 홈페이지는 무엇인가요?

학회

조직공학재생의학회 www.kterm.or.kr

한국생체재료학회 www.ksbm.or.kr

Biomaterials network www.biomat.net

Society for Biomaterials www.biomaterials.org

Tissue Engineering International & Regenerative Medicine Society
(TERMIS) www.termis.org

1. 다음은 생체재료학 및 조직공학 재생의학 전공에서 중요하게 생각하는 가치들
이다. 「이 책을 사용하는 방법, xiii 페이지」에서 제시된 13가지 가치 중 자신이
중시한다고 선택했던 가치들을 아래 목록에 적고 서로 비교해 보자.

생체재료학 및 조직공학 재생의학 전공에서 중요한 가치	나의 선택
① 창의적 일을 하기	1.
② 다른 사람들의 피드백을 즐겨 받아들임	2.
③ 성취	3.
④ 다양성과 변화성 추구	4.

2. 다음은 생체재료학 및 조직공학 재생의학 전공에 어울리는 학생의 특성이다. 자
신은 각각의 특성을 얼마나 가지고 있는지를 1점(전혀 그렇지 않다)~5점(매우
그렇다)으로 평가해 보자.

생체재료학 및 조직공학 재생의학 전공에 어울리는 학생은…
나는… ① 전혀 그렇지 않다
② 거의 그렇지 않다
③ 보통이다
④ 약간 그렇다
⑤ 매우 그렇다

- 공동연구에 필요한 협동정신이 있다　　　　　　　　① ② ③ ④ ⑤
- 의학관련 분야에 대한 폭 넓은 호기심이 있다　　　　① ② ③ ④ ⑤
- 기초의학과 임상의학의 연계를 잘한다　　　　　　　① ② ③ ④ ⑤
- 세포기반 치료에 대한 관심이 있다　　　　　　　　① ② ③ ④ ⑤
- 결과를 얻을때까지 장기간 기다리며 활동할 수 있다　① ② ③ ④ ⑤
- 연구 모델을 수립하기위한 기획력이 있다　　　　　① ② ③ ④ ⑤
- 연구를 이끌어 갈 지도력이 있다　　　　　　　　　① ② ③ ④ ⑤
- 창의적이다　　　　　　　　　　　　　　　　　　① ② ③ ④ ⑤
- 연구데이터를 치밀하게 분석한다　　　　　　　　① ② ③ ④ ⑤
- 외국어를 잘 구사한다　　　　　　　　　　　　　① ② ③ ④ ⑤

※ 나의 점수를 모두 합하면 _____점이다.

《 **의학공학**/의료정보 및 의료기기학 》

 어떤 학문/전공 입니까?

의공학은 공학, 의학, 생물학 등 다양한 학제간 융합이 필수적인 학문으로 인구 고령화 사회와 의료기술의 발전으로 미래사회에 신성장산업으로 각광을 받고 있는 분야이다. 이 중 의료기기와 의료정보 분야는 임상의료 현장에서 진단 및 치료에 사용되는 생체가 지니고 있는 다양한 기능을 공학적으로 해석하여 현대 의학기술에 전자공학, 컴퓨터, 생명공학 등의 다양한 학문영역과의 융합을 통하여 최첨단 의료진단 및 치료기기 등을 개발하고 있다.

 주된 연구 분야

■ **Medical Information & Instrument Optimization**
고령화, 만성질환, 건강의료비용 증가 등 사회적 문제에 사후대처가 아닌 사전관리의 방법을 제공하고 건강수명 증대를 향한 개인의 니즈를 충족할 수 있는 똑똑한 개인 건강관리 시스템을 디자인하고 구현하는데 있어서 Health와 ICT (Information & Communication Technology) 융합학문을 연구하고 있다.
- 의료정보 및 병원정보 시스템
- 의료정보 표준화
- Big data 분석
- 지식기반 지능형 시스템
- 개인건강정보 보호 및 보안

■ Biomedical Informatics

생체신호계측 시스템 구축을 기반으로 신호 처리, 통계처리, 인공 지능망 등의 기법을 적용하여 인체의 생리 및 병리 기전을 규명하여 더 정확하고, 덜 침습적이며 신속하게 여러 질병을 진단 및 치료하는 새로운 방법을 구현하고 있다.

- 다양한 기계학습(machine learning) 방법을 기반으로 질병을 조기 진단할 수 있는 새로운 진단법의 개발
- 인체에서 발생되는 미세한 생체 신호를 감지, 증폭, 수학 또는 통계 처리하여 비관혈적이고 정확하게 질병의 새로운 조기 진단법의 개발
- 각종 전자파가 인체 및 의료기기에 미치는 영향에 대한 연구

■ Ubiquitous Healthcare

감성 상태와 생체신호에 대한 연구를 진행하고 있으며, 미래의 유비쿼터스 컴퓨팅 환경에서 무구속적인 계측을 가능하게 할 최적의 생체 파라미터에 대한 연구를 진행하고 있다.

- 감성 및 집중 등의 상태를 분석하기 위한 인간의 뇌기능을 측정하는 다중 생체데이터 측정 하드웨어 및 분석 알고리즘 개발
- 질환의 조기 예측을 위한 생리학적, 영상학적, 진단학적 데이터의 통합적 분석
- 생체 신호의 선형, 비선형 신호처리기법과 패턴 인식 기법
- 의료정보 자동분류, 인공지능 분석 기법 연구

교육/수련 과정은 어떠한가요?

대학원에 개설되는 교과목뿐만 각 임상과에서 필요로 하는 의료기기의 설계 제조에 필요한 전자공학 기계공학적 기술에 대한 교육과 실습을 병행하며 정부의 첨단 의료기기 연구개발 프로젝트에 참여할 수 있다. 의료정보전공의 경우 의료정보실을 중심으로 추진하는 다양한 병원 정보 시스템과 정부에서 지원하는 연구과제에 직·간접적으로 참여 하여 실무 중심의 교육과 첨단 기술을 복합적으로 훈련한다.

 졸 업 후 진 로

의료기기 및 의료정보 연구와 관련된 대학 및 연구소를 비롯하여 지멘스, GE, 삼성, LG 등의 국내외 의료기기 기업에 진출하고 있다. 또한 보건의료산업과 관련된 식약처, 보건산업진흥원 등의 공공기관이 있다.

 앞으로의 전망은 어떠한가요?

의과대학에서 습득한 의학지식과 대학원에서 학습한 의료기기 및 의료정보 기술을 복합한 전문인력으로 ICT를 기반으로 하는 병원의 정보화와 정부의 성장동력인 유비쿼터스 발전 전략과 맞물려 전문인력 수요가 증대될 것이다. 또한 첨단 의료기기의 발전에도 기여할 것이다.

 특별히 요구되는 특성은 어떤 것이 있나요?

컴퓨터, 인터넷, 전자, 물리학, 기계공학 등을 활용한 의공학에 관심이 필요하며, 열정을 가지고 임상적 지식배경을 이용하여 협동 연구를 지향한다.

 기타 이 전공을 택할 사람들에게 해 주고 싶은 말씀이 있다면?

진단과 치료기술의 발전을 위한 첨단 의료기기의 의존도가 높아지고 있으며, 연구개발 성과를 창출하는데 있어서 의약품 보다 의료기기에 대한 비전이 매우 밝다. 의료 서비스의 패러다임은 치료중심에서 관리 및 예방 중심으로 이동하면서 평소 건강상태를 모니터링할 수 있는 u-Health 기술이 지속적으로 확산되고 있다. 또한 질병의 원인 및 예후를 파악하기 위한 조기진단 시스템의 중요성이 증가함에 따라 다양한 기기와 진단 도구에 대한 사회적 수요가 발생하고 있다. 현대인의 생활습관뿐만 아니라 삶의 질 향상에 대한 요구가 증가되면서 고급 의료서비스 수요가 지속적으로 증가되면서 ICT 기술을 접목하는 기기 개발에 참여할 의료전문가의 수요도 증가될 것으로 전망된다.

찾아 볼 수 있는 관련되는 국내외 주요 학회나
학술잡지의 홈페이지는 무엇인가요?

학회

대한의료정보학회 www.kosmi.org

대한의용생체공학회 www.kosombe.or.kr

대한전자공학회 www.ieek.or.kr

대한PACS학회 www.pacs.or.kr

IEEE Engineering in Medicine & Biology Society www.embs.org

<<< **의학공학**/의료정보 및
의료기기학의 가치 및 학생의 특성 >>>

1. 다음은 의료정보 및 의료기기학 전공에서 중요하게 생각하는 가치들이다. 「이 책을 사용하는 방법, xiii 페이지」에서 제시된 13가지 가치 중 자신이 중시한다고 선택했던 가치들을 아래 목록에 적고 서로 비교해 보자.

의료정보 및 의료기기학 전공에서 중요한 가치	나의 선택
① 창의적 일을 하기	1.
② 성취	2.
③ 다양성과 변화성을 추구	3.

2. 다음은 의료정보 및 의료기기학 전공에 어울리는 학생의 특성이다. 자신은 각각의 특성을 얼마나 가지고 있는지를 1점(전혀 그렇지 않다)~5점(매우 그렇다)으로 평가해 보자.

의료정보 및 의료기기학 전공에 어울리는 학생은…

나는…　　① 전혀 그렇지 않다
　　　　　② 거의 그렇지 않다
　　　　　③ 보통이다
　　　　　④ 약간 그렇다
　　　　　⑤ 매우 그렇다

• 왜? 라는 질문을 한다	① ② ③ ④ ⑤
• 수학적으로 엄밀히 사고하는 경향이 있다	① ② ③ ④ ⑤
• 전문가로서 활동하는 것을 즐긴다	① ② ③ ④ ⑤
• 복잡한 문제의 해결을 즐긴다	① ② ③ ④ ⑤
• 연구활동을 좋아한다	① ② ③ ④ ⑤
• 새로운 기술에 대한 흥미가 있다	① ② ③ ④ ⑤
• 관찰력이 뛰어나다	① ② ③ ④ ⑤
• 세부적인 것에 주의를 기울인다	① ② ③ ④ ⑤
• 논리적으로 사고한다	① ② ③ ④ ⑤
• 일하는데 있어 확실한 근거를 보기 원한다	① ② ③ ④ ⑤

※ 나의 점수를 모두 합하면 _____점이다.

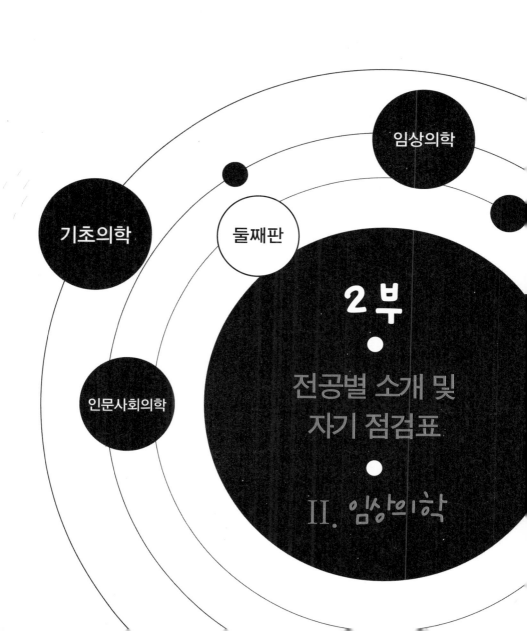

임상의학

기초의학

둘째판

인문사회의학

2부

전공별 소개 및
자기 점검표

II. 임상의학

어떤 학문/전공 입니까?

    소화기학은 위장관, 췌담도 및 간으로 대변되는 소화기 관련 질환에 대한 연구, 진단 및 치료를 담당하는 내과 중 가장 규모가 큰 대표적인 분과이다. 대상 질환으로는 소화성 궤양, 기능성 소화불량과 과민성 장 증후군을 비롯한 기능성 위장관질환, 염증성 장질환 등의 위장관 염증 질환, 담석증, 담낭염, 급, 만성 췌장염 등의 췌담도 질환, 간염, 간경변 등의 간질환 등의 양성 질환과 우리나라에서 가장 중요한 암인 여러 소화기암(식도암, 위암, 간암, 담도암, 담낭암, 췌장암, 대장암 등)을 포함한다.

    소화기학에 관련된 다양한 술기와 검사 방법 중 내시경은 특히 소화기학이 가지는 가장 매력적인 부분이다. 최근 장비 및 시술 기술의 발전에 따라 내시경은 소화기 질환의 진단과 치료, 예방에 있어서 점차 중요한 부분을 차지하는 술기로 자리 잡고 있다. 특히 실제 임상에서 내시경을 통한 진단 및 치료는 소화기 질환 환자에게 필수적이라고 할 수 있으며, 특히 치료내시경의 경우 점차 소화기 질환에 대한 외과적 수술치료를 대치하여 환자의 삶의 질을 높이는데 크게 기여하고 있다. 소화기내과 전문의들은 수련기간 중 상당한 시간 동안 섬세한 내시경 술기와 정확한 내시경적 진단 능력을 연마하게 되는데 따라서 소화기전문의는 동시에 내시경전문의이기도 하며, 대부분의 소화기내과 전문의들은 그들의 수련과정에서 연마하게 되는 숙련된 각종 내시경(상부위장관내시경, 대장내시경, 내시경적 역행성 췌담도 조영술 등) 술기의 기술에 대해 전문가로서의 자부심을 느끼게 된다.

    수련을 마친 소화기내과 전문의의 일상 진료 형태를 알아보면, 대형병원의 경우 기관에 따라 차이가 있을 수는 있으나 환자를 진료하는 시간의 상당 부분, 많게는 약 절반 정도의 시간을 내시경이나 초음파검사와 같은 술기를 시행하며 보내게 되고 나머지 시간에 외래 및 입원 환자를 진료하게 된다. 대형 병원의 소화기내과 전문의는 야간 또는 주말에 응급환자에 대한 호출을 받게 되는 경우가 어느 정도 있기는 하지만(레지던트가 근무하는 대학병원의 경우 제외), 심장내과 혹은 각종 외과 분야에 비하면 적은 편이라고 할 수 있다.

 주된 연구 분야

소화기내과에서 주로 수행되는 연구분야는 위암 , 간암 , 췌담도암 , 대장 암 등에 대한 전반적인 치료(내시경 치료, 항암치료 등) 및 그 외 소화기계 질환에 대한 임상 연구가 주로 시행되며, 임상연구 신약뿐 아니라 새로운 위장관 스텐트, 소장 내시경(캡슐내시경 포함), 대장내시경 등 내시경 기기에 대한 의료기기 연구도 수행된다.

Helicobacter pylori 감염 연관 질환의 연구, 염증성 장질환에 대한 연구, 소화기암 발생에서 줄기세포의 역할규명, 분자생물학적 치료법, 소화기계 질환에 대한 새로운 진단 및 치료법 개발에 대한 연구가 주로 수행된다.

최근에는 분자생물학적, 유전학적 기전을 이용한 연구로 소화기계 질환의 바이오마커 발굴, 유전자 변이에 따른 맞춤 치료 개발, 단백 분석법 개발 등의 연구도 활발하게 진행 중이다.

 교육/수련 과정은 어떠한가요?

현재 본 내과학교실의 각 분과 수련은 수석 전공의(전공의 4년차)부터 시작되는데, 전공의 3년차 시절까지는 내과 전반에 대한 수련이 이루어지고,

전공의 4년차가 되면서 하나의 특정 분과를 선택하여 수련을 받게 된다. 소화기 분과를 선택하여 수석 전공의 과정을 마치게 되면 내시경, 초음파 술기나 소화기학의 학문적 분야에서 어느 정도 수준에 이르게 되기는 하지만 대형병원의 소화기내과 전문의가 되기 위해서는 내과 전문의 취득 후 최소 1년간의 전임의 수련을 받아야 하는 경우가 대부분이며 이 경우 소화기내과 분과 전문의 및 내시경 전문의를 취득할 수 있다.

소화기내과의 교육, 훈련 과정은 소화기학에 대한 학문적인 수련, 환자 진료와 함께 다양한 내시경적 술기를 익혀야 한다는 점 때문에 다른 내과에 비하면 바쁘고 힘들다고 할 수도 있을 것이다. 그러나 일부 외과 계통의 고된 수련 과정과 같이 혹독하지는 않으며 본인이 노력한 만큼 본인의 지식, 본인의 술기 능력을 개발할 수 있을 것이다.

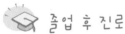 졸업 후 진로

대상이 되는 소화기질환 환자가 매우 많기 때문에, 소화기학을 전공한 경우 대형 병원에 몸담고 있으면서 학자로서의 깊이 있는 연구도 가능할 뿐만 아니라, 수련 후에 개업 등의 1차 진료에서도 환자들 중 상당부분을 차지하는 소화기질환 환자를 진료하면서 어느 정도 자신의 전공을 살릴 수 있다는 장점을 가지고 있다. 이는 대부분의 다른 전공분야의 경우 세분화된 분과 수련으로 얻게 되는 전문지식이 실제로 1차 진료에 적용되기 어려운 점과는 대조적이다. 따라서 개업의와 같은 1차 진료의부터 대형 병원에 근무하는 전문분야에 이르기까지 소화기학을 전공하는 경우 그 운신의 폭이 넓고, 독립적이라고 할 수 있다.

소화기내과 전문의는 실제 임상에서 가장 많이 필요로 하는 내과 분과 의사로, 수련을 마치고 구직 또는 개업을 희망할 경우 비교적 폭넓은 선택이 가능하며, 최근에는 개원의 형태도 건강검진, 비만관리, 식이장애 등 다양하고 세분화되어 다양한 진로를 모색해 볼 수 있다. 또한 수급면에서 소화기내과 전문의를 필요로 하는 기관이 대학병원 등 대형병원에 아직도 많기 때문에 수입면에서(봉직의로 근무할 경우) 타 분과에 비해 대체로 더 많은 연봉을 받게 된다.

학문적인 면에서는 21세기에도 여전히 정복해야할 과제로 남아있는 위암, 간암, 대장암 등 소화기계통의 악성 종양들과 다양한 소화기 질환이 미개척 연구 분야들로 남아있기 때문에 향후 지속적인 학문적 발전이 예상되며, 특히 의학과 의료기술 발전의 지표라고 할 수 있는 신약 임상시험의 비율도 종양내과, 심장내과와 더불어 가장 높은 비율을 차지하고 있다. 따라서 3차 의료기관 및 대학병원의 전문의로 진출하여 기초연구, 임상연구, 중개연구 등 임상연구자로서의 역할도 지속적으로 증대될 것으로 전망되며, 이는 최근 신약 개발, 연구설계에 의학적 경험을 많이 요구하는 제약회사의 경향에 따라 글로벌 제약회사로의 진출도 시사하고 있다.

개원의, 3차병원 전문의 외에도 대학병원에 재직하면서 의학교육과 연구, 환자진료를 모두 수행할 수도 있다. 임상연구는 다양한 임상 케이스와 장기간 축적된 의료경험을 통해 더 발전할 수 있고, 진료는 그러한 임상연구를 토대로 유기적으로 발전해갈 수 있으며, 이 두 가지를 병합하여 학생 교육에 활용하여 궁극적으로는 의료 글로벌화와 의학 기술 발전에 기여할 수 있다.

 앞으로의 전망은 어떠한가요?

고령화, 산업화, 의료기술의 발전과 함께 점점 치료의학에서 예방의학으로 관심과 연구가 집중되고 있으며, 특히 환경과 영양과 밀접한 관련이 있는 소화기계 질환은 예방의학에 있어서 가장 주목받는 분야이다. 영양·운동 상담이 통합된 환자 중심의 맞춤 치료, 관련 유전자 규명을 통한 질병 예방과 진단, 내시경 시술과 분자영상 등 술기 분야의 신의료기술 개발 등 소화기내과가 가지고 있는 통합적이고 포괄적인 특징은 앞으로 환자의 삶의 질이 더 중요해지는 의학분야을 선도하여 이끌어 나갈 수 있을 것으로 보여진다.

또한 최근 환자 진단과 치료의 형태가 단일 임상과와 협의진료 의뢰에서 나아가 치료율 극대화와 환자 중심의 진료 제공을 위하여 소화기내과, 영상의학과, 종양내과, 외과 등 관련 임상과들의 통합적 다학제 진료의 형태로 변화해 가고 있으며, 소화기내과는 대상 질환의 특성상 진료의 공통분모 역할을 하면서 가장 중추적으로 유기적인 관계를 형성해가고 있다.

치료 내시경의 분야에도 끊임없는 기술 발전과 기구 개발을 통하여 용종 및 조기위암의 내시경적 치료, 위 식도 악성 협착의 도관 삽관술, 췌담도 악성 종양의 내시경적 치료, 담도 담석 및 협착의 내시경적 제거술과 상하부 위장관 출혈의 내시경적 치료 등 다양한 분야에서 수술을 대체하여 침습적인 시술을 최소화 하고 있고, 앞으로도 이를 통해 진료의 수준을 한 단계 높일 수 있을 것으로 전망된다.

 특별히 요구되는 특성은 어떤 것이 있나요?

소화기내과 전문의는 소화기계에 대한 생리학적, 해부학적 특징에 대한 깊이 있는 지식과 함께 미생물학, 영양학, 종양학, 면역학 등에 대한 폭넓은 이해가 요구된다. 또한 소화기내과 환자의 상당수가 정신과적 문제와 연관된 정신

신체장애를 가지고 있기 때문에 환자의 기능적인 증상에 귀를 기울여 줄 수 있는 세심함과 따뜻함도 필요하다.

소화기내과는 내과 내의 다른 분과와는 달리 술기, 특히 내시경에 대한 기술적 능력(섬세하고 정확한 손놀림)이 상당히 중요하며 어느 정도의 상당한 체력도 필요하다. 환자의 생명에 직결되는 분야이기 때문에 환자에 대한 열정적인 면이 요구되며, 환자를 비롯하여 내과 내 다른 분과 전문의, 타 임상과 전문의와의 관계에 있어서 적절한 커뮤니케이션 능력과 대인관계 능력이 필요하다.

물론 그 외에 환자의 문제점을 분석하고 해결하는데 필요한 의사로서의 논리적 사고능력과 학문분야에 대해 끊임없이 탐구하고 연구하고자 하는 self-motivation과 의지가 필요할 것이다.

기타 이 전공을 택할 사람들에게 해 주고 싶은 말씀이 있다면?

소화기학은 환자의 생명과 직결되는 내과 분야 내에서도 가장 핵심을 차지하는 분야다. 환자의 문제점을 논리적으로 분석하고 판단, 치료하는 내과적 학문의 매력과 함께 내시경 검사 및 치료 등 폭 넓은 개인 술기를 가지고 있다는 특성을 가진 매력적인 분야라고 할 수 있다. 그러나 대부분의 소화기 질환의 진단에서 내시경보다 더 중요한 것은 자세한 병력 청취 및 이학적 검사이기 때문에 내시경 술기라는 단편만을 가지고 소화기내과를 선택하는 것은 바람직하지 못하다. 환자 진료에 매진함으로써 보람을 찾을 수도 있으며 기초 연구를 통하여 학문 발전에 매진할 수도 있는 다양한 선택의 폭을 가진 학문이다.

찾아 볼 수 있는 관련되는 국내외 주요 학회나
학술잡지의 홈페이지는 무엇인가요?

학회

대한간학회홈페이지 http://www.kasl.org

대한소화기내시경학회 http://www.gie.or.kr

대한소화기학회 http://www.gastrokorea.org

대한장연구학회 http://gut.or.kr

대한췌담도연구회 http://kspb.or.kr

대한 helicobacter 및 상부위장관 연구학회 http://www.hpylori.or.kr

The American College of Gastroenterology http://www.acg.gi.org

American Gastroenterological Association

http://www.gastro.org

학술지

Endoscopy

https://www.thieme−connect.com/ejournals/toc/endoscopy

Gastroenterology Gut http://www.gutjnl.com

Gastrointestinal endoscopy http://www.giejournal.org

Hepatology http://www3.interscience.wiley.com

1. 다음은 소화기학 전공에서 중요하게 생각하는 가치들이다. 「「이 책을 사용하는 방법, xiii 페이지」」에서 제시된 13가지 가치 중 자신이 중시한다고 선택했던 가치들을 아래 목록에 적고 서로 비교해 보자.

소화기학 전공에서 중요한 가치	나의 선택
① 사람들을 돌봄	1.
② 성취	2.
③ 독립성	3.
④ 직접 손을 사용해서 일함	4.

2. 다음은 소화기학 전공에 어울리는 학생의 특성이다. 자신은 각각의 특성을 얼마나 가지고 있는지를 1점(전혀 그렇지 않다)~5점(매우 그렇다)으로 평가해 보자.

소화기학 전공에 어울리는 학생은…

나는…　① 전혀 그렇지 않다
　　　　② 거의 그렇지 않다
　　　　③ 보통이다
　　　　④ 약간 그렇다
　　　　⑤ 매우 그렇다

• 일을 성취해내는 사람이다	① ② ③ ④ ⑤
• 사람들의 이야기를 듣는것에 관심이 있다	① ② ③ ④ ⑤
• 복잡한 문제의 해결을 즐긴다	① ② ③ ④ ⑤
• 손재주가 있다	① ② ③ ④ ⑤
• 부탁을 거절하지 못하는 편이다	① ② ③ ④ ⑤
• 노력에 대한 실질적인 결과를 빨리 얻고 싶어한다	① ② ③ ④ ⑤
• 치료가능한 질환들을 선호한다	① ② ③ ④ ⑤
• 독립성을 중요시 여긴다	① ② ③ ④ ⑤
• 일의 시작과 끝이 분명한 것을 좋아한다	① ② ③ ④ ⑤
• 높은 수입을 원한다	① ② ③ ④ ⑤

※ 나의 점수를 모두 합하면 _____점이다.

어떤 학문/전공 입니까?

    호흡기학은 호흡기계에서 유발되는 각종 질환들과 기계 환기가 필요한 중증 환자들에 대해 진단과 치료를 담당하는 내과의 중요한 분과들 중 하나이다. 대상 질환들로는 1) 아직도 유병률이 높은 폐결핵, 2) 상기도 감염을 비롯한 폐렴, 3) 증가 추세에 있는 폐암, 4) 천식을 비롯하여 노인에서 많은 만성폐쇄성폐질환, 5) 유병률은 높지 않으나 아직 치료가 어려운 간질성폐질환, 6) 중증 환자와 인공호흡기 치료로 대변되는 호흡부전 및 중환자 치료 등의 급·만성 호흡기질환들이 있다.

    호흡기내과의 경우 그 대상이 되는 호흡기질환 환자들이 매우 많고 다양하기 때문에 대학병원에서 여러 종류의 다양한 질환들을 연구, 치료하는 것을 배울 수 있으며, 또한 아직 치료가 어려운 영역인 폐암, 간질성폐질환, 중환자 치료 등에 대해 깊이 있는 연구를 수행할 수 있다. 특히 말기폐질환을 치료할 수 있는 유일한 방법인 폐이식은 폐질환 및 폐 이식 후 관리에 대한 심도 깊은 이해가 필요하며, 특수화 및 전문화된 병원에서 수련하여 개인 전공을 살릴 수 있는 분야이다. 그리고 최근 발전하고 있는 다양한 기관지 내시경 검사 및 시술 방법을 숙련하여 전공을 살릴 수도 있다. 이외에 여러 가지 질환들이 종합되어 중증으로 나타나는 중환자 치료는 내과 치료의 꽃이라고 할 수 있으므로 이에 대한 전문지식과 경험은 아주 중요하며, 노력이 많이 필요한 만큼 힘이 들 수는 있겠지만 치료를 통한 극적인 환자의 회생 등을 통해 충족감을 느낄 수 있고, 중증의 환자 치료에 있어 자신감과 판단력을 갖출 수 있다. 또한 수련 후 개업 등의 1차 진료에 있어서도 환자들 중 상당수가 상기도 감염 및 폐렴, 폐결핵 등의 질환들이 차지하므로 수련 과정에서 배운 호흡기 전공의 전문 지식이 1차 진료부분에 있어서도 상당한 장점이 될 수 있다.

주된 연구 분야

1) 결핵의 주요 연구 분야

(1) 결핵과 관련된 감염 역학

감염 질환에 대한 올바른 이해를 위해 역학적인 연구가 필요하다.

(2) 결핵의 병태생리 관련 분야

결핵의 병태생리, 치료과정 중의 면역학적 변화 등에 대해서 완전히 알려지지 않아, 미래에 연구가 계속 필요하다.

(3) 결핵 진단과 관련된 분야

- 활동성 결핵의 신속하고 정확한 진단: 현재 사용 중인 진단방법들은 진단 속도, 정확도에 있어서 아직도 부족한 부분이 많으므로, 임상적으로 매우 중요한 연구 분야이다.

- 잠복 결핵의 진단
  국내에서도 잠복결핵의 중요성이 점점 부각되고 있는 상태로, 잠복결핵을 정확히 진단하고, 어떤 환자에서 치료가 필요한지 확인할 수 있는 진단방법이 필요하나, 아직도 연구 진행 중이다.

(4) 결핵 치료와 관련된 분야

- 새로운 약제
  약제 내성 결핵균들은 치료가 어려운 상태이나, 지속적으로 증가하고 있는 상태로 새로운 약제에 대한 연구, 개발이 필요하다.

- 현재 약제들의 조합으로 신속하고 부작용 적은 치료하려는 노력
  현재 약제들로 활동성 결핵치료가 비교적 잘 이루어지고 있지만, 독성이 많고, 장기간 약제사용이 필요한 상태로 이를 개선시킬 수 있는 연구가 이루어진다면, 임상적으로 매우 유용할 것이다.

- 잠복결핵 치료 분야

2) 폐이식의 주요 연구 분야

(1) 공여폐와 수여환자의 적정성에 대한 연구

(2) 공여폐의 범위를 확장시키려는 노력

공여폐에 대한 수요는 매우 많지만, 적정한 공여폐의 수가 충분하지 않기 때문에, 공여폐의 상태를 호전시켜서 범위를 확장시키려는 노력이 매우 중요하여, 연구가 진행 중이다.

(3) 폐이식 환자의 생존율을 증가시키기 위한 연구

폐이식 환자의 경우 다른 장기 이식에 비하면 생존율이 낮은 편이다. 생존율을 높이기 위한 연구들이 진행 중이다.

- 거부반응 위험인자 파악

  폐이식 환자의 사망 원인중 많은 부분을 차지하고 있는 거부반응에 대해 위험인자를 파악하고, 거부 반응 발생 환자들은 면역학적·병태 생리학적으로 어떠한지 파악하여, 이를 줄이려는 연구가 필요하다.

- 감염률을 낮추기 위한 노력

3) 간질성폐질환의 주요 연구 분야

(1) 간질성폐질환의 기전에 대한 연구

간질성폐질환은 아직까지 기전이 밝혀져 있지 않고, 따라서 치료제도 없는 상태이다. 아직도 많은 간질성폐질환자들이 급성 악화 때문에 사망률이 높고, 호흡곤란으로 인해 일상 생활이 되지 않고 있다. 간질성폐질환에 대한 병인 및 치료 타깃 발굴 연구가 절실히 필요한 상황이다.

(2) 간질성폐질환의 치료제에 대한 연구

간질성폐질환에 대한 여러 가지 약제들이 나왔지만 모두 생존율 증가를 나타내지 못해 아직도 많은 환자들이 보존적인 치료만 받고 있는 실정이다. 이에 대해 치료제 개발이 시급한 실정이다.

(3) 말기 간질성폐질환의 폐이식 및 인공폐에 대한 연구

이미 말기 폐질환으로 진행된 경우는 폐이식밖에 치료방법이 없으며 고령화되면서 많은 노인환자들이 간질성폐질환을 가지고 있는 경우에는 폐이식 자체도 어려운 경우가 많다. 많은 국외 대학 및 병원에서 인공폐에 대한 연구를 진행 중이며, 인공폐가 개발될 경우 이러한 환자들에게 많은 도움이 될 것이다.

4) 만성폐쇄성폐질환의 주요 연구 분야

(1) 만성폐쇄성폐질환의 기전에 대한 연구

만성폐쇄성폐질환은 흡연 및 다른 여러 가지 요인에 의해 비가역적인 기도폐쇄를 일으키는 병으로 전 세계적으로 사망과 질병 부담의 원인이 되고 있다. 흡연율은 감소하고 있으나 고령화가 되면서 이 질환의 비율이 증가하고 있다. 하지만 정확한 발생 기전을 알지 못하여 이에 대한 연구가 필요하다.

(2) 만성폐쇄성폐질환의 치료에 대한 연구

최근 여러 가지 흡입기 치료제 및 경구제가 개발되어 많은 환자들이 치료 및 관리를 받고 있다. 하지만 아직 폐기능 감소를 예방하는 약은 개발되지 못한 상태로 이에 대한 연구가 중요하다.

(3) 만성폐쇄성폐질환의 동반질환에 관리에 대한 연구

만성폐쇄성폐질환은 여러 가지 심장혈관, 근골격계, 내분비계, 정신질환, 뇌혈관질환과 동반되어 있다고 알려져 있으며, 폐질환뿐 아니라 전신적인 환자의 병을 관리하여 질환의 악화를 막는 것이 중요하다. 동반질환에 대한 연구도 필요한 상황이다.

5) 폐암의 주요 연구 분야

(1) 분자유전학적 조기 폐암 진단 방법에 대한 연구

폐암은 조기진단을 통한 치료가 가장 중요하며, 현재 진단은 조직학적 생검을 통한 분석이 근간으로 되어 있다. 따라서 비침습적이며 간편한 분자유

전학 검사를 통한 진단으로 폐암의 조기진단이 연구 중이며 이에 대한 지속적인 연구가 필요하다.

(2) 분자유전학적 분석을 통한 개인형 맞춤화된 폐암 치료(personalized lung cancer therapy)

조직검사를 통해 폐암이 진단된다고 하더라도 개개인의 DNA정보 및 분자유전학적 특성이 틀리므로 이에 따른 개인형 맞춤 치료를 통해 가장 효과적이고 부작용이 적은 항암제의 투여가 폐암 환자의 생존에 큰 영향을 미치고 있다. 이에 대해 분자유전학적인 정밀 진단 방법 및 치료에 대한 연구가 진행되고 있다.

6) 기관지내시경검사의 주요 연구 분야

(1) 최신 기관지 내시경 진단적 시술에 대한 연구

최근 폐암진단에서 다양한 최신 기계들이 개발되고 있다. 보다 정확하며, 전신 마취를 해야하는 수술 보다는 비침습적인 시술이 도입되고 있으며 이에 대한 연구들을 진행하고 있다.

- 초음파 기관지 내시경   • 네비게이션 기관지내시경
- 흉막경

(2) 최신 기관지 내시경적 치료에 대한 연구

진단뿐 아니라 기관지 협착에 대한 스텐트 삽입, 기관지내 종양 등에 대한 기관지 내시경적 치료, 폐기종에 대한 축소 벨브 삽입 등이 이뤄지고 있으며 이에 대한 연구가 추가로 더 필요하다.

- 기관지스텐트 시술   • 광역동 치료술
- 폐용적 축소 밸브 삽입술

7) 중환자의학의 주된 연구분야

(1) 패혈증의 병인 및 치료 대한 연구

패혈증의 치료는 아직도 중환자 치료의 가장 핵심적인 요소로 증명된 치료제가 거의 없는 실정으로 이에 대한 연구가 중요하다.

(2) 급성호흡곤란증후군의 치료 방법에 대한 연구

급성호흡곤란증후군은 가장 예후가 좋지 않은 폐질환 중의 하나로 급성으로 진행되어 사망률이 높은 질환이다. 이에 대한 치료방법에 대해 연구 중이다.

(3) 중환자실에 입실한 환자들의 예후 및 장기 신체 및 인지 장애에 대한 연구

중환자실에 입실한 환자들은 짧게는 수일 길게는 수개월간 치료를 받는 경우가 많고, 설령 회복된다 하더라도 중환자실 퇴실 후 일상생활 복귀에는 신체 및 인지장애가 많다. 이에 대한 연구도 필요하다.

8) 호흡기내과 관련 기초 및 임상 연계 연구

(1) 호흡기 질환에 대한 세포 및 동물 실험

호흡기질환에 대한 동물 실험 모델인 lipopolysaccharid induced lung injury, bleomycin induced lung injury, ventilator related lung injury, hyperoxia related lung injury를 통해 호흡기 질환의 생태 병리를 이해하고 분자유전학적인 연구를 지속하고 있다.

(2) 중계 연구(translational research)

세포 및 동물 실험뿐아니라, 이를 임상 연구와 연계시키기 위하여 만성폐쇄성폐질환자, 결핵환자, 간질성폐질환자, 패혈증환자, 급성호흡곤란증후군환자, 폐암환자의 검체를 이용하여 실험실에서 증명된 결과를 임상적인 의미가 있는지 같이 연구하고 있다.

교육 / 수련 과정은 어떠한가요?

현재의 내과 전공의 수련은 전공의 3년차까지 내과 전반에 대한 수련이 이루어지며, 본격적인 분과 수련은 전공의 4년차(수석 전공의) 때부터 시작된다. 일반적으로 전공의 3년차 말기에 이루어지는 분과 선택은 앞으로 본인의 장래와 직결이 되므로 중요하다.

수석 전공의 때의 수련은 기관지내시경, 흉부 초음파, 흉수 천자 등을 비롯한 각종 수기 검사의 습득과 병동 입원 환자를 통한 다양한 호흡기 질환에 대한 진단과 치료를 배우고 익힌다. 또한, 중환자실에서 인공호흡기 치료 및 중환자 치료에 대해 중환자실 전담 교수를 통해 심도 있는 수련을 받게 된다.

일반적으로 내과의 경우 전공의 수련이 끝난 후(내과 전문의 취득) 각 분과에서 1~2년간 수련을 더 받으면 분과전문의가 된다. 수련 기간 동안에는 해당 분과에 대한 좀 더 전문적인 지식의 습득뿐만 아니라 특정 질환에 대한 깊이 있는 실험 연구 및 임상 연구들을 수행하고 국내 및 해외 학회에 초록을 내고 참석하는 등 보다 높은 안목과 실력을 겸비하기 위해 노력하게 된다.

 졸업 후 진로

전공의 4년차(수석 전공의) 때 호흡기 분과 수련을 통해, 기관지내시경, 흉부 초음파, 인공기계환기의 술기를 익히게 되고 호흡기질환자들에 대한 진단과 치료를 배우게 된다. 이후 진로는 강사(펠로우)를 거치면서 보다 세분화된 분과로 선택을 하게 된다. 현재 폐암, 만성폐쇄성폐질환, 결핵 및 감염성폐질환, 간질성폐질환, 폐이식, 중환자의학으로 나뉘어져 있으며 2년간의 강사기간을 통해 자신의 전공 분야를 다지게 된다. 이를 통해 호흡기 전문의 및 중환자 전문의를 자격을 수료하여 자신의 분야를 개척할 수 있다.

이외에도 호흡기질환과 관련된 약제들을 개발하는 여러 국제 제약회사에 입사하여 활동을 할 수도 있으며, 호흡기질환과 관련된 기초연구로 전향하여 대학에서 기초의학자로 남을 수도 있다.

 앞으로의 전망은 어떠한가요?

호흡기질환들의 특성상 흡연 인구의 증가, 노인 인구의 증가, 환경오염 등에 따라 호흡기 환자 수는 점차 증가될 전망이며 앞으로 호흡기 영역의 전망은 상당히 밝다고 할 수 있다.

노인 인구의 증가에 따른 폐렴, 폐암, 만성폐쇄성폐질환은 국내외에서도 증가 추세이며 이에 대한 연구가 시급한 실정이다. 특히 폐암의 경우 아직 연구가 많이 필요한 분야이므로 향후 지속적인 발전이 예상된다.

노인 인구가 늘어남에 따라 개인 인공호흡기의 사용 및 장기재택산소치료 또한 늘어날 전망이며, 이에 따라 치료와 관리를 전담하여야 할 호흡기 전문의들도 더욱 많이 필요하게 될 전망이다. 또한 국내에서는 아직 많이 연구되지는 않았지만 선진국의 경우 수면무호흡증에 대한 연구와 치료가 상당히 진행되어 있어 이에 따라 수면무호흡증 전문 호흡기의사도 증가하고 있는 추세이다.

중환자치료는 대학병원 및 전문병원에서 아주 중요한 위치를 차지하나 아직 국내에서는 미개척 분야이므로 이에 대한 지속적인 지원과 인력 보강이 이루어질 것으로 예상되어 향후 중환자의학을 전문으로 할 경우 운신의 폭이 넓어질 것으로 예상된다.

특별히 요구되는 특성은 어떤 것이 있나요?

호흡기내과의 경우 다른 분과와는 달리 중환자를 치료하는 경우가 많고, 환자의 생명과 직결되는 분야이므로 환자에 대한 성실함과 책임감이 가장 중요하다고 할 수 있다. 또한 동일한 증상을 호소하는 환자들이라고 하더라도 다양한 원인 질환들에 의해 발병 가능하기 때문에 환자의 진단과 치료에 대한 논리적인 사고와 판단, 문제 해결 능력을 갖추어야 한다.

기관지내시경 검사의 경우 술기상 차분하고 섬세함이 필요한데 그 이유는 다른 검사들에 비해 검사 시간도 많이 걸리고 흔하지는 않지만 호흡부전과 출혈 등의 위험성이 있기 때문에 위기 상황이 발생하였을 경우 침착함과 위기 대처능력도 요구된다.

기타 이 전공을 택할 사람들에게 해 주고 싶은 말씀이 있다면?

호흡기내과는 환자의 생명과 직결되는 분야이면서 환자의 진단과 치료 과정이 단순하지 않고 이를 해결해 나가는 과정 자체가 논리적이고 흥미로운 학문이다. 또한 중환자 치료뿐만이 아니라 다양한 영역에서 연구와 임상이 조화를 이룰 수 있는 학문이기도 하므로 연구에 매진할 사람과 임상에 집중할 사람 모두 선택할 수 있는 분야이기도 하다.

대학병원뿐만이 아니라 각종 병원에 봉직하거나 개업을 선택할 때에도 향후 다양한 분야에서 호흡기질환이 관여하고 있고, 환자가 지속적으로 증가되는 추세이므로 전망이 밝다고 할 수 있다.

 찾아 볼 수 있는 관련되는 국내외 주요 학회나 학술잡지의 홈페이지는 무엇인가요?

학회

대한 결핵 및 호흡기학회 http://www.lungkorea.com

American Thoracic Society (ATS) http://www.thoracic.org

Europian Respiratory Society (ERS) http://www.ersnet.org

학술지

American Journal of Respiratory and Critical Care Medicine (AJRCCM)

http://ajrccm.atsjournals.org

Chest http://www.chestjournal.org

European Respiratory Journal (ERJ) http://erj.ersjournals.com

Lung Cancer http://www.sciencedirect.com/science/journal/01695002

Thorax http://thorax.bmjjournals.com

1. 다음은 호흡기학 전공에서 중요하게 생각하는 가치들이다. 「이 책을 사용하는 방법,
   xiii 페이지」에서 제시된 13가지 가치 중 자신이 중시한다고 선택했던 가치들을 아래
   목록에 적고 서로 비교해 보자.

호흡기학 전공에서 중요한 가치	나의 선택
① 사람들을 돌봄	1.
② 생각으로 일함	2.
③ 합리적인 의사결정	3.
④ 성취	4.

2. 다음은 호흡기학 전공에 어울리는 학생의 특성이다. 자신은 각각의 특성을 얼마나
   가지고 있는지를 1점(전혀 그렇지 않다)~5점(매우 그렇다)으로 평가해 보자.

호흡기학 전공에 어울리는 학생은…

   나는… ① 전혀 그렇지 않다
   　　　　② 거의 그렇지 않다
   　　　　③ 보통이다
   　　　　④ 약간 그렇다
   　　　　⑤ 매우 그렇다

   • 왜? 라는 질문을 한다　　　　　　　　　　　　　　① ② ③ ④ ⑤
   • 말하는 사람이기 보다 행동하는 사람이다　　　　① ② ③ ④ ⑤
   • 객관적이다　　　　　　　　　　　　　　　　　　① ② ③ ④ ⑤
   • 단순반복 업무를 지루해 한다　　　　　　　　　　① ② ③ ④ ⑤
   • 복잡한 문제의 해결을 즐긴다　　　　　　　　　　① ② ③ ④ ⑤
   • 선택의 결정을 내리기 좋아한다　　　　　　　　　① ② ③ ④ ⑤
   • 사람들을 돌보는 것을 좋아한다　　　　　　　　　① ② ③ ④ ⑤
   • 손재주가 있다　　　　　　　　　　　　　　　　　① ② ③ ④ ⑤
   • 기기조작에 소질이 있다　　　　　　　　　　　　① ② ③ ④ ⑤
   • 세부적인 것에 주의를 기울인다　　　　　　　　　① ② ③ ④ ⑤

   ※ 나의 점수를 모두 합하면 _____점이다.

어떤 학문/전공입니까?

심장내과는 심장 및 혈관에 관련된 질환에 특성화된 내과의 한 분과로서 세부적인 질환으로는 관상동맥질환(협심증 및 심근경색증), 대동맥과 말초혈관질환, 심장판막질환, 심부전, 부정맥, 고혈압, 고지혈증, 심근질환 등이 있으며, 이들 질병에 대한 최신의 진단 및 치료를 행하고 예방을 목표로 하는 학문이다.

 주된 연구 분야

최근 심장혈관 질환에 대한 치료법의 발전이 두드러지게 빨라지고 있으며, 이에 맞추어 연구분야도 다양해졌다. 아울러 기존 심장 및 혈관계에 국한되었던 질환군에서 벗어나 다학제적인 통합을 통하여 연구가 활발히 진행되고 있다. 병원이나 기관마다 다소 차이가 있겠으나 대표적인 심장내과의 세부 영역을 다음과 같이 기술해 볼 수 있겠다.

· 심부전, 심근증   · 전기생리학 및 부정맥
· 관상동맥 질환   · 대동맥 및 말초혈관 질환
· 판막 질환   · 고혈압 질환
· 지질대사 질환   · 동맥경화성 질환
· 심장 영상의학   · 예방심장학
· 선천성 심장질환   · 심장 이식면역학

또 최근에는 줄기세포를 이용한 심장혈관 질환의 치료에 대해서 활발히

연구되고 있으며, 새로운 첨단 기술의 도입으로 각종 심장혈관 질환에 이용되는 진단 및 시술, 각종기기가 눈부시게 발전하고 있다.

 교육 / 수련 과정은 어떠한가요?

앞서 언급한 심장혈관 질환의 치료와 예방을 위하여 전공의와 전임의의 교육 및 연구에 집중적인 노력을 기울이고 있다. 본 전공은 각 분야마다 전문성을 높이기 위하여 특수 검사실을 중심으로 교수요원의 전문화를 확립하였다. 심장내과의 특수 검사실은 심장혈관 촬영실, 심초음파 검사실, 전기생리학 검사실, 및 혈관기능 검사실 등로 구성되어 있다. (또한 심장혈관 질환의 연구를 위하여 독자적인 심혈관연구소 및 유전체 연구소 등을 운영하는 기관이 있다.)

임상에서 경험하는 각종 심장혈관 질환의 증례를 중심으로 그 기전과 치료에 대하여 전임의와 전공의의 유기적인 관계를 토대삼아 심도 있는 토의와 최신 지견의 습득을 함으로써, 심장혈관 질환에 대한 이해와 치료가 가능한 내과의사를 육성하는 것을 목표로 하고 있다. 전공의의 경우 병동 및 응급실에서 다양한 환자의 증례를 바탕으로 진료를 주로 담당하게 된다. 심장내과를 선택 전공하는 수석 전공의의 경우 일반적으로 전임의와 동일한 교육 과정을 받게 되며 주로 특정 검사실에 소속이 되어 해당 환자의 검사 및 시술에 대하여 교육을 받게 된다. 대표적인 검사 및 시술로는 관상동맥 조영술 및 성형술(스텐트 삽입술), 말초 동맥 조영술 및 성형술, 전기생리학 검사, 고주파 절제술, 심박동기 및 제세동기 삽입술, 심장초음파, 심전도, 운동부하 검사, 심장 단층촬영, 심장 자기공명영상, 심장 핵의학 검사, 혈관 도플러, 맥파전도 검사 등이 있다.

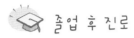 졸 업 후 진 로

　일반적으로 전공의 과정을 마친후 전임의 과정을 보통 1-2년 정도 거치게 되며, 세부 전공에 따라 1년 정도의 추가 수련 기간을 가지기도 한다. 심장내과의 특성상, 개업이나 단독적으로 활동하기보다는 대학병원이나 2차급 이상의 종합병원에 소속된 심장내과 부서에서 일하게 된다. 그러나 심장혈관질환에 대한 이해와 연구, 예방의 중요성이 대두되면서, 기초의학, 연구소, 제약회사 및 장비회사, 국가 기관, 국제 기구 등 여러 직업군에 진출할 수 있으며, 최근에는 이러한 움직임에 따라 다양한 분야에 특성화된 심장내과 전문의를 육성하는 프로그램이 실시되고 있다.

 앞으로의 전망은 어떠한가요?

　심장혈관질환은 이미 서구에서는 사망률 1위를 차지하는 가장 중요한 질환이다. 이미 국내에서도 노령화 및 식생활의 서구화에 따라 질병의 유병률이 증가하고 있다. 아울러 경제 성장과 함께 정기적인 건강 검진이 늘어나 무증상의 심장혈관 질환의 진단이 늘어나고 있다. 2012년 보건복지부 사망 통계에 따르면 뇌심혈관계 질환을 모두 포함한 순환기 계통의 사망률은 지속적으로 증가하는 추세이며 특히 심장혈관 질환이 암에 이어 2위의 사망률을 보이고 있는 바, 심장내과의 수요는 더욱 증가할 것으로 예측된다. 최근에는 타과와 경계가 점점 무너지고 있는 의학계의 전반적인 큰 흐름에 따라, 단순진료에서 벗어나 다양한 분야와 통합을 시도하고 있어, 이로 인한 시너지 효과를 기대하고 있다.

특별히 요구되는 특성은 어떤 것이 있나요?

과거 수술로 치료하였던 많은 질환을 최근에는 내과적 시술로 치료하고 있으며, 특히 심장 관련 시술이 급속도로 많아졌다. 심장내과는 타 내과에 비하여 검사 및 시술이 많은 과이며, 내과의 한분과이긴 하나 시술의 성격 또한 많이 침습적이고 난이도가 높아 전문성이 요구되며, '움직이는 기관으로서의 심장'에 대한 해부학적, 생리학적 이해 및 외과적 지식이 필수적이다.

심장혈관 질환의 특성상 응급상황과 신속한 결정을 요하는 중한 환자가 많은 편이며, 적절한 치료시 환자의 회복이 가시적이므로 비교적 성취감이 높은 분과이기도 하다. 또한 분야가 다양하 추후에도 지속적으로 연구되어야하는 영역이 여전히 많은 편이다. 따라서 일반적으로 내과의사로 요구되는 사항 외에도 고난이도 시술에 대한 관심 및 전문성, 응급 상황에 대한 유연한 대처, 중요한 시기에 냉철한 판단, 학문에 대한 열정 및 연구능력이 필요하다.

 기타 이 전공을 택할 사람들에게 해 주고 싶은 말씀이 있다면?

심장혈관 질환의 환자들이 많아지는 현실 및 다양한 연구 활동 등 세계적인 추이를 보면 심장내과의 전망은 밝은 편이다. 응급 상황 및 중환자가 많지만, 그만큼 보람을 느낄 수 있고, 공부해야하는 범위가 많고 다양해 그만큼 전문성을 가질 수 있다. 아울러 기본적인 내과의 성격과 더불어 여러 임상진료과들의 다양한 장점을 동시에 가지고 있다는 특징이 있다. 또한 타 분과에 비하여 새로운 기술들의 도입이 가장 많이, 원활하게 이루어지는 분야이기도 하며, 외국에서는 첨단의료의 선봉이 되는 학문으로서, 충분히 매력적이라 할 수 있겠다. 가장 역동적이고 첨단을 걷는 학문인 심장내과를 선택하게 된다면, 스스로의 심장이 뛰는 것을 느낄 수 있을 것이다.

 찾아 볼 수 있는 관련되는 국내외 주요 학회나 학술잡지의 홈페이지는 무엇인가요?

학회

대한심장학회 http://www.circulation.or.kr

American heart association http://www.aha.org

American college of cardiology http://www.acc.org

European society of cardiology http://www.escardio.org

Heart rhythm society http://www.hrsonline.org

<<< **내과학/심장학의 가치 및**
   학생의 특성 >>>

1. 다음은 심장학 전공에서 중요하게 생각하는 가치들이다. 「이 책을 사용하는 방법,
   xiii 페이지」에서 제시된 13가지 가치 중 자신이 중시한다고 선택했던 가치들을 아래
   목록에 적고 서로 비교해 보자.

심장학 전공에서 중요한 가치	나의 선택
① 생각으로 일함	1.
② 합리적인 의사결정	2.
③ 독립성	3.
④ 사람들과 함께 일함	4.

2. 다음은 심장학 전공에 어울리는 학생의 특성이다. 자신은 각각의 특성을 얼마나
   가지고 있는지를 1점(전혀 그렇지 않다)~5점(매우 그렇다)으로 평가해 보자.

심장학 전공에 어울리는 학생은…

나는…
① 전혀 그렇지 않다
② 거의 그렇지 않다
③ 보통이다
④ 약간 그렇다
⑤ 매우 그렇다

• 활동적이다	① ② ③ ④ ⑤
• 사람들에 대한 관심이 있다	① ② ③ ④ ⑤
• 일을 쉽게 생각하지 않고 진지하게 결정한다	① ② ③ ④ ⑤
• 애매모호한 문제를 대하면 불쾌하다	① ② ③ ④ ⑤
• 기꺼이 장시간 근무할 수 있다	① ② ③ ④ ⑤
• 단순반복 업무를 지루해 한다	① ② ③ ④ ⑤
• 복잡한 문제의 해결을 즐긴다	① ② ③ ④ ⑤
• 손재주가 있다	① ② ③ ④ ⑤
• 기기조작에 소질이 있다	① ② ③ ④ ⑤
• 독립성을 중요시 여긴다	① ② ③ ④ ⑤

※ 나의 점수를 모두 합하면 _____점이다.

어떤 학문/전공 입니까?

1) 종양내과란?

종양내과는 내과과정을 수료한 전문의가 암, 즉 종양과 이에 관한 치료, 예방, 및 진단에 대해, 전문으로 진료, 연구, 그리고 교육을 하는 과이다.

2) 종양내과에서 하는 일을 구체적으로 말한다면?

암 환자들의 항암 약물치료를 전문으로 한다. 항암제는 세계 굴지의 제약 회사들이 몇 년에 걸쳐서 개발한 약물을 실험실, 동물 실험을 거쳐서 임상시험까지 마친 후에야 시판되는 전문 의약품이다. 이러한 약들은 많은 종류의 암에서 다양하게 사용되고 있다. 항암제는 부작용이 심한 약이기 때문에, 특정한 암에서 적절한 항암제가 선택되어야 하며 적절한 용량이 투약되어야 한다. 이러한 항암제의 선택과 용량과 투여계획의 조절은 현재 선진 여러 나라에서 행해지고 있는 많은 임상 시험들을 통해서 알 수 있다. 종양내과의 의사들은 이러한 임상 시험들에 대해 공부하고 분석하며, 이러한 과학적인 증거에 근거하여 항암 약물을 암환자 여러분께 투여하는 일을 한다.

이렇게 항암제를 환자에게 투여하는 일 이외에도, 처음 내원한 환자에서의 암의 진단, 암의 예방을 위한 환자들의 교육 및 필요한 약물 투여를 시행하며, 항암약물 요법 외에 수술 혹은 방사선 치료가 필요할 경우에는 외과 의사나 치료방사선과 의사 선생님들과 상의하여 암을 치료하는데 있어서 최선의 방법을 선택하는 역할을 한다.

3) 임상시험

신약 개발은 임상시험의 과정을 거쳐서 효과가 입증되어야만 치료제로서 공인을 받을 수 있다. 이러한 임상 시험은 현재 한국에서도 많은 환자들이 참여하고 있다. 환자 입장으로서는 치료에 있어서 새로운 하나의 방법을 얻는 동시에, 후손들이 암에 걸렸을 때 좀 더 효과 있는 약제를 투여 받을 수 있는 기회를 제공하는 유익한 일이기도 하다. 종양내과 의사는 이러한 항암제를 이용한 임상시험을 계획하고 환자를 등록하고 진행하고 분석하는 일을 한다.

4) 보존적 치료

더 이상 항암약물 치료를 받을 수 없는 환자들을 보존적으로 치료하여 환자분들이 생존한 동안 고통을 최소화한 삶을 누릴 수 있도록 노력하고 있으며, 필요한 경우는, 이러한 분들을 호스피스와 협조하여 임종의 순간까지 돕고 있다.

5) 연구

암 중에도 완치가 되는 경우가 있다. 하지만 그것은 일부이며 아직은 대부분의 진행된 암에서는 완치가 불가능하고, 최근의 암 연구는 암세포를 죽이는 대신, 암이 더 자라는 것을 막고, 오랜 기간 생명을 유지하고 지내는 방향으로의 연구도 활발히 진행되고 있는 상황이다. 우리 종양내과 의사들은 본래의 임무인, 암환자 분들의 항암 약물치료 외에도 이러한 암의 치료 혹은, 암환자 분들의 생명의 연장과 삶의 질 향상을 위한 연구에도 매진하고 있다.

 주된 연구 분야

각종 암의 항암치료와 관련된 임상연구, 중개 연구(바이오마커 개발, 내성 기전 연구), 신약 개발 ,유전자치료제 개발, 암유전체 연구

교육/수련 과정은 어떠한가요?

내과 전공의 기간 중 4년차에 내과의 여러 전문분야 중에서 선택을 하게 된다. 따라서 종양내과를 전문으로 일하고 싶다면 내과 전공의 과정을 밟아야 된다. 내과 전문의 취득 후 1-2년의 강사과정을 수료하면 종양내과 전문의사로 일할 수 있게 된다.

 ## 졸업 후 진로

종양내과 출신 대다수는 대학병원에서 교수로 재직하고 있으며, 일부는 제약회사에서 medical director로 활동하고 있다.

 ## 앞으로의 전망은 어떠한가요?

앞으로의 전망은 밝다고 본다. 암 환자는 꾸준히 증가하고 있고 이에 따라 종양내과 전문의에 대한 인력 수요는 늘어날 것이라고 본다. 또한, 미국의 경우만 봐도 종양내과 전문의가 암 환자들의 모든 항암약물 치료를 담당하고 있으며 새로운 항암제들도 계속 개발되고 있어서 내과 전문분야 중에서 가장 전망이 좋은 분야 중 하나로 여겨지고 있다.

특별히 요구되는 특성은 어떤 것이 있나요?

환자를 보는 것을 좋아하여야 할 것이다. 기본적으로 내과의 바탕 위에서 출발하기 때문이다. 또한, 만성 환자를 보는 다른 내과 전문 분야도 마찬가지 겠지만, 죽어가는 암 환자들을 지켜보고 곁에서 도와주려는 마음이 필요할 것 같다. 마지막으로, 논리적인 사람이 전공을 한다면 재미를 느낄 수 있으리라 생각된다. 항암제의 지속적인 개발과 함께, 이를 임상에 적용하기 위한 임상 시험들의 진행도 종양내과 의사의 역할인데 논리적인 성향은 많은 도움이 되기 때문이다. 또한, 암 환자를 보는데 있어서도 많은 도움이 된다.

 기타 이 전공을 택할 사람들에게 해 주고 싶은 말씀이 있다면?

우리나라는 Clinical Oncology를 전공하는 전문가가 많이 부족하다. 현실적으로 이러한 분야에 전문가로서 진출할 기회가 많을 것으로 보인다. 또한, 활발한 암에 대한 임상연구도 흥미가 있을 것이며, 암에 대한 기초연구측면에서도 임상적으로 종양내과를 전공하면 많은 도움이 될 수 있다고 생각된다.

찾아 볼 수 있는 관련되는 국내외 주요 학회나
학술잡지의 홈페이지는 무엇인가요?

학회

미국암학회(American Society of Clinical Oncology) http://asco.org

학술지

Clinical Cancer Research http://clincancerres.aacrjournals.org/

Journal of Clinical Oncology http://www.jco.org/

New England Journal of Medicine http://content.nejm.org/

<<< 내과학/종양학의 가치 및 학생의 특성 >>>

1. 다음은 종양학 전공에서 중요하게 생각하는 가치들이다. 「이 책을 사용하는 방법, xiii 페이지」에서 제시된 13가지 가치 중 자신이 중시한다고 선택했던 가치들을 아래 목록에 적고 서로 비교해 보자.

종양학 전공에서 중요한 가치	나의 선택
① 합리적인 의사결정	1.
② 사람들을 돌봄	2.
③ 사람들과 함께 일함	3.
④ 창의적 일을 하기	4.

2. 다음은 종양학 전공에 어울리는 학생의 특성이다. 자신은 각각의 특성을 얼마나 가지고 있는지를 1점(전혀 그렇지 않다)~5점(매우 그렇다)으로 평가해 보자.

종양학 전공에 어울리는 학생은…

나는…
① 전혀 그렇지 않다
② 거의 그렇지 않다
③ 보통이다
④ 약간 그렇다
⑤ 매우 그렇다

• 최종 결과를 얻을 때까지 장기간 기다릴 수 있다	① ② ③ ④ ⑤
• 의사 자신의 죽음을 편안하게 인정한다	① ② ③ ④ ⑤
• 사람들의 이야기를 듣는것에 관심이 있다	① ② ③ ④ ⑤
• 긍정적으로 사고한다	① ② ③ ④ ⑤
• 선택의 결정을 내리기 좋아한다	① ② ③ ④ ⑤
• 사람들을 돌보는 것을 좋아한다	① ② ③ ④ ⑤
• 사람을 돕고자 하는 마음이 강하다	① ② ③ ④ ⑤
• 논리적으로 사고한다	① ② ③ ④ ⑤
• 잘 모르는 것을 견뎌낸다	① ② ③ ④ ⑤
• 독립성을 중요시 여긴다	① ② ③ ④ ⑤

※ 나의 점수를 모두 합하면 _____점이다.

어떤 학문/전공 입니까?

혈액종양학은 빈혈과 혈소판 감소증과 같은 양성 혈액질환부터 백혈병, 악성 림프종 등의 악성혈액종양 및 혈우병/혈전성질환 등의 응고장애질환까지 혈액과 관련된 여러 질환을 폭넓게 다루는 학문이다. 백혈병, 악성림프종과 같은 악성종양 환자의 치료로서 항암요법을 사용하고, 동종조혈모세포이식을 포함한 세포치료 등의 새로운 치료방법이 활발히 사용되고 있는 분야다. 혈액학을 통하여 종양의 진단 및 추적 관찰에 염색체 검사 또는 유전자 검사를 이용하는 방법이 처음으로 알려졌다. 1950년대에 시작된 동종조혈모세포이식은 가장 처음으로 시행된 줄기세포 치료이며, 이를 바탕으로 혈액학은 줄기세포 연구가 매우 활발한 분야이다. 최근 항암치료제 개발에 가장 핵심이 되는 표적치료제 역시 혈액학 분야에서 만성골수성백혈병 치료를 위한 이마티닙이 최초로 개발되어 임상에 적용되었다.

 주된 연구 분야

1) 종양 분자 유전
백혈병, 림프종, 다발골수종의 진단 및 치료 관련

2) Stem cell
Leukemia stem cell, iPS

3) 조혈모세포이식
Graft-versus-host disease 및 immune recovery, graft-versus leukemia effect

교육/수련 과정은 어떠한가요?

혈액내과를 전공 분야로 선택하고 난 후에는 수석 전공의 및 강사 과정을 거치며 악성 및 비악성 혈액질환에 대한 전문적인 지식을 습득한다. 항암요법, 조혈모세포이식, 외래 진료 등 다양한 환자의 치료 과정에 주체로 참여하며 이 과정에서 혈액질환의 치료에 대한 경험을 얻는다. 연구 활동을 위하여 본 과의 실험실에서 진행 중인 다양한 실험 술기와 연구 방법을 배운다. 또한 주요 학회에 연구결과를 발표하는 훈련을 통하여 연구와 진료의 경험을 갖춘 혈액종양 전문의로서의 자질을 갖추게 된다.

졸 업 후 진 로

혈액학은 내과의 여러 분과에서도 가장 먼저 독립된 분과 중 하나이다. 혈액내과를 전공한 선배들의 진로는 대부분 종합병원 또는 대학병원의 혈액내과 진료의사 또는 교수이다. 다른 진로를 택한 선배들 중 제약의사, 봉직의, 개원의로 재직 중인 분도 있다. 혈액종양, 호스피스 진료 및 지혈/응고장애 등 종양전문의 및 혈액학 전문의에 대한 요구가 있는 분야로 진출한다.

앞으로의 전망은 어떠한가요?

암 치료에 대한 끊이지 않는 열기와 최근 더욱 집중되고 있는 줄기세포에 대한 관심의 가장 가운데 위치하고 있다. 환자의 치료, 연구, 제약 등 관련된 모든 분야에서 혈액학을 전공한 전문의를 필요로 하고 있다.

 특별히 요구되는 특성은 어떤 것이 있나요?

학문에 대한 열정과 힘든 질병과 싸우고 있는 환자들에 대한 애정은 모든 의료인의 기본 자질일 것이다. 특히 혈액학 분야에서는 악성 혈액 질환과 난치성 질환으로 고통 받는 환자들이 많으므로 환자에 대한 애정과 힘든 치료과정에 동참함을 마다하지 않는 적극성이 기본적으로 필요하다. 또 학문의 변화 속도가 매우 빠르고, 신약의 개발 및 임상 적용도 가장 빠른 분야 중 하나로 지속적인 학문에 대한 관심을 가져야 한다.

 기타 이 전공을 택할 사람들에게 해 주고 싶은 말씀이 있다면?

전공을 선택할 때, 전공의 특성이 내게 맞는지, 비전이 있는지, 또 교육프로그램은 잘 갖추어져 있는지 등 많은 기준을 갖고 결정을 하게 된다. 하지만 자신의 일생에 걸쳐 즐겁게 탐구할 수 있는 전공 인지를 생각하는 것이 가장 중요하다고 생각된다. 혈액학은 분명 어렵고 힘든 전공이다. 급격히 악화되는 환자의 곁에 붙어서 상태를 되돌리기 위하여 노력해야 하는 시간들이 많다. 하지만, 그러한 시간들을 함께 지내고 질병 완치의 순간을 함께 경험하는 기쁨이 있다. 비록 힘들고, 애써야 하며, 알아야 할 지식의 양은 많고 변화 속도도 매우 빠르지만, 그만큼의 보람과 웃음과 만족이 있는 학문이다.

 관련되는 주요 학회나 학술잡지의 홈페이지는 무엇인가요?

학회

대한혈액학회 http://www.hematology.or.kr

미국조혈모세포이식학회 http://www.asbmt.org

미국혈액학회 http://www.hematology.org

유럽혈액학회 http://www.ehaweb.org

European Leukemia Net www.leukemia-net.org

학술지

BLOOD지 http://www.bloodjournal.org

British Journal of Haematology

http://onlinelibrary.wiley.com/journal/10.1111/(ISSN)1365-2141

Journal of Thrombosis and Haemostasis

http://www.isth.org/?page=JTH

<<< 내과학/혈액종양학의 가치 및 학생의 특성 >>>

1. 다음은 혈액종양학 전공에서 중요하게 생각하는 가치들이다. 「이 책을 사용하는 방법, xiii 페이지」에서 제시된 13가지 가치 중 자신이 중시한다고 선택했던 가치들을 아래 목록에 적고 서로 비교해 보자.

혈액종양학 전공에서 중요한 가치	나의 선택
① 사람들을 돌봄	1.
② 합리적인 의사결정	2.
③ 직접 손을 사용해서 일함	3.
④ 사람들과 함께 일함	4.

2. 다음은 혈액종양학 전공에 어울리는 학생의 특성이다. 자신은 각각의 특성을 얼마나 가지고 있는지를 1점(전혀 그렇지 않다)~5점(매우 그렇다)으로 평가해 보자.

혈액종양학 전공에 어울리는 학생은 …

나는…   ① 전혀 그렇지 않다
          ② 거의 그렇지 않다
          ③ 보통이다
          ④ 약간 그렇다
          ⑤ 매우 그렇다

- 최종 결과를 얻을 때까지 장기간 기다릴 수 있다   ① ② ③ ④ ⑤
- 의사 자신의 죽음을 편안하게 인정한다   ① ② ③ ④ ⑤
- 결정을 단호하게 한다   ① ② ③ ④ ⑤
- 사람들의 이야기를 듣는것에 관심이 있다   ① ② ③ ④ ⑤
- 전문가로서 활동하는 것을 즐긴다   ① ② ③ ④ ⑤
- 복잡한 문제의 해결을 즐긴다   ① ② ③ ④ ⑤
- 사람들을 돌보는 것을 좋아한다   ① ② ③ ④ ⑤
- 본받을 만한 사람을 닮고자 한다   ① ② ③ ④ ⑤
- 세부적인 것에 주의를 기울인다   ① ② ③ ④ ⑤
- 사람들을 돕고 싶어한다   ① ② ③ ④ ⑤

※ 나의 점수를 모두 합하면 _____점이다.

어떤 학문/전공입니까?

    내분비·대사학은 특히 생리학, 생화학, 면역학, 병리학, 영양학, 유전 및 분자생물학 등의 지식을 종합적으로 이용하여 인체의 질환을 이해하고 접근하는 학문이다. 구체적인 분야로 들어가면 크게, 당뇨병과 골다공증, 갑상선 및 각종 내분비질환으로 나눌 수 있다.

    현재 많은 당뇨병 환자들의 진료를 맞춤형 치료방법에 의해서 하고 있음은 물론이며, 나아가서 1형 당뇨병의 유전자 치료방법도 연구되었다. 최근에는 줄기세포를 이용한 세포치료나 약물에 대한 반응도를 유전학적으로 풀어내는 방법이 연구되고 있다. 2형 당뇨병 및 대사증후군에 대한 끊임없는 연구로 그 기전과 치료방법에 대한 방법을 모색하고 있다.

    골다공증 분야의 경우 임상적으로는 정밀 검사를 통한 위험인자 규명 및 개인에 맞는 처방 등 종합적인 검사와 치료 및 관리가 이루어지고 있다. 골다공증의 종류는 여러 가지로 여성에서의 폐경 전, 폐경 후, 노인성 골다공증이 있으며 남성에서도 골다공증이 있을 수 있고, 각종 이식 후에 발생하는 골다공증, 각종 수술 후에 발생하는 골다공증(심장판막수술, 위장절제술), 골연화증 및 이차성 골다공증 등이 있다. 더 나아가서 분자생물학을 기초로 하여 골대사의 기초 연구 및 치료후보물질의 발굴에 앞장서고 있으며, 특히 유일한 골형성 촉진제인 부갑상선호르몬에 대한 심도 깊은 연구가 진행되고 있다.

    갑상선 분야는 최근 많은 환자들이 진단받고, 진단 기술의 발전 등으로 최근 각광 받고 있는 분야이다. 조기 검진 및 건강 검진의 활성화로 갑상선 결절 및 암의 발견이 이루어지고 있으며, 이에 대한 치료 및 기초 연구 분야도 활성화 되고 있다.

요약하자면, 내분비학은 몸 전체를 관리하는 모든 호르몬에 대한 학문이기 때문에 생명유지의 신비를 기본으로 하여 임상적으로도 많은 고민과 공부가 필요하며, 그 과정에서 현상에 대한 기전 설명과 원하는 치료후보를 찾기 위한 연구가 필연적으로 수반된다.

 주된 연구 분야

내분비학은 각 분야별로 다양한 연구를 진행하고 있다.

당뇨병 분야에서는 당뇨병의 치료뿐 아니라, 유전적 진단, 세포치료, 원인규명 등의 연구가 진행되고 있다. 골다공증 및 골대사 질환 분야에서는 폐경후 골다공증, 폐경전 골다공증, 그 외 이차성 골다공증 및 희귀골대사 질환에 대하여 다양한 연구를 진행하고 있다. 갑상선 분야는 다양한 갑상선암에 대해서 원인, 치료 및 유전적 변이 등에 대해서 연구하고 있고, 그 외 뇌하수체 및 다양한 내분비질환에 대해서 연구가 진행되고 있다.

 교육/수련 과정은 어떠한가요?

임상적으로는 외래 및 입원 환자를 중심으로 기초적인 접근방법과 심도 깊은 진단방법을 이해하게 되며, 이들 환자들의 전체적인 정보의 분석을 통한 큰 구도도 이해하게 된다. 그러나 결국 내분비질환의 기본적인 병태생리를 이해하고 새로운 진단법과 치료후보물질 개발을 위한 끊임없는 기초연구가 병행하도록 훈련과정이 세워져 있다.

현재 제도에서 내분비내과 분과전문의 자격을 얻기까지의 과정은 다음과 같다. 의과대학 졸업, 인턴, 내과 레지던트 수료, 내과 전문의 자격 취득, 내분비내과 연구강사 수료 후 평가과정을 통해 내분비내과 분과전문의 자격을 얻게 된다.

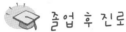 졸업 후 진로

일단 내과 전공의로 들어오게 되면 3년간은 내과 전체를 로테이션하면서 배우고, 마지막 1년은 내분비내과 수석 전공의로 들어오게 된다. 수석 전공의를 마치게 되면 내과 전문의 자격 취득 후에 여러 가지 진로를 선택할 수 있다.

일반적으로 내분비내과 연구 강사로서 1-2년간 일하게 된다. 이때에는 외래 환자를 직접 보면서 임상적 지식을 습득해 가게 되고, 또한 연구에도 매진하게 되어 학문적 지식도 습득하게 된다.

일부에서는 타병원의 내분비내과 임상의, 제약회사, 기초학교실 등으로 임상 및 연구의 길을 다양하게 뻗어나가고 있다.

 앞으로의 전망은 어떠한가요?

평균수명이 증가하면서 이제는 단순한 생명연장이 아닌 확실히 개선된 삶의 질을 중요시 여기는 사회로 급변하고 있는 상황에서, 당뇨병, 골다공증 및 갑상선 질환 등의 유병률이 상당히 많아지고 있고, 또한 이들의 의학 분야에 기대하는 바도 상당히 커지고 있다. 이에 따라 많은 약품과 연구소에서 이 분야를 공략하는 연구방향으로의 선회를 하고 있다.

 특별히 요구되는 특성은 어떤 것이 있나요?

타성에 젖은 행동이나 의식으로는 어려운 학문이며, 의심하고 찾아내는 끊임없는 탐구력과 호기심이 각종 내분비질환을 진단하고 이에 대한 연구를 수행하는데 가장 중요하게 갖추어야 할 사항으로 고려된다.

 기타 이 전공을 택할 사람들에게 해 주고 싶은 말씀이 있다면?

임상을 하면서도 기초적인 연구에 많은 관심을 갖고 있는 사람이 지원하면, 본인이 도전해 볼 수 있는 영역이 많이 있고 세계적인 경쟁력을 가지고 발전해 나갈 수 있는 가능성이 열릴 것으로 기대된다.

 찾아 볼 수 있는 관련되는 국내외 주요 학회나 학술잡지의 홈페이지는 무엇인가요?

학회

대한갑상선학회 http://www.thyroid.kr

대한골다공증학회 http://www.koreanosteoporosis.or.kr
대한내분비학회 http://www.endocrinology.or.kr
대한당뇨병학회 http://www.diabetes.or.kr
American Diabetes Association http://www.diabetes.org
The Endocrine Society http://www.endo-society.org

‹‹‹ 내과학/내분비학의 가치 및 학생의 특성 ›››

1. 다음은 내분비학 전공에서 중요하게 생각하는 가치들이다. 「이 책을 사용하는 방법, xiii 페이지」에서 제시된 13가지 가치 중 자신이 중시한다고 선택했던 가치들을 아래 목록에 적고 서로 비교해 보자.

내분비학 전공에서 중요한 가치	나의 선택
① 창의적 일을 하기	1.
② 합리적인 의사결정	2.
③ 성취	3.

2. 다음은 내분비학 전공에 어울리는 학생의 특성이다. 자신은 각각의 특성을 얼마나 가지고 있는지를 1점(전혀 그렇지 않다)~5점(매우 그렇다)으로 평가해 보자.

내분비학 전공에 어울리는 학생은…

나는…
① 전혀 그렇지 않다
② 거의 그렇지 않다
③ 보통이다
④ 약간 그렇다
⑤ 매우 그렇다

• 새로운 도전을 기꺼이 받아들인다	① ② ③ ④ ⑤
• 왜? 라는 질문을 한다	① ② ③ ④ ⑤
• 리더가 되는 편이다	① ② ③ ④ ⑤
• 논리적이다	① ② ③ ④ ⑤
• 전문가로서 활동하는 것을 즐긴다	① ② ③ ④ ⑤
• 복잡한 문제의 해결을 즐긴다	① ② ③ ④ ⑤
• 연구활동을 좋아한다	① ② ③ ④ ⑤
• 기초의학에 흥미가 있다	① ② ③ ④ ⑤
• 도전하기를 좋아한다	① ② ③ ④ ⑤
• 정보에 대한 정확하고 객관적인 근거를 원한다	① ② ③ ④ ⑤

※ 나의 점수를 모두 합하면 _____점이다.

어떤 학문/전공 입니까?

'알레르기(allergy)'라는 말은 비단 의료인들만이 사용하는 말이 아니다. 일반 대중들도 자신과 어떤 사물/사람이 잘 맞지 않을 때, OO알레르기라는 말을 쓰는 것을 많이 봤을 것이다. 알레르기학은 1. 나와 맞지 않는 어떤 물질(알러젠)에 대한 학문이며, 2. 맞지 않아서 생기는 일련의 병태생리학적 반응(알레르기 면역반응 또는 과민반응)과 이로 인해 나에게 발생하는 질환에 대해 연구하는 학문이다.

가장 흔한 알레르기 질환인 알레르기비염의 유병률은 우리나라 국민의 25% 정도이며, 알레르기 질환은 대표적인 선진국 병으로 지속적인 생활/소득 수준 향상과 맞물려 최근에도 유병률이 계속적으로 증가하고 있다. '알레르기행진(allergic march)'이라는 용어가 말해주듯, 유소아 시기에는 아토피피부염으로 시작하여 6-7세가 되면서 천식으로, 청소년이 되면서 알레르기비염으로 이행하는, 평생 얼굴을 바꾸어 가며 지속되는 만성 질환이다.

알레르기 질환의 큰 특징 중 하나는 이들 질환 간의 상호작용이 있고 치료의 개념도 유사하다는 것이다. 이에 다양한 알레르기 질환을 통합해서 치료할 필요성이 대두됨에 따라 알레르기학이 조명을 받고 있는 것이다. 우리 분과에서 다루는 질환은 아래와 같다.

1) **호흡기 알레르기 질환**
    천식, 알레르기 비결막염, 만성 기침
2) **피부 알레르기 질환**
    아토피 피부염, 두드러기/혈관 부종
3) **전신 알레르기 질환**

약물 알레르기, 스티븐스-존슨씨 증후군, 식품 알레르기, 아나필락시스, 호산구 증다증

 주된 연구 분야

알레르기내과학의 주된 연구영역은 1. '알러젠'이라고 하는 질병의 원인 물질의 종류, 특성에 관한 기초 의학 영역과 2. 이에 대한 알레르기 면역반응에 의해 발생한 질환의 병태생리를 동물(기초 의학 영역)이나 사람을 대상으로 연구하는 영역(임상 의학 영역)이 있다. 또한 최근 의학의 많은 다른 분야에서도 새로운 치료제로 각광받고 있는 생물학적 제제(biologic agent)나 알레르기 질환에 사용가능한 신약의 임상 연구도 활발하게 진행되고 있다.

 교육/수련 과정은 어떠한가요?

알레르기내과에 대해서 더욱 깊이 있는 공부를 하기 위해서는 일단 내과 전문의가 되어야 하는 것이 필수이다. 현재 내과 전공의 수련 프로그램은 4년이고 4년의 프로그램 중 알레르기 내과에서 순환근무를 하게 될 것이다.

단, 전국의 모든 내과 전공의 수련병원에 알레르기내과가 개설되어 있는 것은 아니므로, 알레르기학에 관심이 있는 학생은 지원하려고 하는 수련병원에 알레르기내과가 설치되어 있고, 알레르기-면역학을 전공한 내과 교수 요원이 있는지 확인해야 한다.

내과 전문의 취득 후 지원할 수 있는 알레르기 분과전문의 프로그램은 1년간 알레르기 내과에서 교육 훈련을 받고 1년간의 실무 경험을 얻은 후 자격

시험에 합격한 사람에 한해 알레르기 분과전문의 자격을 부여하게 된다.

 졸 업 후 진 로

알레르기학 전공자의 진로는 다양하다. 아직 우리나라의 모든 의과대학이나 대형병원에 알레르기-면역학 전공 분과전문의를 확보하고 있지 못하기 때문에 2차 · 3차 기관에서 알레르기 전문 교수요원이나 임상의로 활동할 수 있으며, 개인 의원을 개업을 하여 면역치료 등, 특화된 알레르기 클리닉을 운영할 수도 있다. 그 외에도 해외 수련을 하고자 하는 경우 임상면역학, 알레르기학과 관련된 전공을 살릴 수 있으며 기초 과학자의 길을 걸을 수도 있다.

 앞으로의 전망은 어떠한가요?

알레르기 질환의 유병률은 전체인구의 25% 정도나 되지만, 아직까지도 알레르기 질환에 대해서 통합적인 교육을 실시하고 있지 않아, 일반적인 진료수준이 높지 않으며, 상당수의 대학병원에서도 알레르기 내과가 설치되어 있지 않은 실정이다. 그러나 최근 들어 일반 국민들 사이에서 알레르기 질환에 대한 관심이 점차적으로 고조되고 있고, 여러 대학에서 계속적으로 알레르기 내과를 개설하고 있으므로 앞으로 전도유망한 분야라고 할 수 있다.

특별히 요구되는 특성은 어떤 것이 있나요?

모든 분야에 다 적용되는 것으로 환자를 사랑하는 마음과 성실한 자세와 학문적인 열망이 필요하다. 이외에 특별히 요구되는 신체적인 적성은 없다.

 기타 이 전공을 택할 사람들에게 해 주고 싶은 말씀이 있다면?

우리나라의 소득/생활 수준이 증가함에 따라 이제는 아토피 인구 1,500만 시대의 대한민국이 되었다. 그러나 아직까지 이들의 떨어진 삶의 질을 걱정하고 케어해 줄 수 있는 알레르기학 전공자는 많지 않다. 따라서 학문적으로도 해야 할 일들이 산적해 있는 분야라고 할 수 있다. 가슴 속에 타오르는 열정과 개척자 정신을 가진 여러 의학도 여러분! 알레르기학에 도전해 보십시오.

 찾아 볼 수 있는 관련되는 국내외 주요 학회나 학술잡지의 홈페이지는 무엇인가요?

학회

대한천식알레르기학회 http://www.allergy.or.kr

American Academy of Allergy Asthma Immunology (AAAAI)

European Academy of Allergy and Immunology (EAAI)

<<< 내과학/알레르기학의 가치 및 학생의 특성 >>>

1. 다음은 알레르기학 전공에서 중요하게 생각하는 가치들이다. 「이 책을 사용하는 방법, xiii 페이지」에서 제시된 13가지 가치 중 자신이 중시한다고 선택했던 가치들을 아래 목록에 적고 서로 비교해 보자.

알레르기학 전공에서 중요한 가치	나의 선택
① 창의적 일을 하기	1.
② 성취	2.
③ 사람들을 돌봄	3.
④ 사람들과 함께 일함	4.

2. 다음은 알레르기학 전공에 어울리는 학생의 특성이다. 자신은 각각의 특성을 얼마나 가지고 있는지를 1점(전혀 그렇지 않다)~5점(매우 그렇다)으로 평가해 보자.

알레르기학 전공에 어울리는 학생은…

나는…
① 전혀 그렇지 않다
② 거의 그렇지 않다
③ 보통이다
④ 약간 그렇다
⑤ 매우 그렇다

• 새로운 도전을 기꺼이 받아들인다	① ② ③ ④ ⑤
• 일을 성취해내는 사람이다	① ② ③ ④ ⑤
• 행동하는 사람이기보다는 생각하는 사람이다	① ② ③ ④ ⑤
• 전문가로서 활동하는 것을 즐긴다	① ② ③ ④ ⑤
• 연구활동을 좋아한다	① ② ③ ④ ⑤
• 사람들을 돌보는 것을 좋아한다	① ② ③ ④ ⑤
• 독립적이다	① ② ③ ④ ⑤
• 치료가능한 질환들을 선호한다	① ② ③ ④ ⑤
• 일의 시작과 끝이 분명한 것을 좋아한다	① ② ③ ④ ⑤
• 내 손을 가지고 직접 일하기를 좋아한다	① ② ③ ④ ⑤

※ 나의 점수를 모두 합하면 _____점이다.

어떤 학문/전공 입니까?

감염내과는 전신의 감염 질환을 다루는 분야로서, 감염증에 대한 새로운 치료제가 개발되고, 세균이 새로운 내성을 획득하고, 장기 이식, 항암제 치료 등으로 인한 면역 저하 환자가 증가하면서 더욱 그 중요성이 커지고 있는 분야이다. 감염내과에서 다루는 질환으로는 발열이나 피부발진을 동반한 질환들, 패혈증, 임파선이 만져지는 질환, 설사가 동반된 질환, 말라리아, 콜레라, 비브리오 패혈증, 장티푸스 등의 전염병, 장염, 식중독, 위염을 포함한 소화기계 감염, 심내막염, 류마티스열 등 심혈관계 감염, 요도염, 방광염, 신우신염, 전립선염, 신농양 등 비뇨생식기계 감염, 피부감염, 창상감염, 괴사성 근막염, 욕창성 궤양 등 피부 및 연조직 감염, 감기, 상기도염, 인두염, 편도염, 후두염, 기관지염, 인플루엔자, 폐렴, 폐결핵, 폐농양 등 호흡기계 감염, 골수염, 화농성 관절염, 결핵성 관절염 등 골관절계 감염 등으로서, 우리 신체 여러 장기에 발생하는 감염성 질환 전체라고 할 수 있다. 현대 의학은 장기별로 세분화된 경향이 있는데, 감염내과는 전 장기에 발생하는 감염질환을 총괄적으로 다루는 분야이다. 또한, 발열의 원인을 찾기 어려운 불명열의 신속한 진단 및 치료를 담당하고 있으며, 의료관련 감염의 진단 및 치료도 감염내과의 역할이라고 할 수 있다. 최근 문제가 되었던 사스, 조류독감, 신종플루 등의 신종 전염병도 감염내과에서 다루는 질환이다. 그밖에도 항생제를 포함한 여러 약제의 부작용을 진단 및 치료하고, 성인예방접종, 성병, 여행시의 예방요법(말라리아, 황열 등) 등에 관한 상담 및 치료를 담당하며, 입원환자에서의 제한항생제 및 감염관리 업무, 혈액매개질환에 노출된 직원들의 처치를 담당한다.

주된 연구 분야

감염내과에서는 세균, 바이러스, 진균, 기생충에 의한 다양한 감염 질환에 대해 연구하고 있다. 좀 더 세부적으로는 패혈증, 결핵, 세균 내성, HIV 감염, 백신, 면역저하자 감염, 의료관련 감염 등의 임상 연구와 더불어 세균 내성 기전이나 백신 연구 같은 기초 연구를 통한 중개연구도 활발히 진행하고 있다. 감염내과에서는 다양한 학회 활동을 통해 많은 연구들을 발표하고 있으며 또한 유수의 저명한 저널에도 해마다 많은 수의 논문을 발표하고 있다.

 교육/수련 과정은 어떠한가요?

현재 제도에서 감염내과 분과전문의 자격을 얻기까지의 과정은 다음과 같다. 의과대학 졸업, 인턴, 내과 레지던트 수료, 내과 전문의 자격 취득, 감염내과 전임의 수료, 감염내과 의사 실무 경험을 거쳐 감염내과 분과전문의 자격을 취득하게 된다. 빠르면 감염내과 치프 전공의부터 감염 질환의 진단과 치료에 참여하면서 다양한 감염 질환에 대한 경험을 쌓게 되며 이에 대한 교육을 받게 된다.

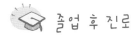

졸업 후 진로

감염내과를 전공하고 나면 감염내과 분과전문의로서 보통은 대학교수, 병원 봉직의로 근무하며 감염 질환의 치료와 감염관리에 중요한 역할을 담당하게 된다. 그리고 질병관리본부나 식약처 같은 의료관련 공공기관에서 근무하기도 하며 WHO나 UNAIDS 같은 감염관련 국제기구에서 근무하는 경우도 해마다 늘고 있다. 또한 제약회사에서 메디컬 디렉터로 근무하기도 한다.

앞으로의 전망은 어떠한가요?

'의학의 역사는 전염병의 역사' 라는 말이 있다. 이 말이 상징하듯이 과거 전염병이 창궐하던 시기부터 현재까지 인류는 끊임없이 새로운 전염병과 싸워왔고, 그 싸움은 현재에도 계속되고 있다. 한때 인류가 미생물과의 싸움에서 승리하는 것처럼 보인 시기도 있었으나 미생물은 늘 새로운 형태로 변화해 가며 신종 감염병과 재출현 감염병을 만들어 왔다. 이러한 과정에서 감염학은 과거, 현재나 미래의 의학에서 가장 중요한 분야 중 하나이다.

특히 최근에는 병원 내 감염이 심각한 문제로 부각되고 있으며, 항생제 내성 세균의 감염이 늘어나고 있다. 또한 의학의 발전으로 골수 이식, 고형 장기 이식 등이 증가하고, 기타의 이유로 면역 억제제를 사용하고 있는 환자들이 늘어나면서, 면역저하자들에서 발생하는 다양한 기회감염의 발생이 증가하고 있다. 이러한 여러 가지 이유로 인해 감염내과는 더욱 그 중요성이 커지고 있으며, 사스, 조류독감, 에이즈 등의 신종 전염병과 해외 유입 전염병들의 증가도 최근에 감염학 분야가 중요하게 여겨지는 이유들 중 하나이다. 이러한 변화들은 향후 더욱 뚜렷해 질 것으로 생각되며 감염학 분야는 미래에 더욱 중요한 분야가 될 것으로 사료된다.

특별히 요구되는 특성은 어떤 것이 있나요?

발열 환자의 원인을 규명하고 치료를 하는 과정은 탐정이 범인을 수사하는 과정과 흡사하여서, 감염내과 의사는 환자가 지닌 여러 문제들을 논리적으로 사고하고 정리하는 능력이 필요하다. 빠른 결정을 요하는 경우가 많아서 신속하고 단호한 결정을 할 수 있어야 하고, 다른 분야의 의사들과 협조해야 하는 경우가 많아서 다른 사람과 협조하고 의사소통하는 능력이 필요하다. 공중 보건의 매우 중요한 영역인 전염병을 다루어야 하므로 공중 보건에 대한 관심이 있어야 하고 전염병을 다루는 용기도 필요하다. 병원 감염 관리는 여러 부서들의 업무를 조절하는 행정 능력을 요하기도 한다.

 기타 이 전공을 택할 사람들에게 해 주고 싶은 말씀이 있다면?

본 전공은 감염질환을 진료하고, 감염학을 연구하고, 감염학을 교육함으로써, 환자들의 감염질환을 치유하고, 감염학 분야의 지식을 발전시키고, 감염질환을 진료하는 의사 및 감염학 전문가를 양성하여, 국민 건강 및 인류보건에 기여함을 목적으로 운영되고 있다. 감염내과는 이러한 목적을 이루고자 하는 사람들이 모여서, 서로 화합하여 끊임없이 발전하고 있다.

찾아 볼 수 있는 관련되는 국내외 주요 학회나
학술잡지의 홈페이지는 무엇인가요?

학회

대한감염학회 http://www.ksid.or.kr

대한백신학회 http://www.korvac.org

대한병원감염관리학회 http://www.kosnic.org

대한에이즈학회 http://www.kosaids.or.kr

대한화학요법학회 http://www.ksac.or.kr

American Society for Microbiology http://www.asm.org

Infectious Disease Society of America http://www.idsociety.org

<<< **내과학/감염학의 가치 및**
학생의 특성 >>>

1. 다음은 감염학 전공에서 중요하게 생각하는 가치들이다. 「이 책을 사용하는 방법, xiii 페이지」에서 제시된 13가지 가치 중 자신이 중시한다고 선택했던 가치들을 아래 목록에 적고 서로 비교해 보자.

감염학 전공에서 중요한 가치	나의 선택
① 합리적인 의사결정	1.
② 사람들을 돌봄	2.
③ 창의적 일을 하기	3.
④ 생각으로 일함	4.

2. 다음은 감염학 전공에 어울리는 학생의 특성이다. 자신은 각각의 특성을 얼마나 가지고 있는지를 1점(전혀 그렇지 않다)~5점(매우 그렇다)으로 평가해 보자.

감염학 전공에 어울리는 학생은…

나는…   ① 전혀 그렇지 않다
         ② 거의 그렇지 않다
         ③ 보통이다
         ④ 약간 그렇다
         ⑤ 매우 그렇다

- 공중 보건에 대한 관심이 있다   ① ② ③ ④ ⑤
- 전염병을 다루는 용기가 있다   ① ② ③ ④ ⑤
- 왜? 라는 질문을 한다   ① ② ③ ④ ⑤
- 애매모호한 문제를 대하면 불쾌하다   ① ② ③ ④ ⑤
- 전문가로서 활동하는 것을 즐긴다   ① ② ③ ④ ⑤
- 선택의 결정을 내리기 좋아한다   ① ② ③ ④ ⑤
- 사람들을 돌보는 것을 좋아한다   ① ② ③ ④ ⑤
- 복잡한 문제 해결을 즐긴다   ① ② ③ ④ ⑤
- 세부적인 것에 주의를 기울인다   ① ② ③ ④ ⑤
- 논리적으로 사고한다   ① ② ③ ④ ⑤

※ 나의 점수를 모두 합하면 _____점이다.

어떤 학문/전공입니까?

신장 내과는 항상성 유지를 위해 필수적인 장기인 신장의 이상으로 유발되는 각종 질환 및 신대체 요법을 필요로 하는 환자들에 대해 진단과 치료를 담당하는 내과 내 주요 분과 중 하나이다. 좀 더 자세히 살펴보면 수분-전해질 대사, 산-염기 대사를 포함한 기초적인 신장 생리를 이해하고 임상적으로 응용하며, 일차성 신장 사구체 질환 및 당뇨, 고혈압 등에 의한 이차성 신질환의 임상적 접근 및 치료에 대한 연구, 급성 및 만성 신부전증의 병태생리의 이해와 신대체 요법과 같은 치료에 대한 연구를 하는 학문이다.

최근 고령화 추세와 당뇨를 비롯한 만성 질환의 증가로 인해 신장질환을 갖고 있는 환자의 수가 폭발적으로 증가하고 있어, 많은 전문 인력을 필요로 하는 상황이며, 신장내과에서는 이들 환자에 대한 최신의 진료 및 치료를 습득할 수 있고, 또한 신장내과에서 중요한 부분을 차지하고 있는 투석 치료에 대한 고도의 지식과 기술을 배울 수 있는 분과이다. 신장내과가 갖고 있는 진료 및 치료의 특수성으로 인하여 여타 분과와 차별화된 전문성을 습득할 수 있으며, 수련 종료 후 1차 진료에 있어서도 신장내과 전문의만의 차별성을 갖출 수 있다.

또한 분과 내에서도 사구체 신염, 당뇨병성 신증, 말기 신부전, 신이식 등의 다양한 관심 주제를 연구할 수 있을 뿐만 아니라, 급성 및 중증의 질환을 효과적으로 치료하여 환자의 회생을 돕는 희열을 맛볼 수 있어, 임상 및 연구 모두에 있어 많은 매력을 갖추고 있는 분과이다.

주된 연구 분야

· 수분 전해질 및 산염기 대사 · 급성 신부전
· 만성 신부전 · 당뇨병성 신병증
· 사구체 신염 · 신이식
· 말기 신부전 (복막투석, 혈액투석)

교육/수련 과정은 어떠한가요?

기본적으로 4년간의 내과 레지던트 과정 이후 1년이나 2년간의 연구 강사 (fellowship) 과정을 거치게 되면 신장내과 전문의로서 활동할 수 있는 분과 전문의 시험을 볼 수 있는 자격을 가질 수 있게 된다. 또한 신장내과에서는 투석 환자들을 전문으로 볼 수 있는 투석 전문의 자격이 주어진다. 본원에서는 내과 전공의 3년차 말에 분과를 결정하게 되어 4년차 때부터 집중적으로 교육을 하기 때문에 보다 더 많은 임상경험을 쌓을 수 있는 기회를 가질 수 있다. 4년차부터는 신장내과 전문의로서 알아야 하는 여러 가지 술기를 비롯해 많은 전문 지식을 배우게 되며, 신장내과 교수님들의 앞선 경험과 기술을 전수받을 수 있다. 주요 술기로는 복막투석 시술, 혈액 투석 전반의 관리, 지속적 신대체요법 관리 및 신조직 검사 등으로 4년차 및 강사과정에서 심도 있게 수련을 받게 된다.

졸 업 후 진 로

- · 3차 병원 staff
- · 2차 병원 staff
- · 개인 의원(투석 전문병원)
- · 제약 회사
- · 의료 선교 및 봉사
- · 대학병원 교수진
- · 기타 종합병원 staff
- · 보건 복지부
- · 전문 연구직

 앞으로의 전망은 어떠한가요?

최근 전 세계적으로 당뇨 및 여러 신질환이 급격하게 증가하고 있고 수명이 연장됨에 따라 그로 인한 합병증에 대한 관심이 많아지게 되었다. 이러한 추세의 결과로 만성 신부전 환자의 수가 늘어나고 있으며, 보존적 치료법의 발달에 따라 투석 및 이식과 같은 신대체 요법을 받는 환자의 수가 급증하게 되었다. 혈액 투석 및 복막 투석 환자들을 관리하는 것은 보다 전문적인 지식을 요구하게 되므로 신장내과 전문의의 필요성이 더욱 절실해진 상태이다. 따라서 앞으로 이런 환자들에게 삶의 질을 향상시켜줌으로써 의사로서의 보람을 더욱 느낄 수 있으며, 전문가로서의 자부심도 배가될 것이다.

 특별히 요구되는 특성은 어떤 것이 있나요?

내과 의사인 모든 이들에게 요구되는 점이겠지만 무엇보다도 환자를 내 몸과 같이 아끼고 대하는 성실함이 가장 먼저 요구되며, 신장 내과 환자의 특성상 세밀한 부분까지 신경 쓰지 않으면 보다 더 악화될 수 있으므로 꼼꼼하게 환자를 볼 수 있는 자질 또한 갖추어야 한다. 다른 과에 비해 만성 질환자가 많으므로 이들 환자의 심리적인 상태를 이해하고 도우려는 자세도 필요하다.

기타 이 전공을 택할 사람들에게 해 주고 싶은 말씀이 있다면?

임상을 하면서도 기초적인 연구에 많은 관심을 갖고 있는 사람이 지원하면, 본인이 도전해 볼 수 있는 영역이 많이 있고 세계적인 경쟁력을 가지고 발전해 나갈 수 있는 가능성이 열릴 것으로 기대된다.

찾아 볼 수 있는 관련되는 국내외 주요 학회나 학술잡지의 홈페이지는 무엇인가요?

학회

대한신장학회 http://www.ksn.or.kr
미국신장학회 http://www.asn-online.org
유럽신장학회 http://www.era-edta.org

학술지

American Journal of Kidney Disease http://www.ajkd.org
Journal of the American Society of Nephrology
http://jasn.asnjournals.org
Kidney International http://www.blackwell-synergy.com/loi/kid

<<< 내과학/신장학의 가치 및 학생의 특성 >>>

1. 다음은 신장학 전공에서 중요하게 생각하는 가치들이다. 「이 책을 사용하는 방법, xiii 페이지」에서 제시된 13가지 가치 중 자신이 중시한다고 선택했던 가치들을 아래 목록에 적고 서로 비교해 보자.

신장학 전공에서 중요한 가치	나의 선택
① 다양성과 변화성을 추구	1.
② 생각으로 일함	2.
③ 사람들을 돌봄	3.
④ 독립성	4.

2. 다음은 신장학 전공에 어울리는 학생의 특성이다. 자신은 각각의 특성을 얼마나 가지고 있는지를 1점(전혀 그렇지 않다)~5점(매우 그렇다)으로 평가해 보자.

신장학 전공에 어울리는 학생은…

나는…
① 전혀 그렇지 않다
② 거의 그렇지 않다
③ 보통이다
④ 약간 그렇다
⑤ 매우 그렇다

• 새로운 도전을 기꺼이 받아들인다	① ② ③ ④ ⑤
• 최종 결과를 얻을 때 까지 장기간 기다릴 수 있다	① ② ③ ④ ⑤
• 사교적이고 개방적이다	① ② ③ ④ ⑤
• 끈기가 있다	① ② ③ ④ ⑤
• 복잡한 문제의 해결을 즐긴다	① ② ③ ④ ⑤
• 선택의 결정을 내리기 좋아한다	① ② ③ ④ ⑤
• 사람들을 돌보는 것을 좋아한다	① ② ③ ④ ⑤
• 에너지가 넘친다	① ② ③ ④ ⑤
• 세부적인 것에 주의를 기울인다	① ② ③ ④ ⑤
• 독립성을 중요시 여긴다	① ② ③ ④ ⑤

※ 나의 점수를 모두 합하면 _____점이다.

어떤 학문/전공 입니까?

내과 질환 중 근골격계 및 전신 류마티스 질환 분야를 다룬다. 류마티스학은 임상면역학의 한 학문 분야로 질환들은 대부분 자가면역에 기반을 둔 질환들이다. 기초 면역학의 지식을 임상에 적용하여 환자의 병인에 대한 연구와 치료를 시행한다.

류마티스 질환은 크게 관절 질환과 결체조직 질환으로 나뉘는데, 각각의 대표적인 질병으로 관절 질환에는 류마티스관절염, 골관절염, 강직성척추염, 통풍관절염, 감염성관절염 등이 있고, 결체조직 질환에는 전신홍반루푸스, 전신경화증, 근육염(다발근염, 피부근염), 혈관염, 항인지질증후군, 쇼그렌증후군 등이 있다.

류마티스 질환은 대부분 면역학적 기반을 가지고 있으며, 특히 자가면역의 특징을 갖는다. 질환의 원인과 병인에 대한 많은 연구가 진행되고 있지만, 아직도 규명되지 않은 영역이 많기 때문에, 앞으로 도전해 볼 만한 분야라 할 수 있다. 면역학적 지식과 분자 생물학적 지식을 바탕으로 각 질환에서 선천면역과 후천면역을 연구하는데, 구체적으로 면역세포들의 역할에 대한 연구, 세포내 신호전달체계에 대한 연구, 자가항체에 대한 연구, 혈관신생에 대한 연구, 실험동물모델 연구, 치료 약물에 대한 임상연구 등 그 연구 범위는 매우 다양하고 넓다.

환자들은 만성 질환자이므로 임상의로서 환자에 대한 깊은 애정을 바탕으로 평생 같이 갈 수 있는 의사-환자 관계가 필요하다. 그러므로 환자에 대한 깊은 관심과 사랑이 기본적인 덕목이 되고 바탕이 되어야 한다. 류마티스 질환은 전신 질환이며, 신체 내 여러 장기를 침범하므로 매우 다양한 임상 양상을 나타낼 수 있다. 따라서 정형화된 의학적 사고보다는 각 임상 상황에 따른 창의적, 분석적 사고와 빠른 의학적 판단이 요구되는 분야이다.

 주된 연구 분야

대표적인 질환인 류마티스관절염과 전신홍반루푸스에 대한 연구가 주로
진행되고 있다. 실험의 분야는 크게 3가지 영역으로 나누어지는데, 세포수준
에서의 in vitro실험, 질환동물모델을 이용한 in vivo실험과 ex vivo실험, 그리
고 환자를 대상으로 진행되는 임상연구가 있다. 구체적인 연구 영역으로는
병인기전의 규명, 새로운 치료제 개발, 생체 표지자 발굴에 대한 연구를 진행
하고 있으며, 최근에는 줄기세포의 면역조절기능을 이용한 치료제 개발과
나노기술을 응용한 치료제 개발 및 새로운 영상 기법에 대한 연구가 진행되
고 있다. 이외에도, 타카야수동맥염, 베체트병, 쇼그렌증후군, 강직성척추염
에 대한 기초연구와 임상연구가 활발히 수행되고 있다.

 교육/수련 과정은 어떠한가요?

원칙적으로 4년의 내과 전공의 과정을 마쳐야 지원할 수 있다. 4년차 전공
의 때에는 류마티스내과에 fix되고, 내과 전문의가 된 이후에는 전임의
(fellowship)를 지원할 수 있다. 1년차 전임의 때에는 임상과 관련된 일을 주
로 하게 되고, 2년차 이상의 전임의 때에는 연구에 주로 시간을 할애한다. 1
년차 전임의 때부터는 자신의 일반외래를 열어서 임상의로서의 자질을 연마
하고, 근골격계 초음파 기술을 습득하여 관절 질환의 진단과 국소주사 등의
치료에 적용한다. 모든 전임의는 1년에 1번 이상 관련 학회에 연구 결과를

구연이나 포스터로 발표해야 하며, 1저자로서 초록이 채택된 경우 해외학회에 참가할 수 있다.

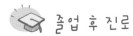 졸업 후 진로

대부분의 전공의는 전임의 과정을 수학하게 되고, 전임의 과정을 수료하면 대학병원, 종합병원, 개원 등의 길을 선택하게 된다. 근골격계 초음파 수행과 통증에 대한 치료 경험은 진로 선택에 도움이 된다. 전임의 시작 시점부터 3년째 되는 해에는 분과전문의 시험에 응시해서 합격하면 류마티스 내과 분과전문의 자격을 얻게 된다.

 앞으로의 전망은 어떠한가요?

현재 류마티스 질환 환자의 수는 점점 더 증가하고 있다. 관절 질환의 경우, 류마티스관절염이 전체 인구의 1%, 강직성척추염이 0.5%를 차지하고 있으며 유병률은 지속적으로 증가되고 있는 추세이다. 또한, 골관절염도 전체 인구의 13%를 차지하고 있으며, 65세 이상에서는 절반이 골관절염을 갖고 있으므로 고령화 사회가 될 수록 관절염 환자 수는 많아지게 된다.

많은 류마티스 질환에서 면역학적 기전을 목표로 하는 분자 생물학적 수준에서의 생물학적 치료제가 사용되고 있으며, 개발되고 있다. 불치병으로 여겨지던 병들이 완치로의 가능성을 서서히 열어가고 있는 것이다.

따라서 류마티스 질환을 치료하는 많은 전문의사가 필요하다. 하지만, 현재 류마티스 분과전문의는 국내에 약 200여 명 정도밖에 되지 않는다. 이에 류마티스 내과 의사의 수요는 지속적으로 증가할 것으로 보인다.

 특별히 요구되는 특성은 어떤 것이 있나요?

만성질환을 다루어야 하므로 환자에 대한 애정이 기본적으로 바탕이 되어야 한다. 대부분 질환의 발병원인과 기전을 아직 잘 모르는 미답 상태에 있으므로, 연구에 대한 열정과 개척 정신이 있는 사람이 성실하게 파고들면 자신이 처음으로 개척할 수 있는 있는 영역들이 많이 남아 있으며 국내뿐 아니라 세계적으로도 선두 그룹으로 설 수 있는 많은 가능성이 있는 분야다.

 기타 이 전공을 택할 사람들에게 해 주고 싶은 말씀이 있다면?

면역학에 많은 관심을 갖고 있는 사람이 지원하면, 본인이 도전해 볼 수 있는 영역이 많이 있으며, 경쟁력과 향후 발전 가능성이 있다.

찾아 볼 수 있는 관련되는 국내외 주요 학회나
학술잡지의 홈페이지는 무엇인가요?

학회

대한류마티스학회 http://www.rheum.or.kr

대한면역학회 http://www.ksimm.or.kr

미국류마티스학회 http://www.rheumatology.org

유럽류마티스학회 http://www.eular.org

학술지

Annals of the rheumatic diseases http://ard.bmj.com

Arthritis & Rheumatism

http://onlinelibrary.wiley.com/journal/10.1002/(ISSN)1529−0131

<<< 내과학/류마티스학의 가치 및 학생의 특성 >>>

1. 다음은 류마티스학 전공에서 중요하게 생각하는 가치들이다. 「이 책을 사용하는 방법, xiii 페이지」에서 제시된 13가지 가치 중 자신이 중시한다고 선택했던 가치들을 아래 목록에 적고 서로 비교해 보자.

류마티스학 전공에서 중요한 가치	나의 선택
① 합리적인 의사결정	1.
② 사람들을 돌봄	2.
③ 생각으로 일함	3.
④ 성취	4.

2. 다음은 류마티스학 전공에 어울리는 학생의 특성이다. 자신은 각각의 특성을 얼마나 가지고 있는지를 1점(전혀 그렇지 않다)~5점(매우 그렇다)으로 평가해 보자.

류마티스학 전공에 어울리는 학생은…

나는…　① 전혀 그렇지 않다
　　　　② 거의 그렇지 않다
　　　　③ 보통이다
　　　　④ 약간 그렇다
　　　　⑤ 매우 그렇다

• 최종 결과를 얻을 때까지 장기간 기다릴 수 있다	① ② ③ ④ ⑤
• 왜? 라는 질문을 한다	① ② ③ ④ ⑤
• 학구적이다	① ② ③ ④ ⑤
• 전문가로서 활동하는 것을 즐긴다	① ② ③ ④ ⑤
• 사람들을 돌보는 것을 좋아한다	① ② ③ ④ ⑤
• 복잡한 문제의 해결을 즐긴다	① ② ③ ④ ⑤
• 선택의 결정을 내리기 좋아한다	① ② ③ ④ ⑤
• 사람들과 지속적인 관계를 형성하는 것을 좋아한다	① ② ③ ④ ⑤
• 연구활동을 좋아한다	① ② ③ ④ ⑤
• 작은 발전과 성취에도 만족함을 찾아낸다	① ② ③ ④ ⑤

※ 나의 점수를 모두 합하면 _____점이다.

《《 신경과학 》》

 어떤 학문/전공입니까?

　신경계는 중추신경계(대뇌, 간뇌, 소뇌, 뇌간, 척수 및 신경근)와 말초신경계(말초, 두개 및 자율신경과 근육)로 구성되어 있고 인체 전반에 걸쳐 복합하면서도 광범위하게 분포되어 있다. 이를 통해 인간이 인간다운 삶을 영위하는 데 가장 중요한 역할을 하게 된다.

　신경계질환들은 그 원인에 따라서 (1) 뇌혈관질환 - 뇌경색, 뇌출혈, 동정맥기형, 동맥루 등, (2) 종양 및 뇌수종, (3) 퇴행성질환 - 알츠하이머병, 파킨슨병, 운동신경질환 등, (4) 탈수초성질환 - 다발성경화증 등, (5) 감염 및 염증성질환, (6) 외상, (7) 대사성 및 독성질환, (8) 선천성 기형 등으로 구분된다.

　신경과는 위와 같은 다양한 원인에 의해 발생하는 신경계 이상 질환을 전문적으로 다루는 과로서, 매우 광범위하고 다양한 증상들을 다루게 된다. 따라서 신경계의 병태 생리 및 해부학적인 지식이 반드시 필요하고 이를 통한 논리적 접근법이 필수라고 할 수 있다. 따라서 처음에는 어렵게 느껴질 수도 있지만, 공부를 해 나갈수록 점점 더 흥미와 매력을 느끼게 되는 학문이다.

　초기에는 이 분야의 발전이 다른 분야에 비하여 비교적 느리게 진행되었으나, computer science의 발달로 인해 복잡한 장기를 연구 분석할 수 있는 도구를 마련하게 되었고, 이에 기인하여 지난 20년 동안 매우 급격한 발전이 이루어지게 되었고 앞으로 의학의 발전을 주도하고 있는 분야로 인식되고 있다.

주된 연구 분야

신경과는 여러 세부전공분야들로 나뉘어지는데, 이들을 열거하면 아래와 같다.

(1) 뇌혈관질환　　　　　　　(2) 뇌전증
(3) 운동장애질환　　　　　　(4) 말초신경 및 근육병
(5) 치매 및 행동신경학　　　(6) 두통
(7) 수면장애 질환　　　　　　(8) 신경계중환자관리학
(9) 임상신경생리학　　　　　(10) 신경안과학
(11) 신경병성통증학　　　　　(12) 신경면역학
(13) 신경종양학　　　　　　　(14) 신경영상학

 교육/수련 과정은 어떠한가요?

병원마다 상황이 다를 수 있으나 일반적으로 연차별에 따른 업무는 다음과 같다.

〈신경과 수련과정〉
• 1년차 : 4년차의 지도하에서 환자의 일차 진료를 담당(병동 및 응급진료센터)
• 2 · 3년차 : 세부전공 실습 및 선택실습
　　세부전공 ― EEG/EP/epilepsy & sleep monitoring unit
　　　　　　 ― EMG/muscle & nerve pathology
　　　　　　 ― neurosonology & stroke unit

— movement Lab

선택실습 ─ 외부/외국병원Lab이나 교실내 세부전공분야 실습

— 교실 내 실험실 실습

— 타과실습(신경영상의학, 재활의학, 내과 등)

• 4년차 : 지도전공의로서 병동ㆍ응급환자치료및협의진료주관,외래진료

또한, 전공의들의 환자치료의 접근법 및 연구력 향상을 위해 다양한 conference, 결과 발표, 토론의 기회가 주어진다.

〈신경과교실의 교육프로그램〉

• course work : 대학원 강의의 일환으로 주1회

학기별로 실시하는 특정분야를 대상으로 한 강의

• conference ─ 일반신경학 conference

─ morning conference

─ case conference

─ neurology grand round

─ 신경과-신경외과-신경방사선과 conference

─ section conference : 각 section 별로 주 1~2회

─ Mortality conference

• 학회발표 : 2-4년차 전공의들은 최소 연 1회의 국내학술대회참여 및 발표

수련기간 동안 해외학회 참여 및 학술발표

• Research 결과 발표 : 임상 및 기초연구 project를 심사ㆍ시상

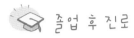 졸업 후 진로

학문적인 연구를 많이 하고 진단 및 치료를 위해서 고가의 장비나 전문인력들이 필요하기 때문에, 대학병원이나 종합병원에 남는 경우들이 다른 과에 비해서 많다. 또한, 임상경험을 바탕으로 신경계 질환에 대한 보다 심오한 기초 연구를 위해 연구기관 혹은 비의과대학교 교수로 가는 경우도 있다.

하지만, 노인환자가 많아지고 있고 이로 인해 신경과 전문의에 대한 역할이 높아지면서 요양병원으로의 기회도 점점 늘어나고 있다. 따라서, 대학병원에서 연구하는 교수 이외에도 종합병원에서의 봉직의나 개원의로도 전망은 밝은 편이다. 자신의 성향에 맞는 것을 전공의 기간에 생각하면서 선택할 수 있다는 게 신경과의 장점 중 하나다.

 앞으로의 전망은 어떠한가요?

신경과는 현재 인구의 노령화로 인해 뇌혈관질환 및 치매, 파킨슨병 등의 퇴행성질환과 같은 신경계 질환을 앓고 있는 환자들이 늘고 있고, 삶의 질에 대한 신경계 질환에 대한 관심도 증폭되고 있으며 신경계 질환으로 인한 막대한 사회경제적 효과가 발생하기 때문에 전 세계적으로 국가적 차원에서 가장 우선하는 연구 분야 중 하나이다. 따라서 향후 신경과학의 전망은 밝다.

하지만, 신경과내 다양한 세부전공분야가 존재하고 있으나 현재 신경과 전문의 수는 현재 약 1400여 명 정도이고 매년 배출되는 신경과 전문의의 수도 70명 정도에 불과하기 때문에 앞으로 자신이 원하는 전공분야에 대한 선택의 기회도 많다.

또한, 신경계 질환의 진료는 고가의 검사 및 다양한 척도를 사용하고 그 결과를 해석할 수 있어야 하는데, 많은 경우 신경과 의사만이 할 수 있고, 장기 간의 환자치료를 통해 꾸준히 환자풀을 유지할 수 있기 때문에 병원 운영차 원에서도 신경과 의사가 필요한 경우가 많다. 이는 전문의 취득 후 취업 측면 에서도 장점이 될 수 있다.

특별히 요구되는 특성은 어떤 것이 있나요?

타과와 비교하여 특별히 요구되는 적성 혹은 특성이 있는 것은 아니다. 본 인의 흥미가 가장 중요하며, 임상가의 기본적인 소양인 정직, 성실, 근면도 중 요하다. 아울러 신경계질환의 상당수가 만성질환으로 환자개인은 물론 개인 에게 미치는 영향이 지대하기 때문에 가족들을 대상으로 하는 상담역할을 원 만히 수행할 수 있는 교양 및 사회성이 요구된다.

기타 이 전공을 택할 사람들에게 해 주고 싶은 말씀이 있다면?

신경과는 타과에 비하여 접근성이 난해하다고 할 수 있는데 그 이유로는 신경해부, 신경생화학, 신경생리, 신경약리 등의 기초과목이 어렵고, 학부교 육의 경우에 신경과에 대한 강의시간이 적고 임상실습도 짧기 때문에 신경과 에 대한 개념설정이 어려울 수 있다(미국의 경우에는 신경과 실습이 4-6주이 며 선택실습이 8-12주임). 그러나 수련과정에 들면서 기초신경학에 대한 이해가 이루어지면, 그 후부터는 자신의 지식을 이용하여 환자의 진단을 체계적으로 추론할 수 있는 분야로서, 지적훈련(intellectual exercise)이 지속적으로 반복되고 극대화된다. 예를 들면, 환자에서 관찰되는 증상과 징후를 자신의 지적훈련(intellectual exercise)을 통해서 설명할 수 있다면 진단이 맞는 것이며, 만일 설명할 수 없다면, 자신의 지적능력이 미달하거나 자신이 내린 진단이 틀리다는 것이다. 이러한, 행태의 반복은 신경과의사의 질병에 대한 끊임없는 동기와 흥미를 제공하여 준다.

과거에는 "신경과는 진단과" 라는 관념이 팽배하였으나 지난 20년 동안 이루어진 신경과의 발전은 신경과가 치료의학임을 확실히 입증하고 있다. 실제로 많은 신경과 질환들에서는 적절한 치료방침이 설정되어 있으며, 더 우수한 치료법의 개발이 다른 분야에 비해서 훨씬 더 빠르게 이루어지고 있다. 향후 인류의 발전은 뇌 의학의 발전에 달려있다고 할 수 있다. 지능, 사고, 성격 및 감정 등의 근본은 1.8kg밖에 되지 않는 뇌에 있으며 뇌 활동의 기전에 대한 이해는 당연히 인간의 진화로 귀결될 것이다.

 찾아 볼 수 있는 관련되는 국내외 주요 학회나 학술잡지의 홈페이지는 무엇인가요?

학회

대한뇌전증학회 http://www.kes.or.kr/
대한뇌졸중학회 http://www.stroke.or.kr/
대한두통학회 http://www.headache.or.kr/
대한수면연구회 http://www.sleepnet.or.kr/
대한신경과학회 http://www.neuro.or.kr/
대한신경집중치료학회 http://www.neurocriticalcare.or.kr/

대한치매학회 http://www.dementia.or.kr/

American Academy of Neurology https://www.aan.com/

European Neurological Society http://www.ensinfo.org/

World Federation of Neurology http://www.wfneurology.org/

<<< 신경과학의 가치 및 학생의 특성 >>>

1. 다음은 신경과학 전공에서 중요하게 생각하는 가치들이다. 「이 책을 사용하는 방법, xiii 페이지」에서 제시된 13가지 가치 중 자신이 중시한다고 선택했던 가치들을 아래 목록에 적고 서로 비교해 보자.

신경과학 전공에서 중요한 가치	나의 선택
① 합리적인 의사 결정	1.
② 창의적 일을 하기	2.
③ 성취	3.
④ 사람들을 돌봄	4.

2. 다음은 신경과학 전공에 어울리는 학생의 특성이다. 자신은 각각의 특성을 얼마나 가지고 있는지를 1점(전혀 그렇지 않다)~5점(매우 그렇다)으로 평가해 보자.

신경과학 전공에 어울리는 학생은…

나는…
① 전혀 그렇지 않다
② 거의 그렇지 않다
③ 보통이다
④ 약간 그렇다
⑤ 매우 그렇다

- 새로운 도전을 기꺼이 받아들인다   ① ② ③ ④ ⑤
- 팀의 일원이 되어 다른 사람들과 함께 일을 잘하는 편이다   ① ② ③ ④ ⑤
- 의사소통을 잘한다   ① ② ③ ④ ⑤
- 전문가로서 활동하는 것을 즐긴다   ① ② ③ ④ ⑤
- 사람들을 돌보는 것을 좋아한다   ① ② ③ ④ ⑤
- 연구활동을 좋아한다   ① ② ③ ④ ⑤
- 관찰력이 뛰어나다   ① ② ③ ④ ⑤
- 복잡한 문제 해결을 즐긴다   ① ② ③ ④ ⑤
- 논리적으로 사고한다   ① ② ③ ④ ⑤
- 명확한 응답을 선호한다   ① ② ③ ④ ⑤

※ 나의 점수를 모두 합하면 _____점이다.

‹‹‹ 정신과학 ›››

 어떤 학문/전공 입니까?

정신과학은 인간의 생각과 감정, 행동에 대한 학문이다. 인간의 생각, 감정, 행동은 크게 두 가지의 측면으로 이해할 수 있다. 그 한 측면은 '마음(mind)' 이고, 다른 측면은 '뇌(brain)' 이다. 따라서 정신과학이란 '마음과 뇌' 에 대한 학문이라 할 수 있다. '마음' 에 대한 측면에서는 정신분석 이론(psycho-analytic theory)과 발달이론(developmental theory)을 바탕으로 인간행동에 대한 심리적 이해를 해 나가며, '뇌' 에 대한 측면에서는 최근 나날이 발전하는 신경해부학, 신경생리 및 분자신경생화학, 유전학적 지식을 바탕으로 뇌의 구조와 기능이 인간의 행동에 어떠한 영향을 미치는 지를 공부한다.

그리고 이러한 두 가지 측면의 지식을 바탕으로 인간의 정상 행동(normal behavior)과 비정상 행동(abnormal behavior)을 이해한다. 정신과학에서 주로 다루는 질병은 조현병을 비롯한 정신병적 장애, 우울증, 조울증 등 기분장애, 불안장애, 인격장애, 발달장애를 비롯한 소아정신장애, 물질의존이나 게임 중독 등을 다루는 의존성 장애, 치매를 비롯한 다양한 노화관련 정신장애 등이 있다. 단지 질병만을 다루는 것이 아니라 인격체로서의 개인을 바라보며 위에 언급한 두 가지 측면을 각각 대표하는 정신치료와 약물치료를 시행하여 그 사람이 가지고 있는 능력이 최대한 발휘되도록 도와주는 것, 이것이 정신과학이 지향하는 목표이다.

주된 연구 분야

　연구 내용이나 질환 타깃(abnormal behavioral science의 범주)별로는 위에서 열거한 정신의학내 모든 질환을 대상으로 한다고 할 수 있으며, 치매, 섬망, 뇌손상, 물질의존, 게임중독, 조현병, 우울증, 양극성장애, 불안증, 공황장애, 강박증, 수면장애, 식이장애, 자폐증, 주의렵결핍과잉행동장애, 발달장애, 신체질환자의 정신적 문제, 말기 환자의 삶의 질 관리, 임종 관리 등이 포함된다. 질환의 개념을 넘어선 심리학적 측면(normal behavioral science)에서는 정상심리사회적 발달, 학습이론, 스트레스 및 회복탄력성, 정신과 신체와의 관계, 사회인지 신경과학(social cognitive neuroscience), 인지신경과학, 행동결정이론(decision making), 긍정적 노화(active aging), 긍정적 죽음(well-dying) 등, 생물-정신-사회-영적(bio-psycho-socio-spiritual) 측면을 다양하게 포괄하는 연구들이 현재 교수진에 의해 수행되고 있다. 이를 연구의 방법론 측면으로 다시 분류하여 현재 교실 내의 교수진에 의해 진행되고 있는 연구분야를 나열하면 다음과 같다.

1) Neuroimaging:

　기능적 뇌영상학이나 구조 뇌영상을 이용하여 질병이나 심리, 행동을 연구하는 분야로 많은 교수진이 참여하고 있다. 특정 행동과 관련된 뇌부위를 규명하는 brain mapping, 뇌 특정 부위와의 상호작용을 연결하는 brain connectomics, 질환의 이미징 생체표지자(biomarker)를 규명하는 연구들이 포함된다. 특히 사회인지와 관련된 뇌기능을 연구하는 사회인지신경과학의 방법론으로 이용되고 있다. 이를 위해서는 기능적 MRI, PET 등이 이용된다.

2) Neurogenetics & Pharmacogenetics:

　유전적 정보가 정상행동이나 이상행동에 끼치는 영향을 분석한다. 후자는 유전정보에 따라 약물의 반응이나 부작용을 예측하는 개인의학적 의학 (personalized medicine) 연구를 포함한다.

3) Psychopharmacology

심리나 행동에 영향을 주는 약물의 효능과 작용 메커니즘을 연구하며, 알려진 약물기전을 통해 역으로 뇌기전을 새롭게 규명하는 연구도 주제로 삼는다. 새로운 치료제 개발연구를 포함한다.

4) Psychoneurophysiology

뇌에서 발생되는 전기적 혹은 자기장 신호를 포착하여 정상 혹은 이상 행동의 뇌기전을 밝히는 연구를 포함한다.

5) Psychoneuroimmunology

스트레스나 심리적, 성격적 요인들이 신체에 미치는 영향을 연구하며, 반대로 신체적 상태가 정신에 미치는 영향도 연구한다. 이렇게 정신과 신체의 관계를 연구함에 있어 주로 뇌신경계와 면역계 사이의 상호관련성과 상호작용 기전을 연구한다.

6) Psychoneuroendocrinology

스트레스나 심리적, 성격적 요인들이 신체에 미치는 영향을 연구하되, 내분비계 호르몬을 매개로 한 정신과 신체간의 상호작용을 연구한다. 반대로 호르몬이 정신적 현상에 끼치는 영향과 기전을 연구하는 분야가 포함된다. 특히 대사장애와 정신질환과의 관련성, 스트레스와 정신질환과의 관련성을 규명하는 연구가 주를 이룬다.

7) Molecular Neurobiology

분자생물학적인 다양한 기법을 이용하여 뇌작용의 분자기전을 밝히고자 하는 분야로, 주로 치매나 정상인지노화의 기전을 연구하거나, 스트레스가 뇌에 주는 분자적 변화를 연구한다.

8) Inducible Pluripotent Stem Cell Biology

정신질환자들의 말초혈액이나 말초세포를 줄기세포로 역분화시킨 후 이를 다시 신경세포로 분화시켜, 살아있는 환자의 가상 뇌조직을 얻어 연구하는 분야다. 질병의 병리기전을 연구하기도 하고, 신약발굴을 위한 screening의 platform으로 이용된다. 뇌조직을 얻기 힘든 정신의학분야 중개연구(translational research)의 향후 핵심적인 연구방법론이라고 할 수 있다.

9) Psychometabolomics

뇌조직이나 말초혈액 등 생체시료 내의 대사물질 변화를 총체적으로 관찰하고 그 패턴을 파악함으로써 질병의 새로운 병리기전을 발굴해내거나, 질병의 생체표지자(biomarker)를 발굴해내기 위한 기법으로 이용된다.

10) Neuropsychology

복잡한 뇌기능의 변화를 행동관찰을 통해 예측하는 분야로, 신경인지손상이나 사회인지손상를 규명하거나, 이들과 관련되 뇌부위를 예측하거나, 질환의 행동학적 표지자(phenotypic marker)를 규명하는 연구를 포함한다.

추가로 향후 본 교실에서 진행될 예정이거나 외국의 선도적인 실험실에서 진행되고 있는 정신과학관련 선도적 연구분야는 다음과 같다.

1) Optogenetics(광유전학)

유전자 조작을 통해 뇌의 특정부위를 빛의 신호를 이용하여 활성시키거나 억제하는 기법이다. 이를 통해 뇌의 부위별 연결과 기능, 특정 부위의 핵심 기능과 질병관련성을 연구한다. 현재 미국 스탠포드대학 정신과의 Karl Deiserroth Lab.이 연구를 선도하고 있다.

2) Chemical genetics

광유전학에서 빛을 이용하여 뇌의 특정부위를 조절한다면, 특정 화학물질을 이용하여 유전자 조작된 뇌의 특정부위를 조절하는 기술이다. 이러한 특정 부위를 활성하거나 억제하는 연구는 정신과질환 연구의 핵심적 기술이라고 여겨지고 있다.

3) Neuobiology of resilience

스트레스를 이겨내는 뇌의 기전을 밝히는 분야로 향후 항우울제 및 항의존성 약물 개발을 위한 핵심 연구분야이다. 미국 뉴욕의 Mount Siani 의대 정신과의 Eric Nestler Lab.이 이 분야 연구를 선도하고 있다.

4) Synapse biology

뇌기능의 가장 기본단위라고 할 수 있는 시냅스의 구조와 기능에 대한 연구다. 스탠포드의대의 Tom Sudof Lab.이 선도하고 있다.

 교육/수련 과정은 어떠한가요?

정신과의 교육 훈련과정은 크게 셋으로 이루어진다. Mind의 측면, brain의 측면, 그리고 이들에 대한 연구의 측면이며, 이들은 서로 독립적이지 않다. 부연하면, 첫째는 정신분석과 발달이론에 뿌리를 두고 있는 정신치료에 대한 것이고, 둘째는 신경생리학과 정신약리학에 기반을 둔 약물 치료이며, 셋째는 이들에 대한 연구 수행이다.

1년차 때는 주로 정신증(psychosis)에 대한 지지적 정신치료와 약물치료를 훈련 받게 된다. 치료뿐 아니라 겉으로 드러난 행동이나 말, 표정 등을 통해 사람의 마음을 파악하고 공감할 수 있는 훈련을 받는다. 세브란스 정신건강병원에서의 근무를 통해 폐쇄병동 내의 환경치료(milieu therapy)와 집단치료도 이와 함께 집중적으로 훈련 받는다. 일주일에 한 번씩 자신이 맡은 환자의 신환진단토의(intake diagnostic conference)를 통해 정확한 진단과 정신병리(psychopathology) 파악을 위한 기술적(descriptive) 정신의학의 훈련을 받는다. 매달 자신이 담당한 환자를 증례토의에서 발표하여 동료 의사, 간호사, 임상심리사, 사회사업사와 함께 토론하며 생물학적, 심리학적, 사회적 측면에 대한 치료 전략 수립과 역동적(dynamic) 정신의학의 훈련을 받게 된다.

2년차 때부터는 신경증(neurosis) 환자도 함께 보게 되며, 정신치료의 여러 학파와 인간 발달에 대한 이론적 교육을 받는다. 이를 토대로 개인정신치료를 환자와의 일대일 계약을 통해 따로 시작하게 되고 이들의 증례를 정신분석을 전문으로 하는 정신과의사에게 supervision 받게 된다. 이와 함께 이 시기의 상당수 전공의들은 스스로 정신치료를 받으며 자신에 대한 분석을 시작한다. 또한 퇴원 후 증상이 대부분 사라진 상태에서 사회에 적응하기 위해 재활치료를 받는 곳인 낮병원을 전담하여 정신증 환자들의 재활치료와 공동체 관리자로서의 훈련을 하게 된다.

3년차가 되면 주로 neurosis 환자들과 타과에서 내외과적 문제를 가진 환자들 가운데 정신과적 치료나 정신과적 중재(liaison)가 필요한 환자들을 보며, 또한 알코올 전문 병동에서 약물의존 환자들의 개인 및 집단 정신치료, 집단 재활 프로그램을 시행하게 된다. 또한 약물의존병동과 함께 대학병원으로서 유일한 노인병동을 담당하게 되어 치매 및 노인성 우울증 환자들을 보며 노인들에 대한 정신과적, 내과적 문제들을 함께 치료하고 가족들에 대한 중재를 하게 된다.

4년차가 되면 1·2·3년차 때 보던 환자들을 볼 뿐 아니라 관리자로서의 훈련과 역할을 수행하게 되어, 일부는 병동장으로서 병동 전체의 관리와 치료진 직종간의 중재 책임을 맡게 되기도 하고, 일부는 의국장으로서 전체 전공의의 생활과 훈련 및 행정적 업무를 책임지게 된다.

연구는 주로 2년차 중반부터 시작하게 되며 정신약물학이나 인지신경과학(cognitive neuroscience)을 비롯한 다양한 분야의 독자적 연구를 수행하게 된다.

마지막으로, 정신과 전공의 훈련 과정은 병원 내 진료와 연구라는 테두리를 넘어 관리자, 중재자의 역할을 할 수 있는 '공동체와 지역사회(community)' 의 지도자(leader)로서의 역량까지도 갖추도록 하는 데에 궁극적 목표를 두고 있다.

졸업 후 진로

크게 네 가지로 분류된다. 대학기관소속의 교수 혹은 연구자, 종합병원 소속 의사, 개인 클리닉 소속 의사, 기타 분야 전문가 등으로 분류된다. 기타 분야 전문가로는 제약회사의 연구개발 director, 의학기자, 대기업의 consult doctor, 지역사회 정신보건사업 리더 등이 있으며, 개원의는 일반적 정신과 진료를 담당하는 의사들과 특정분야의 정신치료, 즉 부부치료, 가족치료, 특수치료, 전문적 정신분석 등을 담당하는 특화된 의사들로 구분된다. 현대사회에서 정신건강에 대한 중요성은 날로 부각되고 있어, 사회 각계각층에서 정신과의사의 식견과 통찰을 필요로 하는 분야는 계속 증가하고 있어 향후 매우 다양한 분야에 진출할 것으로 예상된다.

 앞으로의 전망은 어떠한가요?

다른 의학 분야에 비해 정신과학의 전망은 밝은 편이다. 현재 경제적, 사회적인 면에서 최고의 과를 선택하기를 원한다면 정신과학은 그 기준에 맞지 않는다. 그러나 학문적인 면에서 바라본다면 정신과학이야 말로 100년 가까이 검증을 받으면서 논리의 타당성이 입증된 정신분석적인 측면과, 최근에 비로소 많은 부분이 밝혀지고 있지만 아직 더 알아내야 할 부분이 훨씬 더 많은 뇌과학에 대한 공부와 연구를 모두 할 수 있는 최고의 과라 할 수 있다.

사회경제적인 면에 있어서도 앞으로의 가능성이 기대되는 과이다. 사회경제적인 수준이 높아지면서 정신과에 대한 인식이 과거의 부정적인 이미지에서 well-being을 위한 하나의 조건으로 변화하고 있다. 지금 현대는 단순하고 가족 중심적인 사회에서 복잡하고 개인중심적인 사회로 변화하고 있다. 이런 요인들로 인해 향후 정신과의 도움을 받기 원하는 사람들은 늘어날 수밖에 없고 정신과 의사의 필요성도 그만큼 더 높아져 갈 것이다.

진료 외에도 이미 많은 정신과 의사들이 사회 현상과 인간의 마음에 대한 책을 쓰거나 언론 매체에 의견을 발표하는 등 개인이 아닌 사회를 향한 활동을 하고 있다. 이처럼 정신과는 어떤 의미에서는 한 개인이 아닌 사회 전체에 영향을 줄 수 있기도 하다. 학문적인 부분에서도 기능적 뇌 영상에 대한 연구를 가장 많이 하고 있는 과 중 하나가 정신과이듯이 아직 미지의 영역인 두뇌의 신비를 밝히려는 많은 시도들이 진행되고 있다.

특별히 요구되는 특성은 어떤 것이 있나요?

인간의 마음을 다루고 치료 중 커다란 부분 중 하나가 환자와의 관계이므로 사람들과 따뜻한 인간관계를 맺을 수 있는 능력이 있어야 한다. 또한 한 개인의 의식과 무의식을 그 사람과 더불어 알아나가고자 하는 애정과 관심이 있어야 한다. 한 개인의 의식, 무의식을 알아나가는 과정, 그것은 결국 의사 자신의 마음을 알아나가는 과정이기도 하다. 이와 더불어 정신과는 또한 뇌에 대한 학문이니만큼 아직 알지 못하는 것들을 과학적으로 탐구하고 그 원리를 이해하고자 하는 호기심과 도전 정신이 있어야 한다.

그러나 이 모든 것보다 중요한 정신과 의사로서 준비해야 할 특성은 사람에 대한 사랑이다. 도움을 주어야 할 사람들을 사랑하는 것뿐만 아니라 자신을 사랑하는 것, 그것이 가장 중요한 덕목이다.

다른 사람을 알아가면서 결과적으로 치료자인 의사 자신을 알아가게 되는 것, 다른 사람을 치료하면서 결과적으로 자신이 치료되는 경험을 하게 되는 것, 정신과만이 가진 근사하고 매력적인 부분이다.

 기타 이 전공을 택할 사람들에게 해 주고 싶은 말씀이 있다면?

정신과를 전공한다는 것은 의사로서의 기술과 지식을 익혀 그 의술을 제공한다는 것 이상을 의미한다. 정신과에서의 진료는 기술과 지식으로 되는 것이 아니라 '사람과 사람' 간의 교감과 상호작용을 통해 일어나는 것이기 때문에 (심지어 약물치료에 있어서도 그러하다) 자신의 마음과 인격이 치료자로서 훈련되지 않으면 안 된다. 그러므로 정신과를 전공한다는 것은 자신을 알아가는 과정이며, 자신을 발전(develop)시키는 과정이다. 이러한 것을 잘 보여주는 증거가 진료현장에서의 은퇴를 앞둔 정신과의 선배의사들이 최신 지식을 가진 어떠한 젊은 의사보다도 존경받는 스승의 역할을 하고 있다는 점에 있다. 물론 이러한 과정은 자신을 더 깊게 알아가고 자신을 변화시키는 과정이기 때문에 많은 에너지와 용기가 필요하다. 그러나 변화를 위한 고통을 감내할 용기와 인내심이 있다면 의사라는 프로페셔널로서뿐 아니라 한 개인으로서 보람 있는 훈련과정이 될 수 있다.

 찾아 볼 수 있는 관련되는 국내외 주요 학회나 학술잡지의 홈페이지는 무엇인가요?

학회

대한노인정신의학회 http://www.kagp.or.kr

대한소아청소년정신의학회 http://www.kacap.or.kr

대한신경정신의학회 http://www.knpa.or.kr

대한정신약물학회 http://www.kcnp.or.kr

미국정신과학회 http://www.psych.org

생물정신의학회 http://www.biolpsychiatry.or.kr

자살예방협회 http://www.suicideprevention.or.kr

조현병학회 http://www.schizophrenia.or.kr

프로이드 박물관 http://www.freud.org.uk

한국중독정신의학회 http://www.addictionacademy.org

Deiserroth Lab. for optogenetics

http://www.stanford.edu/group/dlab/optogenetics/

Nestler Lab. for resilience http://neuroscience.mssm.edu/nestler/

학술지

American Journal of Psychiatry

http://ajp.psychiatryonline.org/journal.aspx?journalid=13

Biological Psychiatry

http://www.journals.elsevier.com/biological-psychiatry/

International Journal of Psychoanalysis

http://www.ijpa.org

JAMA Psychiatry

http://archpsyc.jamanetwork.com/journal.aspx

Molecular Psychiatry

http://www.nature.com/mp/index.html

⟪⟪⟪ 정신과학의 가치 및 학생의 특성 ⟫⟫⟫

1. 다음은 정신과학 전공에서 중요하게 생각하는 가치들이다. 「이 책을 사용하는 방법,
   xiii 페이지」에서 제시된 13가지 가치 중 자신이 중시한다고 선택했던 가치들을 아래
   목록에 적고 서로 비교해 보자.

정신과학 전공에서 중요한 가치	나의 선택
① 생각으로 일함	1.
② 다른 사람들의 피드백을 즐겨 받아들임	2.
③ 다양성과 변화성을 추구	3.
④ 창의적 일을 하기	4.

2. 다음은 정신과학 전공에 어울리는 학생의 특성이다. 자신은 각각의 특성을 얼마
   나 가지고 있는지를 1점(전혀 그렇지 않다)~5점(매우 그렇다)으로 평가해 보자.

정신과학 전공에 어울리는 학생은…
나는…　① 전혀 그렇지 않다
② 거의 그렇지 않다
③ 보통이다
④ 약간 그렇다
⑤ 매우 그렇다

- 좌절을 견뎌낼 수 있다 　　　　　　　　① ② ③ ④ ⑤
- 다른 사람에게 베풀기 좋아한다 　　　　① ② ③ ④ ⑤
- 명쾌한 판단력이 있다 　　　　　　　　① ② ③ ④ ⑤
- 유머감각이 있다 　　　　　　　　　　① ② ③ ④ ⑤
- 이상주의적이다 　　　　　　　　　　　① ② ③ ④ ⑤
- 쉽게 흥분하지 않는다 　　　　　　　　① ② ③ ④ ⑤
- 인내심이 매우 강하다 　　　　　　　　① ② ③ ④ ⑤
- 침착하다 　　　　　　　　　　　　　　① ② ③ ④ ⑤
- 끈기가 있다 　　　　　　　　　　　　① ② ③ ④ ⑤
- 절대 진리를 추구한다 　　　　　　　　① ② ③ ④ ⑤

※ 나의 점수를 모두 합하면 _____점이다.

<<< 소아과학 >>>

어떤 학문/전공 입니까?

소아과학은 성장과 발달 과정에 있는 소아에게 발생하는 다양한 문제를 찾아내고 해결해 줌으로써, 어린이가 포괄적인 의미의 건강하고 능력 있는 독립된 개체로서 살아갈 수 있는 성인으로 자라날 수 있도록 도와주는 학문이다.

주된 연구 분야

소아과학교실 내에 10개 분과(감염면역, 호흡기알레르기, 내분비, 소화기영양, 신경, 신장, 심장, 신생아, 임상유전, 혈액종양)에서 다양한 소아 질환 임상 연구를 하고 있으며, 백신 개발, 유전체 연구, 줄기세포 연구 및 적용, 기초분자생물학 연구 및 동물실험에 이르기까지 기초 분야에서도 다양한 연구가 진행되고 있다.

교육/수련 과정은 어떠한가요?

소아과는 소아과학 분야에서 세계적인 수준의 연구와 진료를 추구하며, 의과대학 학생과 전공의에게 최상의 교육을 제공하고자 노력하고 있다.

소아과학의 전반적인 지식을 습득하여 임상실습에 기본이 되고자 하고 국내에서 흔한 질환부터 희귀한 질환까지 다양한 경험을 통하여 기본적으로 필요한 소아과 지식을 갖도록 하며 또한 교육과정을 통해 소아 질환의 특수성을 이해하는 것을 목표로 한다.

교육과정은 소아연령에서 모든 분야에 대한 포괄적인 진료 능력을 배양하는 것을 목표로, 소아에서 발생하는 모든 병적 상태를 해결할 수 있는 능력을 습득하게 한다. 또한 연구와 교육을 할 수 있는 능력을 배양시키고, 의학지식, 진료기술, 환자와의 신뢰관계를 모두 겸비할 수 있도록 교육하고 있다.

전공의 수련 과정에서 1년차 때는 병동 입원환자의 일반 처치를 익히고, 기본적인 술기(척수천자, 동맥혈검사, 중심혈관삽입 등)를 배우고, 2년차 때는 병동 환자의 back-up과 중환자 처치 등을 익히게 된다. 3년차 때는 병동 환자 진료와 더불어 외래에서 외래 환자 진료를 배우게 되고, 4년차 때는 본인이 원하는 분과를 선택해 더 전문적인 공부와 연구를 진행하게 된다.

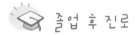 졸업 후 진로

많은 수가 대학병원, 종합병원 스탭으로 봉직하고 있으며, 또한 상당수는 개원하여 1차 의료기관으로서 중요한 역할을 담당하여 지역사회에서 봉사하고 있다. 이외 제약사, 선교사 등 타 교실에 비해 다양한 분야로 진출한 경우도 많다.

앞으로의 전망은 어떠한가요?

아이들은 어른들의 스승이며, 나라의 기둥이다. 어릴 때의 건강이 평생을 좌우하므로, 소아과 의사는 이런 어린이들의 건강을 위해 최선을 다하여 어린이들의 꿈과 희망을 지켜주는 보루이다.

현재 출산율 저하로 대상 환자의 수가 줄어들고 있는 상태이나, 아이들 개개인에 대한 건강 제공의 요구는 매우 증가하여 보다 질 높은 의료와 건강 제공에 더 많은 관심이 집중되고 있다. 향후 보다 전문화된 영역들의 수요가 늘어날 것으로 사료되며, 아이들이 나라의 기둥임을 생각할 때 전망은 낙관적이라고 할 수 있다.

 특별히 요구되는 특성은 어떤 것이 있나요?

아이들을 좋아하는 심성, 아이들의 불편함을 세심하게 관찰할 수 있는 섬세함, 학식과 덕망 성실과 책임감, 그리고 의학지식, 진료기술 및 환자와의 신뢰관계를 구축할 수 있는 인간성이 필요하다.

기타 이 전공을 택할 사람들에게 해 주고 싶은 말씀이 있다면?

　자신이 소아과를 잘 할 수 있을까 미리 두려워할 필요는 없다. 책임 있고 근면한 의사가 되며, 봉사활동에도 적극적으로 참여하여 하나님의 사랑을 실천하는 의사가 되었으면 한다.

　소아과 의사는 자라나는 어린이들의 꿈과 희망을 지켜주는 보루라고 할 수 있기에 아이들이 건강할 때 우리의 내일이 열릴 수 있다. 이러한 사명을 가지고 열심히 스스로를 매진할 때 훌륭한 소아과 의사의 길을 갈 수 있다.

찾아 볼 수 있는 관련되는 국내외 주요 학회나 학술잡지의 홈페이지는 무엇인가요?

학회

소아과학회 http://www.pediatrics.co.kr

⟨⟨⟨ 소아과학의 가치 및 학생의 특성 ⟩⟩⟩

1. 다음은 소아과학 전공에서 중요하게 생각하는 가치들이다. 「이 책을 사용하는 방법, xiii 페이지」에서 제시된 13가지 가치 중 자신이 중시한다고 선택했던 가치들을 아래 목록에 적고 서로 비교해 보자.

소아과학 전공에서 중요한 가치	나의 선택
① 창의적 일을 하기	1.
② 생각으로 일함	2.
③ 사람들과 함께 일함	3.
④ 성취	4.

2. 다음은 소아과학 전공에 어울리는 학생의 특성이다. 자신은 각각의 특성을 얼마나 가지고 있는지를 1점(전혀 그렇지 않다)~5점(매우 그렇다)으로 평가해 보자.

소아과학 전공에 어울리는 학생은…
나는… ① 전혀 그렇지 않다
② 거의 그렇지 않다
③ 보통이다
④ 약간 그렇다
⑤ 매우 그렇다

- 새로운 도전을 기꺼이 받아들인다 ① ② ③ ④ ⑤
- 왜? 라는 질문을 한다 ① ② ③ ④ ⑤
- 활동적이다 ① ② ③ ④ ⑤
- 다정하며 인정이 많다 ① ② ③ ④ ⑤
- 전문가로서 활동하는 것을 즐긴다 ① ② ③ ④ ⑤
- 연구활동을 좋아한다 ① ② ③ ④ ⑤
- 사람과 업무가 잘 어우러져 진행되게 하는 것을 좋아한다 ① ② ③ ④ ⑤
- 새로운 것을 배우고 싶어한다 ① ② ③ ④ ⑤
- 논리적으로 사고한다 ① ② ③ ④ ⑤
- 사람들을 돌보는 일에 책임지기를 원한다 ① ② ③ ④ ⑤

※ 나의 점수를 모두 합하면 _____ 점이다.

‹‹‹ 피부과학 ›››

어떤 학문/전공입니까?

피부과학이란 우리 몸을 둘러싸고 있는 피부와 눈으로 볼 수 있는 모든 점막 및 피부와 모발, 손발톱 등의 피부 부속기에 발생하는 질환을 대상으로 하는 학문이다. 따라서 기본적인 임상 의학 이외에도 병리학, 면역학, 유전공학 및 분자 생물학 등의 연관 학문을 연구하며, 임상적으로는 피부 점막 질환 및 피부 부속기 질환에 대한 진료와 내과적, 외과적 치료를 행한다. 또한 피부과의 특성상 미용적 측면에 대한 연구 및 치료도 활발히 이루어지고 있다.

주된 연구 분야

피부와 관련된 광범위한 기초의학 및 임상의학 분야를 연구대상으로 하고 있다. 즉, 피부의 조직학, 생리학, 미생물학 및 감역학, 생화학, 약리학, 면역학, 유전학 및 광물리학 등 다양한 기초의학 분야와 이를 기반으로한 알레르기 습진성 질환, 면역물집질환, 피부혈관 및 결체조직질환, 감염성 피부질환, 색소성 질환, 피부종양, 점막질환 등 다양한 피부질환의 병인기전 연구 및 임상연구를 진행 중이다. 또한 최근에는 새로운 치료약제 개발과 진단에 유용한 바이오마커 개발 등 실제 환자의 치료에 도움이 될 수 있는 중개연구를 활발히 진행하고 있다.

교육/수련 과정은 어떠한가요?

　피부과의 교육 및 훈련은 피부조직학, 피부생리학, 피부미생물학, 피부생화학, 약리학, 피부면역학, 광의학, 감염학, 성병학, 유전학 등의 피부과학 기초학문들에 대한 지식을 공부하고 그를 바탕으로 피부과 임상의학에 대한 지식 및 수기를 습득하여, 나아가 실제 피부질환의 진단 및 치료를 통해 경험과 지식을 축적하는 과정으로 이루어진다. 이를 위해 아침 혹은 저녁에 진행되는 academic schedule 시간에는 최근 연구와 정보를 공유하며 심도 깊은 토론을 통해 서로의 의견과 지식을 교환하기도 하고, 실제 환자 및 질환의 증례를 통해서 임상에 적용해보기도 한다. 또한 실제적으로 외래 및 입원 환자, 응급실 환자의 진료와 타과 환자의 피부질환에 대한 자문 등의 진료 활동과 피부 외과 수술 및 레이저 치료 등의 술기를 관찰하고 행하면서 피부과 의사로써의 경험 및 기술을 축적하게 된다.

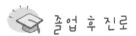 졸업 후 진로

　졸업 후에는 다양한 분야에서 전문가로서 활동할 수 있다. 먼저 피부과 전문의 취득 후, 병원소속의 봉직의나 개인 개업의 형태로 피부과 환자의 전문 진료를 행할 수 있다. 또한 연구 및 교육 분야 업무를 지속적으로 해나간다면 대학병원 교수나 연구기관의 전문 연구원으로 활동할 수 있다. 이러한 통상적인 진로이외에도 대형 제약회사나 화장품회사의 전문 연구인력으로 활동하거나 피부레이저장비의 개발과 관련된 연구개발 분야에 전문가로서 진출

할 수도 있다. 그리고 단순히 피부과 영역을 넘어서 노화, 건강증진, 외과분야 등 관련된 다양한 의학 분야에서 폭넓게 활동할 수 있다. 최근에는 의학 분야뿐만 아니라 보건정책, 방송, 의료 경영 등 비의료 직종에서의 역할들도 늘어나고 있는 추세다.

 앞으로의 전망은 어떠한가요?

피부과학은 지속적인 발전을 거듭하고 있는 학문으로서 더욱 전문적이고 심도 있는 연구 및 진료를 위해 피부병리학, 피부외과학, 광의학, 피부면역학 등의 여러 분야로 세분하여 발전하고 있으며, 최근의 면역학 및 분자생물학의 발전으로 그 분야가 확장 발전하고 있다. 또한 피부과에서는 최근 관심이 증가되고 있는 피부 노화 및 피부 미용과 관련된 분야의 진료 활동 및 연구가 활발하게 이루어지고 있어 앞으로의 전망이 매우 밝다고 할 수 있다.

 특별히 요구되는 특성은 어떤 것이 있나요?

면역학, 분자생물학, 조직병리학 등의 기초 학문과 다양한 미용 시술 및 피부 외과적 술기에 대한 관심과 흥미가 있어야 한다. 또한 새로이 확장 발전하고 있는 분야가 많아 창조성과 도전 의식이 필요하고, 동료 의사를 비롯한 다른 의료인들과 협력할 수 있는 열린 마음을 가져야 한다.

기타 이 전공을 택할 사람들에게 해 주고 싶은 말씀이 있다면?

　일부 경우를 제외하고는 피부 질환은 실제로 환자의 생명과 직결되는 경우가 흔하지 않다. 그러나 피부 질환은 겉에서 보이는 질환이고, 이러한 피부 질환에 대해 타인이 거부감을 갖는 경우가 있기 때문에 피부과 환자들은 일반적으로 생각하는 것보다 많은 사회적, 심리적 고통을 갖고 있다는 점을 명심해야 한다.

　피부과학의 기초가 되는 조직병리학, 생리학, 미생물학, 약리학, 면역학, 분자생물학 등의 피부과학 기초 학문들은 학생 시기에 열심히 학습하면 피부과를 전공할 때 큰 도움이 될 것이라고 생각된다.

찾아 볼 수 있는 관련되는 국내외 주요 학회나 학술잡지의 홈페이지는 무엇인가요?

학회

대한피부과학회　http://www.derma.or.kr
대한피부연구학회　http://www.eksid.com
미국피부과학회　http://www.aad.org
세계피부과학회　http://web.ilds.org

<<< 피부과학의 가치 및 학생의 특성 >>>

1. 다음은 피부과학 전공에서 중요하게 생각하는 가치들이다. 「이 책을 사용하는 방법,
   xiii 페이지」에서 제시된 13가지 가치 중 자신이 중시한다고 선택했던 가치들을 아래
   목록에 적고 서로 비교해 보자.

피부과학 전공에서 중요한 가치	나의 선택
① 성취	1.
② 사람들을 돌봄	2.
③ 창의적 일을 하기	3.
④ 명성	4.

2. 다음은 피부과학 전공에 어울리는 학생의 특성이다. 자신은 각각의 특성을 얼마
   나 가지고 있는지를 1점(전혀 그렇지 않다)~5점(매우 그렇다)으로 평가해 보자.

피부과학 전공에 어울리는 학생은…

나는…   ① 전혀 그렇지 않다
② 거의 그렇지 않다
③ 보통이다
④ 약간 그렇다
⑤ 매우 그렇다

• 새로운 도전을 기꺼이 받아들인다	① ② ③ ④ ⑤
• 왜? 라는 질문을 한다	① ② ③ ④ ⑤
• 말하는 사람이기 보다 행동하는 사람이다	① ② ③ ④ ⑤
• 긍정적으로 사고한다	① ② ③ ④ ⑤
• 다정하며 인정이 많다	① ② ③ ④ ⑤
• 전문가로서 활동하는 것을 즐긴다	① ② ③ ④ ⑤
• 사람들을 돌보는 것을 좋아한다	① ② ③ ④ ⑤
• 연구활동을 좋아한다	① ② ③ ④ ⑤
• 남의 이야기를 잘 들어주는 능력이 있다	① ② ③ ④ ⑤
• 조화를 추구한다	① ② ③ ④ ⑤

※ 나의 점수를 모두 합하면 _____ 점이다.

<<< **외과학** >>>

어떤 학문/전공입니까?

외과학이란 수술이 필요한 환자 및 외과적 질환에 대하여 수술 전, 수술 중, 수술 후에 이르기까지 통합적 진료를 수행하는 학문으로 정의할 수 있다. 역사적으로 볼 때 현재 정형외과, 흉부외과, 성형외과 등 다양한 분야로 세분화 되었지만 이 모두는 외과학에 뿌리를 두고 있다. 이런 이유에서 처음에는 외과학이 외상이나 기형에 대한 수술적 치료 정도로 인식되었으나, 의학의 발전과 더불어 다양한 질병에 대한 광범위한 지식과 최신기술의 습득이 필요하게 되었다. 최근에는, 암환자에서는 치료적 범위 내에서의 종양 절제를 시행하기도 하고, 말기 장기질환 환자에게는 새로운 장기를 이식하기도 하고, 외상으로 인한 다발성 손상 환자에게 외과적 수술을 통해 환부를 치료하며, 선천성 기형으로 고통 받는 환아의 장기가 기능할 수 있도록 하는 등 의학의 다양한 분야에 걸쳐 임상 및 연구가 활발히 진행되고 있다.

주된 연구 분야

외과학 내에는 다양한 세부 분야들이 있다. 현재에는 계통적으로 위장관외과, 대장항문외과, 간담췌외과, 갑상선-내분비외과, 유방외과, 이식외과, 소아외과, 중환자-외상외과 등으로 세분되어 각 계통에서의 세부 연구를 진행하고 있다. 질환별로 구분하여 보면, 외과종양학은 암에 대한 연구 및 치료를 진행하고 있어, 각종 암의 발생 기전 연구 및 치료법 개발을 시행하고 있으며,

수술 과정에서 환자의 환부를 줄이기 위한 노력으로 복강경 및 로봇을 이용한 최소침습수술기법에 대한 연구가 활발히 진행 중이다. 또한 장기이식 분야에 있어서는 혈액형 부적합 장기이식 및 이종 간의 이식을 위한 면역학적 연구가 활발히 진행 중이며, 선천성 기형의 원인 규명 연구 및 치료를 위한 다양한 수술법의 개발에 관한 연구가 진행 중에 있다.

 교육/수련 과정은 어떠한가요?

전공의 교육 과정은 환자를 대상으로 한 병실, 외래 및 수술실에서의 실기 교육과 여러 학술 집담회를 통한 이론 교육으로 이루어져 있다. 외과 의국원은 총 4년의 수련기간 동안 외과학교실의 여러 분과를 돌아가면서 교육을 받는다. 수술 전에 환자의 증상 및 징후를 파악하고 필요한 검사를 선택하여 시행하며 그 결과를 종합하여 수술을 계획한다. 또한 집도의가 진행하는 수술에 제 1·2 보조자로서의 중요한 임무를 수행하며 수술에 적극 참여할 뿐만 아니라 실질적인 해부학적 지식을 습득하게 되고, 더 나아가 숙련된 보조자의 경우에는 교수의 지도 아래 수술을 직접 집도하는 경험을 갖게 된다. 수술 후에는 환자의 순조로운 회복을 돕고, 만일에 발생할 수 있는 합병증에 대하여 신속히 판단하고 대처하는 법을 배우게 되며 이 모든 일련의 과정은 교수들과 선배 전공의와의 토론과 지도 아래 이루어진다.

전공의들은 학술 집담회를 통하여 기존에 종설로 알려진 내용뿐만 아니라 최근 연구되고 있는 분야에 관한 다양한 지식을 얻게 된다. 또한 주어진 제목이나 관심 있는 주제에 대하여 스스로 공부한 내용을 여러 교수들과 동료 전공의 그리고 학생들을 대상으로 발표함으로써, 필요한 지식을 습득하고 요약하며 자신감 있게 발표하는 훈련을 하게 된다. 이렇게 습득한 지식과 환자

진료과정에서 얻은 경험을 바탕으로 교수들의 지도 아래 연구 주제를 설정하고, 환자 정보 수집 및 분석하며, 논문을 작성하고 국내외 학회에서 발표하게 되는데 이것은 전공의 교육 과정에서 빼 놓을 수 없는 중요한 부분이다.

전공의를 끝내고 난 뒤에 보다 심도 깊은 학문적 연구를 위해 세부 분과에 대한 전임의 과정을 이수하게 되는데 이는 교육 수련 기간인 동시에 책임자로서의 기능을 동시에 갖게 되어 추후 교수 혹은 임상가로서 환자의 삶을 향상시키는데 큰 역할을 담당하게 된다.

 졸 업 후 진 로

현재 외과학에는 기관마다 조금씩 다르지만, 대부분 8개의 분과, 즉, 위장관, 대장항문, 간담췌, 갑상선·내분비, 유방, 이식, 소아, 중환자·외상 등으로 나누어져 있다. 외과 전공의 수련 기간 동안 해당 분과를 돌며 세부 전문분과를 정하여 전임의를 하면서 교육을 받아 세부분과전문의가 되어 대학병원이나 종합병원에서 교수요원이나 연구를 시행하는 봉직의가 되기도 하고, 4년 수련 후 외과 전문의가 되어 바로 준종합병원 및 외과병원에 취직하거나 개원을 할 수 있다. 그 외에도 학문적 성취를 위해 지속적으로 연구를 하거나, 제약회사에서 의료 자문을 담당할 수도 있다. 또한 국제보건기구나 보건복지부 등에 진출하여 의료행정가의 길을 걸을 수도 있겠다.

앞으로의 전망은 어떠한가요?

외과학의 향후 전망은 매우 희망적이다. 현대 의학은 근대 100년 사이에 눈부신 발전을 이루었으며, 현재도 그 발전 속도가 엄청나 하루가 다르게 새로운 수술법 및 치료법 들이 개발되고 있다. 그러한 현대 의학 발전의 근간에는 외과학이 있다. 비록 현재 외과에 대한 외부환경이 만족스러운 것은 아니지만, 향후 지속적인 문제제기를 통해 개선될 것으로 확신한다. 이는 외과학이 의학의 핵심이며 인류의 참삶(well-being)에 꼭 필요한 학문이기 때문이다. 외과학은 과거부터 현재까지, 그리고 앞으로도 의학 분야에서 중추적인 역할을 담당할 학문으로서, 젊은 의학도들의 도전을 기다리는 분야이다.

 특별히 요구되는 특성은 어떤 것이 있나요?

외과의사의 책임은 각 환자의 수술을 결정하는 순간부터 그 환자가 수술 치료를 받고 퇴원하며 그 이후 치료가 종결되었다고 판단할 때까지, 그 환자의 몸에서 일어나는 모든 과정을 책임지는 것이다. 따라서 외과의사에게 요구되는 여러 가지 필요한 적성이 있다. 예를 들면 환자관리에 관한 능력, 수술수기에 필요한 지식과 기술, 문제 해결능력, 순간 판단능력 등이 요구된다. 또한 외과의사는 환자를 돌보는 일뿐만 아니라 의학지식의 연구에도 책임이 있다. 즉 자신의 경험을 토대로 하여 새로운 지식에 대한 도전정신 및 창조적 사고능력 등이 필요하다고 할 수 있다.

기타 이 전공을 택할 사람들에게 해 주고 싶은 말씀이 있다면?

외과학은 학문의 범위가 매우 광범위할 뿐만 아니라 생명과 직결되는 학문분야이다. 따라서 수련기간 동안 성실하고 진지한 자세가 필요하다. 항상 지식연마에 노력해야 함과 동시에 환자를 돌봄에 있어서도 냉철하고 신속한 판단이 요구된다. 무엇보다도 선배, 동료 및 후배 외과의사에 대한 존경심과 사랑 그리고 책임감이 필요하다고 하겠다.

찾아 볼 수 있는 관련되는 주요 학회나 학술잡지의 홈페이지는 무엇인가요?

학회

대한간이식연구회 http://www.livertransplants.co.kr

대한갑상선내분비외과학회 http://www.kates.or.kr

대한내분비외과학회 http://www.endocrinology.or.kr

대한내시경복강경외과학회 http://www.ksels.or.kr

대한대장항문학회 http://www.colon.or.kr

대한비만대사외과학회 http://www.ksmbs.or.kr

대한소아외과학회 http://www.kaps1985.org

대한외과대사영양학회 http://kssmn.or.kr

대한외과중환자연구회 https://www.surgicalcriticalcare.org:447

대한외과감염연구회

대한외과초음파연구회　http://www.ksus.or.kr

대한외과학회　http://www.surgery.or.kr

대한외상학회　http://www.trauma.or.kr

대한위암학회　http://www.kgca-i.or.kr

대한이식학회　http://www.ksot.org

대한임상종양학회　http://www.ksco.org

대한탈장학회　http://www.koreahernia.or.kr

대한혈관외과학회　http://www.ksvs.org

대한화상학회　http://www.burn.or.kr

한국간담췌외과학　http://www.khbp.or.kr

한국유방암학회　http://www.kbcs.or.kr

<<< 외과학의 가치 및 학생의 특성 >>>

1. 다음은 외과학 전공에서 중요하게 생각하는 가치들이다. 「이 책을 사용하는 방법, xiii 페이지」에서 제시된 13가지 가치 중 자신이 중시한다고 선택했던 가치들을 아래 목록에 적고 서로 비교해 보자.

외과학 전공에서 중요한 가치	나의 선택
① 합리적인 의사결정	1.
② 사람들과 함께 일함	2.
③ 창의적 일을 하기	3.
④ 성취	4.

2. 다음은 외과학 전공에 어울리는 학생의 특성이다. 자신은 각각의 특성을 얼마나 가지고 있는지를 1점(전혀 그렇지 않다)~5점(매우 그렇다)으로 평가해 보자.

외과학 전공에 어울리는 학생은…

나는…
① 전혀 그렇지 않다
② 거의 그렇지 않다
③ 보통이다
④ 약간 그렇다
⑤ 매우 그렇다

• 강인한 정신력과 체력이 있다	① ② ③ ④ ⑤
• 다재다능하다	① ② ③ ④ ⑤
• 창의적이다	① ② ③ ④ ⑤
• 사람들을 직접 돌보며 사랑을 실천하기를 원한다	① ② ③ ④ ⑤
• 성실하다	① ② ③ ④ ⑤
• 손재주가 있다	① ② ③ ④ ⑤
• 미적 감각이 있다	① ② ③ ④ ⑤
• 대인관계가 좋은 편이다	① ② ③ ④ ⑤
• 판단력이 있다	① ② ③ ④ ⑤
• 다른 사람들과 협동하여 일하는 것을 잘한다	① ② ③ ④ ⑤

※ 나의 점수를 모두 합하면 _____ 점이다.

어떤 학문/전공입니까?

흉부외과학은 흉부에 위치하는 심장, 폐, 기관, 식도, 대동맥 등 생명과 직결되는 중요한 장기들의 질환과 흉벽, 종격동 등에서 발생하는 질환들을 진단하고 수술적인 방법으로 치료하는 것을 목적으로 하는 전문 진료과이다. 흉부외과의 영역은 식도, 폐, 종격동의 질환을 담당하는 일반 흉부외과 영역과 심장 및 혈관의 치료를 담당하는 심장혈관외과로 구분되어 지며, 심장혈관외과는 크게 성인 심장질환과 선천성 심장질환의 치료 분야로 세분화된다.

 주된 연구 분야

일반 흉부외과 영역에서는 폐암, 식도암 등의 암 관련 분야와 기타 흉부 질환들에 대한 연구가 이루어지고 있고, 심장혈관외과 영역에서는 심장과 혈관질환들에 대한 연구가 주로 이루어지고 있다. 심장이식과 폐이식 연구를 위해 쥐와 돼지를 이용한 이식관련 동물실험도 활발하게 진행되고 있다. 최근에는 중환자 및 중증 외상 환자의 진료에 대한 연구까지 흉부외과의 연구 분야는 확장되고 있다.

 교육/수련 과정은 어떠한가요?

흉부외과 레지던트는 4년간 환자 진료에 관련되는 이론에 대한 공부를 하게 됨과 동시에 수술 술기를 습득하고, 환자 처치 및 관리방법 등을 배우게 된다. 수련과정 중에는 일반 흉부외과 파트와 심장혈관외과 파트를 함께 배우며 다양한 경험을 할 수 있도록 수련을 받게 된다.

흉부외과 레지던트 1년차는 흉부외과 의사로서 임상 진료의 기초를 배우는 시기이며, 수술 전 환자평가, 수술 후 환자평가 및 집중치료학을 집중적으로 수련 받게 되며 수술에 참여하여 흉부외과 수술의 기초를 배우게 된다. 레지던트 2년차부터는 수술 술기 습득에 더욱 치중하여 간단한 술기부터 집도할 수 있는 기회가 주어지게 되며, 3년차와 4년차 과정을 거쳐 수련을 마칠 때에는 기본적인 흉부외과 수술을 수행할 수 있도록 교육받게 된다.

기본적으로 수술에 참여하여, 수술을 배우고 공부하게 되지만, 매주 이루어지는 저널 및 토픽 발표, 매일 아침 교수님들과의 회진, 정기적인 강의와 학회 활동을 통해 임상의 기초가 되는 이론이나 최신 지견 등을 배우고 교환하며 학문적 토대를 굳건하게 하도록 하고 있다. 이러한 교육과정을 거쳐 수련을 마친 후 전문의로서 흉부외과 환자를 진료하고 수술을 시행할 수 있는 역량을 키우도록 한다.

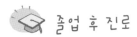

졸업 후 진로

전문의 자격 획득 후 다양한 분야에서 연구 및 진료를 할 수 있으며, 또한 뜻이 있는 분들은 세계 각국에서 의료 선교 활동을 할 수도 있다. 세부 전공을 원할 경우 1-2년간 임상 강사 후 세부 전공 분야에서 진료를 할 수 있다. 전통적인 흉부외과의 세부 전공 분야 이외에도 중환자 치료 영역 및 중증 외상 환자 진료 영역에서 많은 흉부외과 전문의들을 필요로 하고 있다.

앞으로의 전망은 어떠한가요?

흉부외과학은 과학기술의 발전에 힘입어 외과의 역사 중 최근 급격하게 발전한 분야이다. 심장 및 폐의 기능을 대신할 수 있는 체외순환장치의 개발이 심장수술과 폐수술의 발전에 큰 전환점이 되었으며, 심장이식과 폐이식도 점차 증가하고 있고, 인공심장이 개발되어 임상에 사용되고 있는 단계에까지 이르렀다. 점점 많은 기술이 개발됨에 따라 흉부외과는 점차 다양한 치료방법을 도입하게 될 것이므로 흉부외과의 영역은 점차 확대되어가고 있는 중이라고 할 수 있다.

또한 한국에서의 질병 발생 관련 통계를 보면, 폐암과 식도암의 발생이 급증하고 있으며, 인구 고령화와 식생활의 변화로 관상동맥질환과 대동맥 및 말초혈관질환 환자가 급격히 증가하고 있는 추세이다. 따라서 이러한 분야를 치료하는 흉부외과 의사의 수요가 증가하고 있는 상황이다.

 특별히 요구되는 특성은 어떤 것이 있나요?

흉부외과학은 사람의 생명에 직결되는 장기를 다루는 분야이므로 담대함과 치밀한 성격 및 근면함이 필요하다. 흉부외과 수술의 특성상 매우 섬세하고도 정확한 수술 실력이 있어야 하며, 또한 흉부외과의사의 순간적 판단이 환자의 치료 결과에 지대한 영향을 미치므로 정확하고도 깊이 있는 의학적 지식과, 빠르고 정확한 판단력이 요구된다. 이렇게 중한 질환과 환자들을 접하기 때문에 그 어느 분야보다 더 중요하게 생각하는 요구사항은 성실함과 환자에 대한 진지한 태도이다.

기타 이 전공을 택할 사람들에게 해 주고 싶은 말씀이 있다면?

최근에 들어 소위 사람의 생명을 다루는 과들이 힘들고 삶의 질이 떨어진다는 이유로 많은 의대생들로부터 기피당하고 있는 실정이다. 하지만 사람의 생명을 다루며 그 누구도 꺼리는 위중한 환자들의 치료에 적극적으로 관여하고 싶은 의지가 있는 사람이라면 도전해 볼 만한 가치가 충분히 있다고 생각한다.

찾아 볼 수 있는 관련되는 국내외 주요 학회나 학술잡지의 홈페이지는 무엇인가요?

학회

대한흉부외과학회 http://www.ktcs.or.kr
American Association for Thoracic Surgery http://www.aats.org/
The Asian Society for Cardiovascular Surgery http://www.ascvs.org
The European Association for Cardio-thoracic Surgery
http://www.eacts.org
The society of thoracic surgeons http://www.sts.org

학술지

대한흉부외과학회지 http://www.ktcs.or.kr/

European Journal of Cardio-thoracic Surgery

http://ejcts.oxfordjournals.org/

Journal of Thoracic and Cardiovascular Surgery

http://www.jtcvsonline.org/

The Annals of Thoracic Surgery

http://www.annalsthoracicsurgery.org/

The Cardiothoracic Surgery Network http://www.ctsnet.org/

〈〈〈 흉부외과학의 가치 및 학생의 특성 〉〉〉

1. 다음은 흉부외과학 전공에서 중요하게 생각하는 가치들이다. 「이 책을 사용하는 방법, xiii 페이지」에서 제시된 13가지 가치 중 자신이 중시한다고 선택했던 가치들을 아래 목록에 적고 서로 비교해 보자.

흉부외과학 전공에서 중요한 가치	나의 선택
① 성취	1.
② 독립성	2.
③ 창의적 일을 하기	3.
④ 합리적인 의사결정	4.
⑤ 다양성과 변화성을 추구	5.

2. 다음은 흉부외과학 전공에 어울리는 학생의 특성이다. 자신은 각각의 특성을 얼마나 가지고 있는지를 1점(전혀 그렇지 않다)~5점(매우 그렇다)으로 평가해 보자.

흉부외과학 전공에 어울리는 학생은…

나는…   ① 전혀 그렇지 않다
② 거의 그렇지 않다
③ 보통이다
④ 약간 그렇다
⑤ 매우 그렇다

- 강인한 정신력과 체력이 있다   ① ② ③ ④ ⑤
- 창의적이다   ① ② ③ ④ ⑤
- 사람들을 직접 돌보며 사랑을 실천하기를 원한다   ① ② ③ ④ ⑤
- 성실하다   ① ② ③ ④ ⑤
- 손재주가 있다   ① ② ③ ④ ⑤
- 미적 감각이 있다   ① ② ③ ④ ⑤
- 대인관계가 좋은 편이다   ① ② ③ ④ ⑤
- 판단력이 있다   ① ② ③ ④ ⑤
- 다른 사람들과 협동하여 일하는 것을 잘한다   ① ② ③ ④ ⑤
- 복잡한 문제의 해결을 즐긴다   ① ② ③ ④ ⑤

※ 나의 점수를 모두 합하면 _____점이다.

‹‹‹ 신경외과학 ›››

 어떤 학문/전공입니까?

신경외과는 뇌와 척추 신경에 있을 수 있는 다양한 질환(외상, 종양, 혈관 질환, 기능 이상, 선천성 질환) 전반에 걸쳐, 이를 진단하고 치료하며 인간의 생명을 다루는 임상 분야이다.

 교육/수련 과정은 어떠한가요?

4년간의 전공의 수련 기간을 통하여 교육과 연구의 질적 우월성을 유지하여 연구중심 교실의 특성을 유지, 발전시키고, 세계 정상의 임상수준을 위해 전문 분야를 육성하며, 다가오는 시대를 주도할 수 있는 균형 잡힌 유능한 신경외과 의사를 양성한다. 이러한 목표의 실현을 위해서 신경외과 질환을 가진 환자의 최고 수준의 치료를 위해 최선을 다한다. 기초 신경과학 연구의 질적 우월성을 유지하기 위해 독자적인 학부와 대학원 교육을 발전시킨다. 뇌 연구소 등을 중심으로 임상과 연계한 연구 활동을 활성화하고 국제수준의 논문 및 저술 활동에 주력한다.

의사로서 알고 있어야 할 신경외과 영역의 질병과 치료에 대한 일반개념을 임상실습을 통하여 체험하고 신경외과 영역 환자의 일차적 진료 및 처치를 할 수 있는 능력을 갖도록 함은 물론 의학계의 선도적 자질을 배양시키기 위하여 최신동향을 교육한다.

전공의의 수련목적은 신경계통의 외과적 질환에 대하여 독자적인 판단을 갖추고, 창의적인 연구능력을 갖출 수 있는 전문의를 양성하는데 있다. 계획에 의한 연차별 임상교육을 실시하고, 최신 신경외과적 지식을 교육하여 이의 임상적 응용에 기여토록 한다.

앞으로의 전망은 어떠한가요?

생명공학 및 뇌척수신경과학의 비약적인 발전이 이루어지고 있고, 인간의 평균 수명이 늘어남에 따라 향후 신경외과적인 치료가 필요한 분야는 더욱 증가할 것이고, 이에 따른 전문 인력의 확충이 절실하다.

 특별히 요구되는 특성은 어떤 것이 있나요?

신경외과학에 대한 학문적·창조적인 열정이 있어야 한다.

 기타 이 전공을 택할 사람들에게 해 주고 싶은 말씀이 있다면?

건강 및 체력, 환자에 대한 사랑, 동료·선후배 의사와의 협동심 및 원만한 대인관계 등이 중요한 덕목이다.

찾아 볼 수 있는 관련되는 국내외 주요 학회나
학술잡지의 홈페이지는 무엇인가요?

학회

대한신경외과학회 http://www.neurosurgery.or.kr

Congress of Neurological Surgeons http://www.neurosurgeon.org

Neurosurgery Online http://www.neurosurgery-online.com

학술지

Journal of Neurosurgery http://www.thejns-net.org

‹‹‹ 신경외과학의 가치 및 학생의 특성 ›››

1. 다음은 신경외과학 전공에서 중요하게 생각하는 가치들이다. 「이 책을 사용하는 방법, xiii 페이지」에서 제시된 13가지 가치 중 자신이 중시한다고 선택했던 가치들을 아래 목록에 적고 서로 비교해 보자.

신경외과학 전공에서 중요한 가치	나의 선택
① 사람들을 돌봄	1.
② 사람들과 함께 일함	2.
③ 합리적인 의사결정	3.
④ 창의적 일을 하기	4.

2. 다음은 신경외과학 전공에 어울리는 학생의 특성이다. 자신은 각각의 특성을 얼마나 가지고 있는지를 1점(전혀 그렇지 않다)~5점(매우 그렇다)으로 평가해 보자.

신경외과학 전공에 어울리는 학생은…

나는…
① 전혀 그렇지 않다
② 거의 그렇지 않다
③ 보통이다
④ 약간 그렇다
⑤ 매우 그렇다

- 완벽한 것을 추구한다   ① ② ③ ④ ⑤
- 자신감이 있다   ① ② ③ ④ ⑤
- 환자를 돌보는 것을 좋아한다   ① ② ③ ④ ⑤
- 새로운 기술에 대한 흥미가 있다   ① ② ③ ④ ⑤
- 에너지가 넘친다   ① ② ③ ④ ⑤
- 손재주가 있다   ① ② ③ ④ ⑤
- 복잡한 문제 해결을 즐긴다   ① ② ③ ④ ⑤
- 노력에 대한 실질적인 결과를 빨리 얻고 싶어한다   ① ② ③ ④ ⑤
- 계획된 일정을 선호한다   ① ② ③ ④ ⑤
- 독립성을 중요시 여긴다   ① ② ③ ④ ⑤

※ 나의 점수를 모두 합하면 ＿＿＿＿＿점이다.

≪≪ 정형외과학 ≫≫

 어떤 학문/전공입니까?

정형외과는 사지와 척추 그리고 그 부속 기관의 형태와 기능을 내과적, 외과적, 그리고 물리학적 방법으로 연구하고, 보존하며, 회복 및 발전시키는 의학의 한 분야이다. 최근 인간 수명의 연장으로 인한 노인성 질환의 증가, 교통 및 산업 재해로 인한 사고의 증가, 스포츠 및 레저의 증가로 인한 손상 등으로 인하여 결손 된 사지 및 척추의 기능을 회복시키고자 하는 학문이다.

 주된 연구 분야

정형외과분야의 주된 연구 분야에는 외상, 관절경 및 스포츠의학, 인공관절, 척추, 수부 및 미세수술, 족부, 근골격계 종양, 소아 정형외과 등이 있어 이들로 세분화하여 진료 및 연구가 활발히 진행되고 있다.

 교육/수련 과정은 어떠한가요?

정형외과의 교육 및 훈련 과정 4년으로 이루어져 있으며, 전공의 트레이닝 동안 외래 환자 및 입원 환자의 진료와 수술 및 응급실 진료에 직접 참여하여 환자의 진단을 위한 접근 방법, 치료 방법의 결정 과정에 참여하게 된다. 수술장에서 직접 수술 수기에 관하여 반복 학습을 통하여 전수받게 되며, 많은 학술회의를 통하여 최신 지견과 기초 지식을 습득할 수 있고, 경우에 따라 기초 연구에 참여할 수 있는 기회도 부여된다.

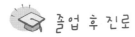

졸업 후 진로

대학병원 교수, 종합병원 의사, 척추 및 관절 전문병원 의사, 개원의 등 전공 후 선택에 따라 다양한 위치에서 근무가 가능하다. 전공의를 마친 다음 외상, 관절경 및 스포츠의학, 인공관절, 척추, 수부 및 미세수술, 족부, 근골격계 종양, 소아 정형외과 중 선택한 분야에서 전임의 과정을 통해 한 분야에 보다 깊고 폭넓은 연구 및 수련을 할 수 있다.

앞으로의 전망은 어떠한가요?

정형외과의 전망은 매우 유망하다고 할 수 있다. 노령화로 인한 노인성 질환 즉 관절염, 골다공증, 노인성 골절의 증가로 인하여 이를 전공하는 우수한 인력이 지속적으로 증가하게 될 것이며, 스포츠 레저 인구의 증가에 따라서 스포츠 의학이 새로운 학문으로 자리 잡고 있다. 스포츠 의학 분야는 프로페셔널 운동선수부터 일반인의 운동 손상까지 매우 다양한 분야를 다루게 될 것이며, 나아가서는 건강 증진 프로그램으로도 연계될 수 있는 가능성을 보여준다. 또한 교통사고, 산업 재해 등으로 인한 외상의 증가 또한 정형외과 의사를 필요로 하는 부분이다. 또한 기초 학문 분야에서는 생체 역학 생체 재료 및 세포 생물학 등의 광범위한 분야를 임상 분야에 적용할 수 있는 부분을 제공하게 되어, 인공 관절, 세포 치료제, 골절에 사용되는 내 고정 장치 및 관절염에 관련된 신약의 발굴 등에서도 매우 다양한 가능성을 보여 줄 수 있다.

특별히 요구되는 특성은 어떤 것이 있나요?

환자에 대한 따뜻한 마음은 가장 기본이 되는 덕목이라고 할 수 있으며, 무엇보다도 수술을 통하여 환자를 치료하는 것이 기본이기 때문에 빠른 결단력과 기계를 다룰 줄 아는 손재주를 요하는 분야이며, 수술을 통하여 재건을 잘하기 위하여 3차원적인 공간 감각이 뛰어날 경우 보다 더 유리할 수 있다. 물론 이러한 사항 들은 수련과 교육을 통하여 극복될 수 있는 부분이다. 또한 육체적으로 힘을 많이 요하는 경우가 많으므로 튼튼한 체력 또한 아주 중요한 특성 중에 하나라고 할 수 있다.

 기타 이 전공을 택할 사람들에게 해 주고 싶은 말씀이 있다면?

정형외과 전공의의 생활이 타 전공의에 비해 힘들고 고될 수는 있지만, 정형외과는 향후 노인 인구의 증가, 생활 스포츠 인구의 증가 등으로 더욱 각광을 받을 수 있는 유망한 전공분야임에는 틀림이 없다. 전공선택에 있어 수련 과정이 힘들다는 막연한 두려움으로 선택을 포기하기 보다는 전문의 자격을 취득한 이후의 전공분야의 가치를 고려하여 전공을 선택하는 것이 바람직하다.

찾아 볼 수 있는 관련되는 국내외 주요 학회나 학술잡지의 홈페이지는 무엇인가요?

학회

대한정형외과학회 http://www.koa.or.kr

미국정형외과학회 http://www.aaos.org

⟨⟨⟨ 정형외과학의 가치 및 학생의 특성 ⟩⟩⟩

1. 다음은 정형외과학 전공에서 중요하게 생각하는 가치들이다. 「이 책을 사용하는 방법, xiii 페이지」에서 제시된 13가지 가치 중 자신이 중시한다고 선택했던 가치들을 아래 목록에 적고 서로 비교해 보자.

정형외과학 전공에서 중요한 가치	나의 선택
① 합리적인 의사결정	1.
② 직접 손을 사용해서 일함	2.
③ 사람들을 돌봄	3.
④ 다른 사람들의 피드백을 즐겨 받아들임	4.

2. 다음은 정형외과학 전공에 어울리는 학생의 특성이다. 자신은 각각의 특성을 얼마나 가지고 있는지를 1점(전혀 그렇지 않다)~5점(매우 그렇다)으로 평가해 보자.

정형외과학 전공에 어울리는 학생은…

나는… ① 전혀 그렇지 않다
② 거의 그렇지 않다
③ 보통이다
④ 약간 그렇다
⑤ 매우 그렇다

• 새로운 도전을 기꺼이 받아들인다	① ② ③ ④ ⑤
• 장시간 근무를 받아들일 수 있다	① ② ③ ④ ⑤
• 생각하는 사람이기 보다 행동하는 사람이다	① ② ③ ④ ⑤
• 활동적이다	① ② ③ ④ ⑤
• 사람들을 통하여 힘을 얻는다	① ② ③ ④ ⑤
• 사람들을 돌보는 것을 좋아한다	① ② ③ ④ ⑤
• 의학외 분야에 대한 다양한 관심이 있다	① ② ③ ④ ⑤
• 기기조작에 소질이 있다	① ② ③ ④ ⑤
• 결정은 신속하게 내린다	① ② ③ ④ ⑤
• 치료가능한 질환들을 선호한다	① ② ③ ④ ⑤

※ 나의 점수를 모두 합하면 _____점이다.

≪≪ 성형외과학 ≫≫

어떤 학문/전공입니까?

성형외과학은 피부, 피하 조직, 근육, 신경, 골격 등 신체의 모든 조직을 다루며 얼굴, 하지, 수부 및 몸통(가슴) 등의 선천적 기형, 결손, 후천적 변형등을 기능적으로나 미용 목적으로 회복시키는 재건 성형과 눈, 코, 안면윤곽 및 유방 성형등으로 대표되는 외모 개선을 위한 미용성형 등을 다루는 외과 계열의 한 분야이다. 즉, 성형외과에서는 일반인들이 흔히 알고 있는 미용성형 뿐 아니라 신체의 선천성 기형과 화상, 수부외과, 종양 절제 후 재건술, 미세수술 등의 매우 다양한 재건분야를 다루고 있다. 오늘날 성형외과의 주된 분야는 선천성 기형을 기능적으로나 미용적으로 정상으로 수복 시키거나 외상 및 종양 절제술 후의 변형 및 결손을 재건하고 얼굴이나 가슴 등의 미용수술 등으로 매우 활발하게 시행 되면서 눈부신 발전을 거듭하고 있는 젊은 학문이다.

주된 연구 분야

- 지방유래줄기세포를 이용한 조직 재생연구
- 피판의혈행 및 허혈에 관한 연구
- 켈로이드 및 반흔 치료 연구
- 켈로이드의 발생 기전과 유전자 치료에 관한 연구
- 골, 신경 등의 조직 재생을 위한 나노기술 융합 연구
- 성형외과적 술기나 임상 결과를 통한 임상 연구

- 새로운 창상 치료 재료나, 약제를 적용한 임상 연구
- 각종 수술 기구들의 적용 및 활용법에 대한 연구
- 레이져, 지방흡입기 등 새로운 기기들의 이용과 효과에 대한 연구

 교육/수련 과정은 어떠한가요?

인턴과정을 마친 의사들 중 선발하여 레지던트 과정 4년을 수련한 후 성형외과전문의 시험에 합격하면 전문의 자격을 취득하게 된다. 다양한 임상 경험과 다양한 술기를 경험하거나 수술에 참여하며, 교수진 및 동료 의사들 과의 많은 의견 교환 및 다양한 세미나 등의 수련 과정을 통해서 않으로 국내의 성형외과를 선도하고 밖으로 전 세계에서 경쟁하는 성형외과 전문의를 배출하고자 한다.

1년차 과정은 성형외과 환자의 가장 기초적인 진료를 제 1선에서 담당하면서 경험을 쌓는 과정이다. 기본적인 환자관리와 상처 관리에 대한 기초적인 지식과 접근법을 배우고, 성형외과의로서의 기본적인 수술 술기를 습득하게 된다. 또한 일반외과 파견 근무를 통해 외과학의 기초를 닦을 수 있는 기회를 가진다. 환자들과의 직접적인 관계 형성을 통해서 성형외과 수련의로서의 인성과 성형외과 학문의 기초 지식을 습득하게 된다.

2년차 과정은 성형외과학의 지식과 술기를 본격적으로 배우는 과정이다. 미세수술 실습 동안 동물실험을 통해 미세수술 술기를 배우기도 하고, 마취과 등의 파견 기간 동안 성형외과의사로서 알아야 할 마취 술기도 배우게 된다. 자병원의 파견을 통하여 다양한 환자군을 경험할 수도 있고, 응급환자의 진료를 통하여 응급 진료의 경험도 쌓게 된다. 간단한 수술 술기 등을 습득하고 시술하게 된다.

3년차와 4년차 과정은 각 파트의 수석 레지던트로서 성형외과 전문의로서 지녀야 할 지식과 술기를 최종적으로 훈련받는 과정이다. 각종 수술에서의 집도를 통해 고등의 술기를 습득하게 되며, 수술 계획 및 술 후 관리까지 총체적인 환자 관리의 책임과 동시에 하급 전공의 및 의과대학생들에 대한 교육의 의무도 지게 된다. 특히, 4년차 과정에서는 Acting Chief Resident로서 의국을 이끌면서 의사로서의 리더십을 갖추어야 한다.

 졸 업 후 진 로

전문의 취득 후 봉직의와 개원의의 두 가지 길로 들어서게 된다. 대학병원 내지는 종합병원의 성형외과는 미용 성형수술과 함께 재건 및 복원 성형 수술을 담당하게 된다. 특히 대학에서는 연구 및, 학생 교육과 더불어 각종 장애, 기형, 결손, 변형 환자들을 정상적인 삶으로 돌려보내고, 인간다운 삶을 살게 해주는 재건 성형 수술을 통해 보람을 느낄 수 있다. 또한 타 대학병원이나 종합병원의 봉직의로서 다양한 재건 수술과 미용 수술 등을 담당하며 성형외과 전문의로서 생활하게 된다.

개원가에서는 주로 미용성형수술을 할 수 있다. 대한민국의 미용성형술은 세계 최고의 수준을 자랑하고 있으며, 많은 수의 외국 환자들이 한국의 높은 성형수술 실력을 믿고 진료를 받기 위해 방문 하고 있을 정도이다. 이렇듯 수련 후 전문의를 취득하여 공인된 성형외과 의사로서 개원가에 취직을 한다던지, 본인이 개원을 하여 진료를 하고 수술을 할 수 있다.

대한민국에서 가장 오래된 역사와 가장 많은 동문을 자랑하는 성형외과는 각 대학 및 병원 그리고 개업가에 많은 선배들이 이미 포진하고 있어 향후 진로 선택에 있어 많은 도움을 받고 있다.

 앞으로의 전망은 어떠한가요?

성형외과는 비교적 최근부터 발전한 분야로서 지금도 새로운 수술 기법과 학문 연구가 이루어지고 있다. 따라서 본인의 의지와 능력에 따라서 얼마든지 새로운 영역을 개척할 여지가 어느 분야보다 많다고 할 수 있다. 대학 병원의 교직에 있으면서 선도적인 위치에서 진료, 연구 및 교육적인 면에서 자신의 꿈을 펼칠 수 있고, 봉직 또는 개업을 통해 자신의 개성에 맞는 전문의로서의 활동이 보장된다.

미용성형수술에 대한 끊임없는 수요가 지속되고 있으며, 해외에서도 국내 성형외과의 높아진 지위를 경험하고자 몰려들고 있는 실정이다. 이에 발맞추어 본인의 노력 여하에 따라서는 국내뿐만이 아니라 중국, 일본 등의 국외에서도 인지도가 높은 성형외과 전문의로서 개원활동을 할 수 있다. 또한 다행한 국내외 학회에서 유명도를 얻을 수 있다.

인구 노인화 및 각종 암의 발생률 증가에 반한 인간다운 삶에 대한 욕구가 늘어감에 따라 삶의 질의 측면에서 의학이 진화하고 있고, 그러한 추세에 따라 각종 암 등으로 인한 결손에 대한 재건 수요가 늘어가고 있다. 앞으로 다른 종양외과 분야와 더불어 성형재건외과에 대한 수요는 필수적이다. 또한 항노화 학문이 발전함에 따라 주름성형, 지방 성형 등 노화를 치료하는 수술적 분야로서 성형외과의 전망은 더욱 증가할 것으로 생각된다.

특별히 요구되는 특성은 어떤 것이 있나요?

의사로서의 올바른 인성,꾸준함, 성실함이 우선적으로 요구된다. 이와 더불어 성형외과라는 학문의 특성을 잘 이해하고 열성을 가진다면 금상첨화일 것이다. 또한 새로운 수술법의 개발 속도가 매우 빠르고 의학 지식에 대한 응용이 매우 다양하고 빠르기 때문에 평생 동안 자기 개발을 늦추지 말아야 하는 성실성과 유연함, 창조적인 사고도 필요하다.

성형외과는 다른 외과 분야와 다른 특성이 있다. 단순히 기능적 회복뿐만 아니라 외형적, 심미적인 회복 또한 성형외과 수술의 중요한 목표이다. 따라서 성형외과를 전공하려는 사람은 미적 감각을 갖추는 것이 좋고 외형적 회복을 위한 다양한 수술 기법들이 적용되고 있기 때문에 섬세한 수술을 할 수 있는 손재주도 유리한 덕목이다. 하지만 미적 감각과 손재주는 만들어지고 노력 여하에 따라서 나아질수 있기 때문에 필수적이진 않다.

기타 이 전공을 택할 사람들에게 해 주고 싶은 말씀이 있다면?

성형외과는 그동안 눈부시게 발전하여 왔고 앞으로도 무한한 발전 가능성이 있는 분야이다. 과거의 면역학의 발전과 미세수술 술기를 통한 조직 이식, 장기 이식 등은 모두 성형외과학에 근간을 둔 발전들이었고, 노벨상을 받은 성형외과의사가 3명이나 된다. 미래의 성형외과는 조직공학과 줄기세포연구의 발전과 더불어 또 한 번의 큰 도약이 예상되므로 성형외과를 전공하게 되면 무한한 가능성에 도전하는 셈이다. 앞으로의 의학발전은 재생의학이 주도할 것이고 이를 주도할 성형외과는 무한한 가능성을 가지는 분야라고 할 수 있다.

또한 성형외과는 사회에 봉사할 수 있는 기회도 많다. 해외 봉사의 꿈을 가진 사람에게도 훌륭한 전공 분야가 될 수 있다. 언청이나 선천성 기형의 치료를 통한 봉사 활동이 활발히 이루어지고 있고, 그 외에도 화상이나 종양 등의 치료에도 성형외과 전문의의 역할은 간과될 수 없는 중요한 위치를 차지한다.

마지막으로 개업을 하여서도 수련기간 동안 배운 것을 거의 다 할 수 있는 전공과목은 흔하지 않다는 점을 생각한다면 성형외과는 전문의가 어느 곳을 가더라도 자신의 전문지식과 기술을 십분 활용할 수 있는 매우 유용하고 광범위한 학문이다.

 찾아 볼 수 있는 관련되는 국내외 주요 학회나 학술잡지의 홈페이지는 무엇인가요?

학회

대한두개안면성형외과학회 http://kcpca.or.kr

대한두경부종양학회 http://society.kisti.re.kr/~kshno/index.html

대한미세수술학회 http://www.microsurgery.or.kr

대한미용성형외과학회 http://ksaps.or.kr

대한성형외과학회 http://www.plasticsurgery.or.kr

대한수부외과학회 http://www.handsurgery.or.kr

대한화상학회 http://www.burn.or.kr

학술지

Annals of Plastic Surgery
http://www.annalsplasticsurgery.com
Plastic and Reconstructive Surgery
http://www.plasreconsurg.com

<<< 성형외과학의 가치 및 학생의 특성 >>>

1. 다음은 성형외과학 전공에서 중요하게 생각하는 가치들이다. 「이 책을 사용하는 방법, xiii 페이지」에서 제시된 13가지 가치 중 자신이 중시한다고 선택했던 가치들을 아래 목록에 적고 서로 비교해 보자.

성형외과학 전공에서 중요한 가치	나의 선택
① 창의적 일을 하기	1.
② 직접 손을 사용해서 일함	2.
③ 사람들과 함께 일함	3.
④ 다른 사람들의 피드백을 즐겨 받아들임	4.

2. 다음은 성형외과학 전공에 어울리는 학생의 특성이다. 자신은 각각의 특성을 얼마나 가지고 있는지를 1점(전혀 그렇지 않다)~5점(매우 그렇다)으로 평가해 보자.

성형외과학 전공에 어울리는 학생은…

나는…   ① 전혀 그렇지 않다
        ② 거의 그렇지 않다
        ③ 보통이다
        ④ 약간 그렇다
        ⑤ 매우 그렇다

• 도전 정신이 있다	① ② ③ ④ ⑤
• 미적감각이 있다	① ② ③ ④ ⑤
• 새로운 것을 배우는 것을 좋아한다	① ② ③ ④ ⑤
• 세밀한 것에 대한 주의성이 있다	① ② ③ ④ ⑤
• 아름다운 마음을 가지고 있으며 좋은 인간 관계를 유지한다	① ② ③ ④ ⑤
• 완벽한 것을 추구한다	① ② ③ ④ ⑤
• 외국어를 잘 구사한다	① ② ③ ④ ⑤
• 의학외 분야에 대한 다양한 관심이 있다	① ② ③ ④ ⑤
• 손놀림이 기민하다	① ② ③ ④ ⑤
• 관찰력이 좋으며 명석한 판단력이 있다	① ② ③ ④ ⑤

※ 나의 점수를 모두 합하면 _____점이다.

‹‹‹ 산부인과학 ›››

 어떤 학문/전공입니까?

산부인과는 가임기의 여성뿐만 아니라 모든 연령의 여성을 대상으로 하며, 청소년기 질환, 갱년기 관련 질환, 임신과 분만, 태아치료, 초음파, 여성 생식기의 양성 및 악성 질환을 다루는 학문이다. 세부적인 임상과목으로는 일반 부인과학, 산과학, 부인 종양학, 생식내분비학(불임, 폐경), 비뇨부인과학, 부인과 내시경학 등을 꼽을 수 있다.

 주된 연구 분야

주된 연구분야는 임상 분야의 경우 산과의 경우 고위험 임신, 초음파, 태아치료, 산전유전진단, 모체태아의학, 부인과는 부인암, 부인과 내시경 수술, 부인과 로봇 수술, 생식내분비학은 폐경, 불임 및 생식내분비, 배란장애 및 무월경, 비뇨부인과학은 요실금, 과민성방광, 자궁질탈출증이 있다. 부인종양의 경우 발암기전 연구, 치료약 개발 등의 연구를 시행하고 있고, 특히 자궁경부암, 자궁내막암 등에서 로봇 등을 이용한 최소침습수술 기법 연구가 활발히 진행 중이다. 산과의 경우도 초음파에 새로운 IT 기술을 도입하여 태아 이상의 진단의 정확도를 높이기 위한 연구를 포함, 고위험 임신의 조기발견 등의 연구가 진행 중이다.

교육/수련 과정은 어떠한가요?

다른 과와 마찬가지로 총 4년간의 전공의 수련기간을 거쳐야 하며 병동, 수술실, 외래, 응급실을 중심으로 이루어진다. 산부인과이기 때문에 분만실에서의 수련과정이 있고, 이외에 외래와 관련하여 초음파, 불임클리닉, 부인암 검진센터의 술기 교육이 이루어 지고 있다. 연차별로 살펴 보면 다음과 같다.

- 1년차 : 초진환자 및 1차 진료 담당, 수술 전후 처치 및 수술 보조, 분만과정 진행, 태아 감시
- 2년차 : 병동환자 관리 및 수술 스케줄 관리, 악성 종양환자 수술 전후 관리 및 치료 진행, 중환자 처치, 분만 술기 및 처치, 응급환자 진료 보조
- 3년차 : 외래 진료 보조, 중 수술 수기 습득, 응급 질환 진단, 처치 술기, 이상 분만의 진단 및 처치
- 4년차 : 수술 수기 및 보조, 부인암 환자의 추적 외래 관찰, 불임 환자 진단 및 처치 보조, 고위험 임신 환자의 처치, 초음파 수기 및 판독, 난산분만, 이상 분만에 대한 진단 및 처치

 졸업 후 진로

전공의 수련 이후에는 일반 부인학, 부인 종양학, 모체태아의학, 생식 내분비학, 비뇨부인과학 파트 등의 세분화된 분과에서 전임의(fellow)로 진료 및 연구가 가능하다. 수련 이후에는 대학병원이나 종합병원에서 세부 전문분야

를 연구하여 교수나 봉직의가 되기도 하고, 1·2차 병원 및 각지에 분포하고 있는 동문 병원 등으로 취직하여 일할 수 있다. 수술하는 과이지만, 외래 위주로 한 개업도 가능하다. 그 외에서 국제 보건기구나 보건복지부에 진출하여 의료행정가가 될 수도 있고, 제약 회사 등에서 의료 자문도 가능하다. 특히, 산부인과의 경우 개발도상국 등에서 의료행위 요구도가 높아 국경없는 의사회 등의 의료봉사단체에서 활동하는 것이 용이하다.

 앞으로의 전망은 어떠한가요?

출산율 저하, 포괄수가제 시행 등으로 인해 전망이 어둡다는 말들이 있을 것이다. 하지만, 고령 산모의 증가 및 고위험 산모들의 증가로 인해 전문적인 산과 의사의 역할이 요구되고 있으며, 전문센터를 찾고 있는 불임 부부 또한 계속 늘어나고 있는 추세다. 최근 인구 고령화로 인해 폐경기 여성, 부인암 환자가 꾸준히 늘고 있고, 또한 삶의 질에 대한 관심의 증가로 요실금 등을 포함한 비뇨부인과적 질환을 치료 받고자 하는 여성도 많아지고 있다. 따라서 이와 관련된 각종 기술, 술기 및 검사들의 요구가 늘고 있는 실정이다. 또한 현재 Major과임에도 불구하고 전국적으로 산부인과 전공의 수가 부족하고, 낮은 수가 등을 개선하고자 하는 움직임도 점점 합의가 모아지고 있다. 연구 분야에 있어서는 태아질환에서부터 부인암에 이르기까지 다양한 분야의 연구를 시행할 수 있으며 특히 줄기세포 연구에는 산부인과와 관련된 기술이 필수적이어서 미래지향적 연구에 적극 참여를 꿈꾼다면 산부인과를 선택하길 권하는 바이다.

특별히 요구되는 특성은 어떤 것이 있나요?

산부인과는 내과적인 진료와 외과적인 수술이 공존하는 특성이 있고, 분만 및 응급 수술 등도 있기 때문에 이에 따른 적성 및 특성이 있어야 하겠다. 응급한 상황에 대처할 수 있도록 정확하고 빠른 판단력과 결정을 내리는 훈련 과정이 필요하다. 따라서 부지런하고, 민첩하고, 환자에 대한 책임 의식이 필요하다. 응급한 상황이 끝나면 환자가 급격히 호전되는 것을 보면서 드라마 같은 호감을 느끼게 되는 경우가 많다. 다양한 케이스를 접하고 다양한 분과에서 수련할 수 있는 곳이기 때문에 언제나 호기심 많고 매사에 적극적인, 또한 창의적인 학생에게 적절하다.

 기타 이 전공을 택할 사람들에게 해 주고 싶은 말씀이 있다면?

산부인과는 비교적 다른 과에 비해 치료가 빠르고 병이 장기화되지 않는 것이 매력이며, 특정 질병이나 임신으로 병원을 입원했다가 완쾌된 모습으로 퇴원하는 환자들을 보면 보람을 느끼게 된다. 새 생명의 탄생을 함께 하며 기쁨과 감격의 순간을 산모 및 보호자와 나눌 수 있다. 특히 여의사의 경우 여성 환자들에게 더 친근하게 다가갈 수 있다는 장점이 있다. 항상 과를 선택함에 있어서 단편적인 면만을 보지 말고 넓게 봐야 하며, 지금의 인기는 언제든지 바뀔 수 있는 것이므로 당시의 선호되는 과가 아닌 자신이 진정으로 흥미를 갖는 과를 선택해야 한다.

관련되는 주요 학회나 학술잡지의 홈페이지는 무엇인 가요?

학회

대한부인종양-콜포스코피학회 http://www.ksgoc.or.kr

대한불임학회 http://www.ksfs.or.kr

대한비뇨부인과학회 http://www.1998kugs.org

대한산부인과개원의협의회 http://www.withobgyn.com

대한산부인과 학회 http://www.ksog.org

대한산부인과초음파학회 http://www.ksuog.or.kr

대한자궁내막증학회 http://endometriosis.or.kr

대한주산의학회 http://perinatol.or.kr

대한초음파학회 http://www.ultrasound.or.kr

대한태교연구회 http://taekyo.or.kr

대한태아의학회 http://www.fetalmed.or.kr

대한폐경학회 http://koreanmenopause.or.kr

미국 부인과 내시경학회(AAGL) http://www.aagl.com

미국불임학회 http://www.asrm.org

미국산부인과학회 http://www.acog.com

북미폐경학회 www.menopause.org

성의학회 http://www.sex114.org

피임연구회 http://www.piim.or.kr

American Society for Colposcopy and Cervical Pathology
http://www.asccp.org

The Society of Gynecologic Oncologists http://www.sgo.org

ObGyn net http://www.obgyn.net

학술지

American Journal of Obstetrics & Gynecology

British Journal of Obstetrics & Gynaecology

Clinical Obstetrics and Gynecology

Fertility and Sterility

Gynaecological Endoscopy

Gynecologic Oncology

Gynecological Endocrinology

Gynecological Surgery

Human Reproduction

Infectious Diseases in Obstetrics and Gynecology

International Journal of Gynecological Cancer

International Journal of Gynecology & Obstetrics

International Urogynecology Journal and Pelvic Floor Dysfunction

Journal of Maternal-Fetal Medicine

Journal of Obstetrics and Gynaecology

Menopause

Obstetrical and Gynecological Survey

Obstetrics & Gynecology

Prenatal Diagnosis

Ultrasound in Obstetrics and Gynecology

Ultrasound Review of Obstetrics and Gynecology

(ymlib.yonsei.ac.kr의 E-journal에 link되어 있으며, 주제어는 Obstetrics & Gynecology/Reproduction)

<<< **산부인과학**의 가치 및 학생의 특성 >>>

1. 다음은 산부인과학 전공에서 중요하게 생각하는 가치들이다. 「이 책을 사용하는 방법, xⅲ 페이지」에서 제시된 13가지 가치 중 자신이 중시한다고 선택했던 가치들을 아래 목록에 적고 서로 비교해 보자.

산부인과학 전공에서 중요한 가치	나의 선택
① 합리적인 의사결정	1.
② 사람들과 함께 일함	2.
③ 직접 손을 사용해서 일함	3.
④ 사람들을 돌봄	4.

2. 다음은 산부인과학 전공에 어울리는 학생의 특성이다. 자신은 각각의 특성을 얼마나 가지고 있는지를 1점(전혀 그렇지 않다)~5점(매우 그렇다)으로 평가해 보자.

산부인과학 전공에 어울리는 학생은 …

나는…
① 전혀 그렇지 않다
② 거의 그렇지 않다
③ 보통이다
④ 약간 그렇다
⑤ 매우 그렇다

- 잦은 일정변경을 감수할 수 있다   ① ② ③ ④ ⑤
- 변화에 쉽게 적응한다   ① ② ③ ④ ⑤
- 동시에 여러 작업을 할 수 있다   ① ② ③ ④ ⑤
- 위기에서도 침착하다   ① ② ③ ④ ⑤
- 사람들을 통하여 힘을 얻는다   ① ② ③ ④ ⑤
- 쉽게 일을 처리하기보다 진지하고 단호하다   ① ② ③ ④ ⑤
- 연구활동을 좋아한다   ① ② ③ ④ ⑤
- 결정은 신속하게 내린다   ① ② ③ ④ ⑤
- 사람들을 돌보는 일에 책임지기를 원한다   ① ② ③ ④ ⑤
- 일에 분명한 결과가 즉각 나타나기를 원한다   ① ② ③ ④ ⑤

※ 나의 점수를 모두 합하면 _____점이다.

‹‹‹ 안과학 ›››

어떤 학문/전공입니까?

　사람들이 생활하는데 있어서 가장 중요한 감각 중 하나인 시각을 담당하는 장기인 눈과 그 주위 구조에 대해 연구하고 관련 질환을 치료하는 학문이다. 안과라는 학문을 세부적으로 살펴보면 외안부 질환, 안성형, 사시, 신경안과, 망막, 유리체 등 외안부, 굴절이상(근시, 원시, 난시), 백내장, 녹내장, 신경안과, 사시 및 소아안과, 유리체 및 망막, 성형안과 등의 전문분야들이 있다. 안과의 각 분야는 안과 수련을 거치지 않으면 접근하는 것조차 힘들 만큼 매우 큰 specialty를 가지고 있다. 이외에도 안과는 내과적 치료와 외과적 치료를 환자에게 모두 시행하는 일부 과 중의 하나이다.

주된 연구 분야

　• 각막·외안부 : 안구의 표면은 각막과 결막 그리고 두 구조물의 이행부위인 윤부로 구성된다. 각막은 안구의 투명한 창으로서 빛의 전달과 굴절에 매우 중요한 역할을 하는 구조이다. 결막은 안구가 원활하게 움직일 수 있게 하며, 분비 및 면역기능도 가지고 있다. 외안부는 이러한 각막·결막 질환에 대한 치료를 연구하는 분과로서 각막혼탁에 의한 실명을 치료할 수 있는 수술인 각막이식을 바로 외안부에서 담당하고 있다. 그리고 근시, 원시 및 난시 등의 굴절이상을 교정하기 위한 excimer laser/LASIK/LASEK 수술 및 렌즈삽입술도 외안부에서 실시하고 있다.

　• 녹내장·신경안과 : 녹내장이란 시신경병증으로 인하여 특징적인 시신경의 형태학적 변화와 그에 따른 시야결손의 기능적 변화를 보이는 질환들의

총칭으로, 현재 전 세계적으로 회복할 수 없는 가장 중요한 실명 원인 중의 하나이다. 대부분 환자가 느낄 수 있는 증상이 없고 일단 진행하여 시신경이 손상을 받으면 회복이 불가능하므로 조기 발견과 적절한 치료가 무엇보다 중요하다. 자동시야검사계, 컴퓨터 시신경 유두 분석기, 빛간섭단층촬영 등의 최첨단 장비를 갖추어 녹내장 환자의 조기발견 및 경과관찰에 활용하고 있으며, 각종 약물 치료 및 약물 치료로 조절되지 않는 녹내장의 경우에는 레이저 치료 또는 수술적 치료를 통하여 녹내장의 진행을 억제하는 것을 목표로 하고 있다.

• 망막 : 눈의 후반부에 해당하는 망막, 유리체의 진단 및 치료를 위하여 세브란스 병원 안과에서는 망막 분야를 특성화하여 망막 전문의 8명이 진료를 담당하고, 레이저 치료실, 망막 전문검사실 및 망막 전용 수술실 1개를 사용하는 망막 센터를 운영하고 있다. 망막검사실에는 망막전위도검사, 시유발전위검사, 형광안저촬영, ICG angio, 빛간섭단층촬영, 망막혈류측정 검사 등의 최첨단 시설을 갖추고 있으며 레이저 치료실에는 최신 기종의 장비를 도입하여 조기에 망막질환의 진행을 막고 시력회복을 도모하고 있다. 또한 첨단 수술장비를 이용하여 과거에는 어렵게 여겨졌던 안구 후반부에 대한 수술치료를 실시하여 망막, 유리체 질환 환자들에게 시력회복이라는 궁극적 목표를 높은 성공률로 달성해 나가고 있다.

• 소아안과 · 사시 : 소아에서 발생하는 모든 종류의 안과질환을 다루는 안과학의 한 분야로서 원시, 근시 및 난시와 같은 굴절이상, 사시, 약시, 안구진탕 등과 같은 질환을 주로 대상으로 하여 특히 눈의 기능 중 가장 중요한 시각의 발달과정을 이해하고 이를 방해하는 모든 질환들을 치료하며 성인으로 성장하기전까지 총체적으로 눈의 기능을 향상시키고자 하는 분야이다. 필요한 경우 수술적 치료도 시행하게 되며 성인 사시 환자도 도움을 받을 수 있다.

• 성형안과 : 눈의 성형을 담당하는 클리닉으로서 눈의 미용뿐 아니라 기능까지도 충분히 고려하여 아름다운 눈의 모습을 유지하게 하고 눈의 기능을 도와주는 전문적인 분야를 말한다. 안와내 종양 및 눈물길 질환도 성형안과에서 치료하고 있다. 뜻하지 않게 눈을 잃은 환자들에게 의안을 할 수 있도록 하여 정상적인 사회생활을 가능하게 하는 것도 성형안과의 진료영역에 포함된다.

 교육/수련 과정은 어떠한가요?

1년차 때에는 안과에 대한 기본적인 지식을 익힌다. 각종 술기 및 검사를 배우고 수행하게 되며 주로 환자를 진단하는 법, 치료 중이거나 치료를 받은 후 경과를 보는 환자들에게 적절한 care를 제공하는 법을 배운다. 2년차 전공의와 함께 응급 환자를 보면서 직접 환자를 진료할 기회를 갖게 된다.

2년차 때에는 본격적인 수술을 배우기 시작한다. 수술을 assist하며 현미경을 이용하여 환자의 눈 속을 직접 들여다보고, 눈 속에서 벌어지는 첨단 기술들을 직접 배우고 익히기 시작한다. 응급 환자를 1차적으로 담당하게 되며 후반기에는 일반 외래 진료를 보게 된다.

3년차 때에는 일반 외래 진료를 보며, 수술방에서 간단한 수술을 직접해보게 된다. 특히 이 시기에는 망막열공, 당뇨망막병증, 후발백내장 등에 대한 레이저 치료를 할 수 있게 되는데, 이는 전공의가 치료의 주체가 되기 시작한다는 의미이다.

4년차 때에는 미세수술을 전문으로 하는 외과의로서 수술방에서 꼭 알고 있어야 할 각종 술기들을 직접 익히는 시기이다.

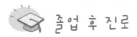 졸업 후 진로

큰 병원에 남아 연구와 임상 경험을 할 수 있는 교수 요원이 되거나 다양한 환자를 접할 수 있는 개원의, 봉직의 등이 될 수 있다.

대학병원의 경우 연구 활동이 무척 활발하게 이루어지고 있으며, 전공의들을 교육하는 프로그램도 효율적으로 갖추어져 있으므로, 연구와 교육에 관심이 있는 전공의라면 대학병원 교수를 목표로 할 수도 있다.

개원의와 봉직의를 선택하는 전공의도 많다. 안과 특성상 대형 병원이 아니라도 간단한 수기나 시술을 외래에서 직접 할 수 있고, 부분마취하 가능한 수술이 많기 때문에 개원이나 봉직의로의 전망이 좋다.

 앞으로의 전망은 어떠한가요?

고령화 시대를 맞이하여 점차 노령인구의 증가와 그로 인한 각종질환의 빈도가 증가하고 있으며 안과에서는 백내장, 녹내장, 황반변성, 당뇨망막병증과 같은 질환이 주목받고 있다. 또한 삶의 편리함과 생활의 만족을 추구하려는 가치관의 변화에 따라 시력교정술, 성형안과 수술 등 안과의 도움을 필요로 하는 이들은 더욱 많아지고 있다. 안과는 다른 전문과목에서는 접근할 수 없는 높은 전문성으로 독립적인 진료 영역을 구축하고 있으며 또한 환자에게 내과적인 치료 외에 외과적인 치료도 같이 제공하고 있다. 또한 외래 기반의 진료 환경은 빠른 검사 및 의사결정을 가능하게 하여 환자에게 빠른 치료를 제공하며, 상대적으로 다른 전문과목에 비해 개인적인 시간 여유가 많이 있는 편이다.

 특별히 요구되는 특성은 어떤 것이 있나요?

진료와 연구에 충실하고 기술, 전문성을 갖출 수 있는 책임감과 성실한 자세를 갖추는 것이 필요하다. 섬세함과 시각적인 감각을 지니면 더 좋을 것이지만, 무엇보다도 환자들의 고통을 이해하고 최선을 다해 도와줄 수 있는 마음가짐이 가장 요구되는 것이라 할 것이다.

 기타 이 전공을 택할 사람들에게 해 주고 싶은 말씀이 있다면?

볼 수 없는 괴로움을 볼 수 있는 사람이 완전히 이해할 수는 없으나 환자의 마음에 들어가 최대한 그들을 이해하려 노력하고 공감하는 안과 의사만이 그들을 잘 도울 수 있다. 현미경을 통한 미세수술로 볼 수 없었던 사람에게 빛을 찾아주고, 또 눈의 외관상 문제로 괴로워하던 사람에게 웃음을 찾아주는 일에 삶의 가치와 보람을 찾을 수 있는 뜻있는 사람들의 소중한 선택을 기다린다.

찾아 볼 수 있는 관련되는 국내외 주요 학회나 학술잡지의 홈페이지는 무엇인가요?

학회

대한안과학회 http://www.ophthalmology.org

한국각막질환연구회 http://www.kcdsg.co.kr

한국망막학회 http://www.retina.or.kr

American academy of ophthalmology http://www.aao.org

American society of cataract and refractive surgery

http://www.ascrs.org

학술지

대한안과학회지 http://www.ophthalmology.org/journal

Cornea http://www.corneajrnl.com

Journal of cataract and refractive surgery

http://www.ascrs.org

Investigative ophthalmology & Visual science

http://www.iovs.org

Ophthalmology http://www.aaojournal.org

⟨⟨⟨ 안과학의 가치 및 학생의 특성 ⟩⟩⟩

1. 다음은 안과학 전공에서 중요하게 생각하는 가치들이다. 「이 책을 사용하는 방법」, xiii 페이지」에서 제시된 13가지 가치 중 자신이 중시한다고 선택했던 가치들을 아래 목록에 적고 서로 비교해 보자.

안과학 전공에서 중요한 가치	나의 선택
① 성취	1.
② 직접 손을 사용해서 일함	2.
③ 합리적인 의사결정	3.
④ 높은 수입	4.

2. 다음은 안과학 전공에 어울리는 학생의 특성이다. 자신은 각각의 특성을 얼마나 가지고 있는지를 1점(전혀 그렇지 않다)~5점(매우 그렇다)으로 평가해 보자.

안과학 전공에 어울리는 학생은…

나는…　　① 전혀 그렇지 않다
　　　　　② 거의 그렇지 않다
　　　　　③ 보통이다
　　　　　④ 약간 그렇다
　　　　　⑤ 매우 그렇다

- 일을 성취해내는 사람이다　　　　　　　　　　　① ② ③ ④ ⑤
- 논리적이다　　　　　　　　　　　　　　　　　　① ② ③ ④ ⑤
- 수학적으로 엄밀히 사고하는 경향이 있다　　　　① ② ③ ④ ⑤
- 완벽한 것을 추구한다　　　　　　　　　　　　　① ② ③ ④ ⑤
- 전문가로서 활동하는 것을 즐긴다　　　　　　　① ② ③ ④ ⑤
- 새로운 기술에 대한 흥미가 있다　　　　　　　　① ② ③ ④ ⑤
- 관찰력이 뛰어나다　　　　　　　　　　　　　　① ② ③ ④ ⑤
- 노력에 대한 실질적인 결과를 빨리 얻고 싶어한다　① ② ③ ④ ⑤
- 세부적인 것에 주의를 기울인다　　　　　　　　① ② ③ ④ ⑤
- 예측가능한 일정을 선호한다　　　　　　　　　　① ② ③ ④ ⑤

※ 나의 점수를 모두 합하면 _____점이다.

≪≪ 이비인후과학 ≫≫

 어떤 학문/전공 입니까?

귀, 코, 목의 질환을 공부함으로써 그 질환의 원인, 증상 및 치료방법을 이해하는 학문이다.

 주된 연구 분야

난청, 이명, 어지럼증/비 부비동질환, 알레르기 질환, 수면 무호흡/두경부 종양, 음성질환에 대한 진단과 치료 등의 임상 연구 및 그 기전에 대한 기초 연구를 병행한다.

 교육/수련 과정은 어떠한가요?

4년간의 전공의 수련을 마치면 각자 더 공부하고 싶은 분야를 선정하여 세부전공을 살리는 강사제도에 지원할 수 있다. 전공의 수련 중 자신이 원하는 분야의 대학원 진학도 가능하며, 적극적으로 권장하고 있다. 학문의 세계적인 조류에 발맞추어 첨단 과학에 대한 기초연구를 함께 수행할 수 있는 연구 환경도 마련되어 있다.

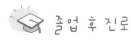 졸업 후 진로

4년간의 전공의 수련 후 강사 제도를 통해 세부 분과(이과, 비과, 두경부외과)를 공부할 수 있으며, 이후 대학병원 교원, 봉직의 또는 개원의로 진로를 정할 수 있다.

 앞으로의 전망은 어떠한가요?

아직 해결되지 못한 악성종양의 고전적 혹은 새로운 치료에 대한 연구가 활발하며, 사회가 점차 노령화되면서 청각, 후각, 미각 및 음성의 변화 등에 대한 예방과 치료대책에 대한 연구 등 이비인후과학의 전망은 대단히 밝다.

 특별히 요구되는 특성은 어떤 것이 있나요?

자신이 맡은 바 임무에 책임을 다하는 성실한 자세를 가진 학생이면 누구나 할 수 있다.

기타 이 전공을 택할 사람들에게 해 주고 싶은
말씀이 있다면?

인생을 살아감에 있어서 어떤 중요한 결정을 내릴 순간에 사람은 자신의 가치관에 따라 판단하고 결정하게 된다. 가치관이란 자신이 생각할 때 중요하다고 여기는 것이다. 올바른 선택을 하고 나면 나중에라도 후회가 없다. 개개인의 가치관은 쉽게 변하는 것이 아니기 때문이다.

이비인후과학을 전공으로 선택한 사람은 후회가 없다. 그 이유는 많겠지만 가장 중요한 한 가지를 들자면 평생 전공할 만한 충분한 가치가 있다는 점이다.

 찾아 볼 수 있는 관련되는 국내외 주요 학회나
학술잡지의 홈페이지는 무엇인가요?

학회

대한기관식도과학회 http://www.korbes.org

대한두경부외과연구회 http://www.kshns.or.kr

대한비과학회 http://www.ksrhino.or.kr

대한음성언어의학회 http://society.kisti.re.kr/~kslap/index.html

대한이과연구회 (대한이비인후과학회 홈페이지를 통해 접속)

대한이비인후과학회 http://www.korl.or.kr/kindex.html

대한청각학회 (대한이비인후과학회 홈페이지를 통해 접속)

학술지

대한기관식도과학회지 http://www.korbes.org/info_down.html

대한비과학회지 http://www.ksrhino.or.kr

대한음성언어의학회지 http://society.kisti.re.kr/~kslap/index.html

대한이비인후과학회지 http://www.korl.or.kr/kindex.html

대한청각학회지 (대한이비인후과학회 홈페이지를 통해 접속)

Acta Otolaryngologica

http://www.tandf.co.uk/journals/titles/00016489.asp

Annals Otology Rhinology Laryngology http://www.annals.com

Archives of Otolaryngology—Head and Neck Surgery

http://archotol.ama-assn.org

Laryngoscope

http://www.laryngoscope.com

Otolaryngology—Head and Neck Surgery

http://journals.elsevierhealth.com/periodicals/ymhn

‹‹‹ 이비인후과학의 가치 및 학생의 특성 ›››

1. 다음은 이비인후과학 전공에서 중요하게 생각하는 가치들이다. 「이 책을 사용하는 방법, xiii 페이지」에서 제시된 13가지 가치 중 자신이 중시한다고 선택했던 가치들을 아래 목록에 적고 서로 비교해 보자.

이비인후과학 전공에서 중요한 가치	나의 선택
① 창의적 일을 하기	1.
② 합리적인 의사결정	2.
③ 직접 손을 사용해서 일함	3.

2. 다음은 이비인후과학 전공에 어울리는 학생의 특성이다. 자신은 각각의 특성을 얼마나 가지고 있는지를 1점(전혀 그렇지 않다)~5점(매우 그렇다)으로 평가해 보자.

이비인후과학 전공에 어울리는 학생은 …

나는…
① 전혀 그렇지 않다
② 거의 그렇지 않다
③ 보통이다
④ 약간 그렇다
⑤ 매우 그렇다

• 왜? 라는 질문을 한다	① ② ③ ④ ⑤
• 논리적이다	① ② ③ ④ ⑤
• 완벽한 것을 추구한다	① ② ③ ④ ⑤
• 빈틈없고 신중하다	① ② ③ ④ ⑤
• 연구활동을 좋아한다	① ② ③ ④ ⑤
• 기초의학에 흥미가 있다	① ② ③ ④ ⑤
• 도전하기를 좋아한다	① ② ③ ④ ⑤
• 명확한 응답을 선호한다	① ② ③ ④ ⑤
• 정보에 대한 정확하고 객관적인 근거를 원한다	① ② ③ ④ ⑤
• 사람들을 돌보는 일에 책임지기를 원한다	① ② ③ ④ ⑤

※ 나의 점수를 모두 합하면 _____점이다.

⟪⟪ 비뇨기과학 ⟫⟫

 어떤 학문/전공입니까?

비뇨기과학은 요로기관과 남성의 생식기관에서 발생하는 모든 질환을 다루는 학문이다. 요로계는 소변의 생성, 저장, 배출을 담당하는 신장, 요관, 방광, 요도를 포함하고 있으며 생식기관은 전립선, 정낭, 정관, 고환, 부고환, 음경으로 이루어져 있다. 비뇨기과학은 배뇨장애, 비뇨기종양, 내비뇨기과학, 소아비뇨기과학, 남성과학, 여성비뇨기과학 등으로 세분화되어 있다. 각각의 세부 분야에서 다루는 대표적인 질환은 다음과 같다. 배뇨장애 분야의 경우 전립선비대증, 과민성방광, 요실금 및 신경인성방광을 다루며, 비뇨기종양학에서는 전립선암, 방광암, 신장암, 신우/요관암, 부신암, 고환암 및 음경암을 진료한다. 내비뇨기과학 분야에서는 요로결석 및 요로폐색을 다루며, 남성과학분야에서는 성기능장애, 남성 불임 및 남성갱년기 질환을 전문으로 한다. 소아비뇨기과학에서는 소아의 배뇨장애뿐만 아니라, 신우요관이행부폐색, 방광요관역류, 잠복고환, 음낭수종 및 요도하열과 같은 다양한 선천성 질환을 진료하고 있다. 이밖에도 신장이식, 요로감염, 비뇨기계 손상 및 재건 분야도 비뇨기과의 진료분야이다.

비뇨기과는 외과적인 수술치료와 내과적인 약물치료의 비중이 균형있게 발전한 진료분야라는 점이 특징적이라 할 수 있다. 예를 들면, 대표적인 질환 중 하나인 전립선비대증의 경우 일반적으로 약물치료가 우선이나 진행이 되면 비대한 전립선 조직을 제거하는 수술이 필요하다. 발기부전의 경우도 마찬가지로 경증의 경우 약물치료로 가능하나, 중증의 환자를 이를 교정하는 수술요법이 필요하게 된다.

수술 종류 및 방법도 다양하다. 개복술식, 복강경술식, 경요도술식, 로봇술식 등이 다양하게 발전되어 있다. 특히 현재 가장 각광받고 있는 로봇수술 분야의 발전을 이끌고 있는 분야가 비뇨기과라해도 과언이 아니다. 실제로 본원 기준으로 로봇수술의 1/3 가량이 비뇨기암을 치료하기 위해 시행되었다.

장기를 적출해야 하는 종양수술에서부터 장기를 재건하고 성형하는 수술까지 그 종류까지 다양하다. 가령 방광암 환자에서는 방광을 적출하고 장을 이용하여 새로운 방광을 만들어 주어야 하는데 이러한 복잡한 과정이 비뇨기과 의사에 의하여 이루어진다. 이밖에도 소아비뇨기과학 분야에서는 다양한 선천성질환에 대한 교정 및 성형수술이 이루어지고 있다.

주된 연구 분야

비뇨기암 연구로는 암의 조기 진단, 전이 및 재발의 예측을 위한 생물학적 표지자를 발굴하는 연구, 또한 암의 발병기전을 탐구하고 이를 통해 새로운 치료표적을 발굴하고자 하는 연구를 진행하고 있다. 한편 맞춤형 치료 모델을 구축하기 위한 임상적, 실험적연구가 통합된 이행성 연구가 수행되고 있다. 배뇨장애 분야에서는 신경인성 방광 및 간질성방광염 등 난치성 방광질환의 원인을 규명하고 치료 방안을 강구하기 위한 실험적, 임상적 연구가 진행되고 있다. 소아비뇨 분야에서는 비뇨기계 선천성기형의 원인으로 환경호르몬에 주목하고 있으며, 이에 대한 기초 및 임상연구가 진행되고 있다.

교육/수련 과정은 어떠한가요?

비뇨기과 전공의 수련기간은 4년이다. 4년간의 수련기간을 마치고 전문의 자격시험에 합격하게 되면 비뇨기과 전문의가 된다. 전공의는 수련기간 동안 다양한 분야에 대한 풍부한 임상지식의 습득과 환자진료, 수술술기를 경험하게 된다. 수련기간 중에는 모든 전공의에게 대학원에 진학할 수 있는 기회가 주어지게 되며, 본인의 노력에 따라 임상분야와 관련이 있는 여러 분야에 대한 연구자로써의 능력을 함양할 수 있는 여건이 마련되어 있다. 비뇨기 종양 분야에서는 다양한 비뇨기계 암의 수술적 치료에 대한 술기의 습득과 진행성 암에 대한 항암치료를 통해 폭넓은 환자진료의 기회를 얻을 수 있다. 특히 종양의 치료의 기본이 되는 개복술식을 바탕으로 복강경술식, 로봇술식 및 요도내시경술식의 첨단과 정석을 배울 수 있는 것이 본원 비뇨기과의 장점이라 할 수 있다. 내비뇨기과학에서는 다양한 결석의 치료방법인 체외충격파쇄석술, 복강경, 요관경, 경피적내시경술 등 내비뇨기학의 모든 술식이 시행되고 있어 이에 대한 습득이 가능하다. 또한 요로협착에 대한 수술 요법과 최근의 특수 스텐트 유치술 등을 경험할 수 있다. 소아비뇨기과 분야에서는 척수기형환아, 척수손상환자들을 위한 방광요도재활실을 운영하고 있으며 신경인성 방광에 대한 다양한 검사와 치료법을 배우게 된다. 또한 신경인성 방광이외에도 다양한 배뇨장애를 평가하고 치료 계획을 세우는 데 기본이 되는 요류역학검사, 비디오-요역동학 검사를 스스로 터득하여 검사결과의 해석을 수행하게 된다. 이밖에도 남성과학(성기능장애, 남성불임) 및 여성비뇨기질환에 대한 임상 교육을 받게 된다. 전공의는 피동적인 위치가 아닌 교수진과의 적극적인 협력과 토의를 통해 진단 및 치료에 참여하게 된다. 정기적인 과내, 원내 컨퍼런스, 세미나를 통한 토의는 짧은 수련기간을 통해서도 수준급의 전문의로 성장하는데 밑거름이 된다. 또한 수련기간동안 최소 1차례 국제학회 참석 및 발표의 기회를 가지게 되며, 주저자(제1저자)로서 논문 작성을 수행함으로써 전문적인 연구능력을 습득하게 된다.

졸업 후 진로

비뇨기과에서 수련을 받게 되면 거의 모두가 비뇨기과전문의로서 임상진료를 담당하게 된다. 한 예로 Y의과대학의 경우 2000년에서 2013년 사이에 비뇨기과 수련을 마친 61명의 진로 현황을 분석한 결과 대학병원 교수진이 25명(41%), 봉직의 5명(8%), 개원의 30명(49%)이었으며, 기타가 1명이었다. 한편 2005년에서 2013년 사이에 강사과정을 마친 43명의 진로는 대학병원 교수진이 29명(67%), 봉직의 8명(19%), 개원의 4명(9%)이었으며, 해외연수가 2명(5%)이었다. 본인의 노력도 중요하겠으나, 교직이냐, 봉직이냐, 개원이냐 등의 진로가 대부분 본인의 선택에 따라 결정되었음이 매우 특징적이라 할 수 있다.

 앞으로의 전망은 어떠한가요?

비뇨기과는 지금도 계속 발전하고 있다. 고령화 사회, 식생활의 변화 등으로 증가하는 비뇨기과 환자 수는 급격히 늘고 있으며, 또한 삶의 질을 중시하는 현대 사회의 요구에 따라 앞으로도 주요한 의학의 분과로서 위치를 유지하게 될 것으로 보인다. 전립선 분야는 로봇수술이 장점이 특히 부각되고 있으며, 서구뿐만 아니라 국내에서도 로봇수술 분야는 비뇨기과가 주도하고 있다고 할 수 있다. 최근 몇 년간 비뇨기과의 전문의수의 과잉으로 비뇨기과 의사의 입지가 다소 위축되었던 것도 사실이나 최근에 이에 대한 재조정이 성공적으로 이루지고 있어 현재 수련받고 있거나 미래의 비뇨기과 전공의의 가치는 고평가받을 것으로 예상된다. 특히 최근의 발전된 로봇, 복강경 술기를 갖춘 비뇨기과의사들에 대한 수요는 가파르게 증가하고 있고, 이에 대처할 수 있는 새로운 인재를 필요로 하고 있으나 아직까지도 수요를 충당하지는 못하고 있다. 수련을 마치고 개원의부터 대학병원 교수의 위치까지 많은 선택의 기회가 주어져 있다. 특히 비뇨기과는 임상 환자의 스펙트럼이 다양하고 수술과 약물치료를 균형있게 수행할 수 있다는 점, 특히 다양한 술식을 적용할 수 있다는 특징이 있다. 이는 단조롭지 않고 다채로운 임상 진료를 지속할 수 있다는 점은 평생 직장이라는 측면에서 타과와 차별되는 장점이라 하겠다.

 ## 특별히 요구되는 특성은 어떤 것이 있나요?

비뇨기과는 비뇨생식기계통의 다양한 질환에 대한 수술 치료뿐만 아니라 내과적 치료를 병행하는 학문이다. 두 가지를 모두 습득하기 위해서는 술기에 대한 재능이나 학문적 지식도 중요하지만, 무엇보다 필요한 것은 성실성과 하고자 하는 의욕이다. 수련기간 동안 어려운 상황에서도 자기 자신을 다스릴 수 있는 능력과 책임감을 요구한다. 특히 다학제진료에서 핵심적인 역할을 하는 진료영역으로 협력하는 태도와 자세가 필요하다. 환자에 대한 책임 있는 의료와 봉사정신을 가지는 것이 중요하며 창조적인 사고와 꾸준한 자기계발이 필요한 분야이다.

기타 이 전공을 택할 사람들에게 해 주고 싶은 말씀이 있다면?

고령화 사회, 식생활의 변화 등으로 증가하는 비뇨기과 환자 수는 급격히 늘고 있으며, 또한 삶의 질을 중시하는 현대 사회의 요구에 따라 앞으로도 주요한 의학의 분과로서 위치를 유지하게 될 것으로 보인다. 최근 몇 년간 비뇨기과의 전문의수의 과잉으로 비뇨기과 의사의 입지가 다소 위축되었던 것도 사실이나 최근에 이에 대한 재조정이 성공적으로 이루지고 있어 현재 수련받고 있거나 미래의 비뇨기과 전공의의 가치는 고평가받을 것으로 예상된다. 전문의 취득 후 개원, 봉직, 교수직을 결정함에 있어 기본적인 노력만 뒷받침되면 본인의 장래를 스스로 선택할 수 있을 정도로 많은 기회가 있다. 임상 환자의 스펙트럼이 다양하고 수술과 약물치료를 균형있게 수행할 수 있다는 점, 특히 다양한 술식을 적용할 수 있다는 특징이 있다. 이는 단조롭지 않고 다채로운 임상 진료를 지속할 수 있다는 점은 평생 직장이라는 측면에서 타과와 차별되는 장점이라 하겠다. 외과의사로써의 역량뿐만 아니라 내과의사로써의 폭넓은 학문적 지식을 쌓을 수 있는 최고의 선택이 되리라 믿는다. 뜨거운 동료애와 선후배 간의 따뜻한 정이 살아 숨 쉬는 비뇨기과는 여러분의 선택이 최고가 될 수 있기를 바란다.

찾아 볼 수 있는 관련되는 국내외 주요 학회나
학술잡지의 홈페이지는 무엇인가요?

학회

대한 비뇨기과학회 http://www.urology.or.kr

American Urological Association http://www.auanet.org

European Association of Urology http://www.uroweb.org

European Urology http://www.europeanurology.com

Urology http://ees.elsevier.com/url

학술지

The Journal of Urology http://www.jurology.org

자기
점검
표

1. 다음은 비뇨기과학 전공에서 중요하게 생각하는 가치들이다. 「이 책을 사용하는 방법, xiii 페이지」에서 제시된 13가지 가치 중 자신이 중시한다고 선택했던 가치들을 아래 목록에 적고 서로 비교해 보자.

비뇨기과학 전공에서 중요한 가치	나의 선택
① 합리적인 의사결정	1.
② 다양성과 변화성을 추구	2.
③ 사람들과 함께 일함	3.
④ 사람들을 돌봄	4.

2. 다음은 비뇨기과학 전공에 어울리는 학생의 특성이다. 자신은 각각의 특성을 얼마나 가지고 있는지를 1점(전혀 그렇지 않다)~5점(매우 그렇다)으로 평가해 보자.

비뇨기과학 전공에 어울리는 학생은…

나는… ① 전혀 그렇지 않다
② 거의 그렇지 않다
③ 보통이다
④ 약간 그렇다
⑤ 매우 그렇다

• 새로운 도전을 기꺼이 받아들인다	① ② ③ ④ ⑤
• 리더가 되는 편이다	① ② ③ ④ ⑤
• 업무를 적절히 조정할 수 있다	① ② ③ ④ ⑤
• 일을 성취해내는 사람이다	① ② ③ ④ ⑤
• 활동적이다	① ② ③ ④ ⑤
• 사람을 돕고자 하는 마음이 강하다	① ② ③ ④ ⑤
• 의학외 분야에 대한 다양한 관심이 있다	① ② ③ ④ ⑤
• 복잡한 문제 해결을 즐긴다	① ② ③ ④ ⑤
• 정보에 대한 정확하고 객관적인 근거를 원한다	① ② ③ ④ ⑤
• 사람들을 돕고 싶어한다	① ② ③ ④ ⑤

※ 나의 점수를 모두 합하면 _____점이다.

‹‹‹ 가정의학 ›››

 어떤 학문/전공입니까?

   가정의학은 연령, 성별, 질병의 종류에 구애됨이 없이 가족을 대상으로 지속적이고 포괄적인 의료를 제공하는 학문이다. 지속적 의료란 환자와 의사의 관계에서 시간적인 관계를 의미하며, 환자와 의사 또는 가족과 의사가 아플 때나 건강할 때나 언제든지 건강상의 문제점에 대해서는 지속적인 책임을 갖는다는 의미와, 질병의 자연사에 대하여 의사는 병이 다 나을 때까지 계속적인 책임을 진다는 개념을 포함한다. 포괄적 의료란 의료의 범위를 말하는 것으로, 의사들이 환자 진료 시 치료 의학적인 측면뿐 아니라 예방의학, 재활의학적인 방법으로도 접근하여 건강 증진과 건강을 유지하게 하는 의료와 기타 임상 각과의 영역을 범위로 하는 광범위한 의료라는 의미를 내포한다. 가족 의료란 가족이 의료의 단위로서 가족을 구성하는 어린이, 남자, 여자, 할머니, 할아버지 등 연령이나 성별에 구애됨이 없이 전 가족 구성원이 의료의 대상이며, 동시에 가족의 역동, 질병과의 연관성을 다루는 의료를 의미한다.

   따라서 가정의학은 일차의료(primary care)를 담당하는 전문 과목으로, 현재의 의료 수준에 따라 나누는 일차, 이차, 삼차 의료와는 다른 개념이다. 일차 의료에 대한 다른 분야의 전문 의료 분야는 자문의료(consultant care)라고 한다.

 교육/수련 과정은 어떠한가요?

   가정의는 3년간 가정의학을 전공한 전문의로 내과, 외과, 소아과, 산부인과, 정신과와 기타 피부과, 안과, 이비인후과, 재활의학과, 신경과, 정형외과 등의 광범위한 분야를 수련 받게 된다.

수련 목표는 지역사회 주민들의 건강관리(지역사회에 흔한 질병 또는 문제의 치료, 예방 및 재활)를 위한 충실한 가족주치의로서의 능력을 갖추도록 하고 또한 지역 사회 복지증진을 위한 보건의료 사업 분야에서 핵심적 역할을 수행 할 수 있는 능력을 갖추도록 하는 것이다. 구체적으로, 환자를 제일 먼저 대하는 초진의로서의 능력을 갖추고, 흔한 질병을 능숙하게 처치할 수 있어야 하며 드문 질환을 진단할 수 있어야 하며, 지속적이고 포괄적인 의료를 제공할 수 있는 능력을 갖추고, 행동과학과 지역사회의학의 기본지식이 있어야 하며 임상에 응용할 수 있는 능력을 갖추고, 지역사회 보건의료사업 분야에서 중심적 역할을 수행할 수 있는 능력을 갖추고, 가족역동에 대한 지식을 갖추고, 환자를 적절하게 자문, 의뢰할 수 있는 능력을 갖출 수 있도록 수련하고 있다.

연차별 훈련 과정은 1년차 전공의가 가정의학과 입원 환자 진료 및 의무기록을 담당하여, 입원환자에 대한 1차 접촉의사로서 환자파악, 정보수집, 문제설정, 초기계획 및 처치, 경과기록을 담당하게 된다. 그리고 아침 입원환자 발표, 주당 반일 외래 진료, 상급자의 지시에 따른 외래환자 및 응급환자에 대한 처치를 담당하고, 수석 전공의의 지시에 따라 학생, 인턴교육에 참여하게 된다.

2년차 전공의는 입원환자 진료에 있어서, 아침 입원환자 발표 시에, 외래환자 및 응급환자 처치에 있어서 1년차 전공의를 지도 및 보조하게 되며, 주당 2반일 외래 진료를 담당한다. 그리고 수석 전공의의 지시에 따라 학생, 인턴, 1년차 전공의 교육에 참여하게 된다.

3년차 전공의는 담당교수의 지도하에 하급전공의의 진료를 지시, 감독하는데, 입원환자 회진을 주관하고, 학생, 인턴, 하급전공의 교육에 적극 참여한다. 주당 3반일 외래 진료를 담당하며, 의국 학술 집담회를 주관하고, 의국 행정을 담당하게 된다.

　수련 내용은 감염성 질환, 신생물 및 혈액 질환, 내분비 대사성 질환, 순환기 질환, 호흡기 질환, 소화기 질환, 알레르기 질환, 류마티스 질환, 신경계 질환과 비뇨생식기 질환, 근골격계 질환, 안질환, 귀의 질병, 피부 및 부속기 질환에 대한 진단과 치료 및 예방에 대한 수련을 받게 된다. 또한 인간행동 및 정신 건강과 소아, 노인, 청소년 진료 및 여성의 건강, 임신과 출산에 대한 내용이 포함되며, 여행의학, 호스피스 및 완화의료에 대한 교육을 받는다. 건강증진 영역에 있어서는 흡연, 음주, 영양 및 비만, 스트레스 관리, 운동 처방, 질병예방, 노화에 관하여 환자의 선별, 환자 교육 및 치료와 적절한 의뢰에 대해서 수련 받는다. 일차의료 전문인으로서 기본 소양을 갖추기 위해 가족 중심 진료, 환자교육, 의료윤리에 대해서 수련하고, 가정의학의 학문성을 발전시켜 진료의 질을 향상시키기 위해 가정의학 연구방법, 근거 중심 의학에 대한 교육을 받고 있다. 또한 정통의학에 대한 상대적 개념으로서 보완대체의학의 개념과 종류 및 효과, 한계에 대한 수련이 포함되며, 일차 진료의로써 필요한 소양을 갖추기 위해 가정의학과 수련이외에도 내과, 외과, 산부인과, 소아과, 영상의학과, 정신과, 피부과, 비뇨기과, 이비인후과, 재활의학과, 정형외과 등에 파견근무를 통하여 각 영역에 대한 수련을 받는다.

 앞으로의 전망은 어떠한가요?

　고령화 사회로 접어들면서 노인의 인구가 급격히 증가하고 있고, 생활수준이 향상되면서 건강에 대한 관심이 높아지고 있다. 즉, 의료기술이 발전하고 소득수준의 향상과 삶의 질에 대한 관심이 증가하고 있는 지금 소비자들은 질적으로 수준이 높고 과학적인 근거를 가진 보건의료서비스를 희망하고, 더욱 특화된 서비스를 '맞춤의학'으로 개별적으로 제공받기를 원하게 되었다. 이러한 요구로 인해 현재는 1차 의료 시에 특수 분야를 전공한 전문의

보다 여러 영역에 다양하게 수련을 받은 가정의의 선호도가 점점 높아지고 있다. 최근 인턴 수련 후 전공과 결정 시에 가정의학과의 경쟁률이 점점 높아지는 것도 이런 추세를 반영한다고 하겠다. 또한, 국민들의 관심이 증대되어 수요가 많은 노인, 영양, 항노화, 비만, 완화 의학 등의 분야는 가정의가 타과의 전문의보다 접근하기도 쉬울 뿐 아니라 더 많은 정보를 제공할 수 있어 호응도가 높다.

 특별히 요구되는 특성은 어떤 것이 있나요?

다음과 같은 특성을 가지는 것이 모든 의사들에게 바람직하지만, 가정의에게는 특히 더욱 중요하게 여겨지고 있다.

1) 건강·질병·재활시 개인과 가족에 대한 총체적·지속적 케어에의 자신감
2) 환자와 가족에 대해 진정한 관심과 함께 느끼는 동정, 공감
3) 호기심 많고, 끊임없이 탐구적인 태도
4) 미분화된 의학적 문제와 그 문제의 해결에 대한 열정
5) 폭넓게 다양한 분야의 임상의학에 대한 흥미
6) 한 환자에게 동시에 발생할 수 있는 여러 문제를 편안히 다룰 능력
7) 빈번하고 다양한 지적인, 기술적인 도전에 대한 욕구
8) 청소년들이 성장·발육 시 가정과 사회에 적응하도록 지지할 수 있는 능력
9) 환자들이 일상의 문제들에 대처할 수 있도록 가정과 공동체 내에서 안정성을 유지하도록 도와줄 수 있는 능력
10) 환자를 돌보는데 있어 필요한 모든 건강 자원을 조율하는 조정능력
11) 지속적인 의학교육을 통해서 최신의 의학 지식을 유지하는 데서 오는

만족과 학습에 대한 끊임없는 열정

12) 스트레스 시에 적절하게 평정을 유지하고, 논리적이고 효과적으로 빠르게 반응할 수 있는 능력

13) 가능한 초기에서 문제를 확인하거나, 질병을 예방하고자 하는 욕구

14) 지속적인 환자와의 관계 형성에 대한 필요성을 인식하고, 최고의 환자 만족도를 유지하려는 강한 바람

15) 만성 질환을 관리하고, 급성 질환 후에 최선의 재활 치료를 보장할 수 있는 기술

16) 전인적으로 환자를 돌보는데 있어 신체적, 정신적, 사회적 요소들의 복잡한 상황에 대한 식별력

17) 삽화적 질병 치료에서 얻어진 짧은 기간의 기쁨에 비해 오랜 기간 동안 지속적인 의료에서 자연적으로 생긴 친밀한 환자와의 관계로부터 느끼는 개인적인 만족감

18) 진정한 건강의 원리와 질병의 과정에 대해 환자와 가족을 교육할 수 있는 기술

 기타 이 전공을 택할 사람들에게 해 주고 싶은 말씀이 있다면?

가정의가 된다면 의사의 길을 선택했을 때 각자가 이루고자 했던 모든 것들(부, 명예, 신앙적 소명, 나눔의 삶 등)을 성취하는데 있어서 노력하는 대로 얻을 수 있다는 장점이 있다. 가정의학과의 문은 언제나 열려있으며, 항상 여러분을 환영한다. 도전해보자!

찾아 볼 수 있는 관련되는 국내외 주요 학회나 학술잡
지의 홈페이지는 무엇인가요?

학회

가정의학과개원의협의회 http://www.fmdoc.or.kr

가정의학과전공의협의회 http://www.kafmr.or.kr

대한가정의학회 http://www.kafm.or.kr

대한 임상노인의학회 http://koreangeriatrics.or.kr

American Academy of Family Physicians http://www.aafp.org

Global Family Doctor-WONCA on line

http://www.globalfamilydoctor.com

STFM-Society of Teachers of Family Medicine

http://www.stfm.org

1. 다음은 가정의학 전공에서 중요하게 생각하는 가치들이다. 「이 책을 사용하는 방법, xiii 페이지」에서 제시된 13가지 가치 중 자신이 중시한다고 선택했던 가치들을 아래 목록에 적고 서로 비교해 보자.

가정의학 전공에서 중요한 가치	나의 선택
① 사람들을 돌봄	1.
② 사람들과 함께 일함	2.
③ 창의적 일을 하기	3.
④ 다양성과 변화성을 추구	4.

2. 다음은 가정의학 전공에 어울리는 학생의 특성이다. 자신은 각각의 특성을 얼마나 가지고 있는지를 1점(전혀 그렇지 않다)~5점(매우 그렇다)으로 평가해 보자.

가정의학 전공에 어울리는 학생은…

나는…   ① 전혀 그렇지 않다
② 거의 그렇지 않다
③ 보통이다
④ 약간 그렇다
⑤ 매우 그렇다

• 새로운 도전을 기꺼이 받아들인다	① ② ③ ④ ⑤
• 왜? 라는 질문을 한다	① ② ③ ④ ⑤
• 리더가 되는 편이다	① ② ③ ④ ⑤
• 좋은 조정자이다	① ② ③ ④ ⑤
• 다정하며 인정이 많다	① ② ③ ④ ⑤
• 의사소통을 잘한다	① ② ③ ④ ⑤
• 환자들의 상황과 문제를 함께 처리하는 것을 즐긴다	① ② ③ ④ ⑤
• 의학외 분야에 대한 다양한 관심이 있다	① ② ③ ④ ⑤
• 복잡한 문제 해결을 즐긴다	① ② ③ ④ ⑤
• 잘 모르는 것을 견뎌낸다	① ② ③ ④ ⑤

※ 나의 점수를 모두 합하면 ＿＿＿＿＿점이다.

‹‹‹ 재활의학 ›››

 어떤 학문/전공 입니까?

재활의학이란 각종 질병 및 사고로 인하여 장애가 생긴 사람으로 하여금 주어진 조건 하에서 최대한의 신체적, 정신적, 사회적 능력과 잠재적 능력을 발달시켜 가능한 한 정상에 가까운 또는 남에게 도움을 받지 않는 생활을 할 수 있게 해주는 분야로 정의될 수 있으며, 뇌졸중, 뇌손상, 척수손상, 뇌성마비 환자뿐만 아니라 각종 통증으로 인하여 보행 및 일상생활 동작에 지장을 받는 모든 환자가 재활치료의 대상이다. 최근 산업사회로의 발전, 인구의 고령화 그리고 건강에 대한 관심이 증가하는 현실에서 재활의학의 중요성은 더욱 높아지고 있다.

재활의학은 크게 8가지 분야로 나눌 수 있고 다음과 같다.

1) Hemiplegia or Quadriplegia due to Stroke or Traumatic brain injury
2) Paraplegia or Tetraplegia due to Spinal cord injury
3) Cerebral palsy, Delayed development
4) Management of musculoskeletal pain, Sports medicine,
5) Orthotics and Prosthetics
6) Cardiopulmonary rehabilitation
7) Physcial therapy
8) Electrodiagnostic medicine

재활의학은 중추신경계 및 말초신경계, 근육의 질환으로 인한 운동기능장애와 합병증을 치료하여 기능을 향상시키고, 장애를 최소화하여 가능한 한 정상에 가깝도록 삶의 질의 향상을 도모한다. 그리고 척추나 사지의 근골격계의 질환으로 인한 기능이상과 통증을 치료하는 분야로 약물치료, 주사치료, 물리치료, 운동치료, 보조기 등 외과적 처치를 제외한 모든 보존적 요법을 시행한다. 마지막으로 전기진단학 분야는 근전도 검사를 통하여 신경근육계의 질환을 진단한다.

 교육/수련 과정은 어떠한가요?

각 년차의 전공의는 순환근무를 통해 양측 병원에서 전문으로 진료하는 질병에 대해 수련을 받고 있다. 뇌성마비, 발달지연 등의 소아환자, 척수손상환자, 뇌졸중 및 뇌손상 환자, 근골격계 질환으로 인한 통증환자 등 전문적이고 다양한 진료에 대한 수련과 근육병, 척수 손상 및 만성 호흡기 질환 환자를 전문적이고 체계적으로 치료하기 위한 수련을 필요로 한다.

 앞으로의 전망은 어떠한가요?

재활의학이 발전한 나라가 선진국이라는 말이 있다. 한 국가가 발전하고 소득이 높아질수록 사회 복지 문제에 관심을 기울이게 되고 장애인 및 노인의 의료 및 사회복지시설에 많은 투자를 하게 된다. 우리나라도 최근 보건복지부 발표를 보면 중증 장애인과 노인을 대상으로 한 많은 정책들이 발표되고 있다. 그러므로 앞으로 국가의 선진화와 발맞추어 재활의학과 의사들은 많은 환자 진료와 더불어 우리나라의 보건 정책을 위해서 많은 조력을 해야 할 것이며 그럴 기회가 펼쳐질 것이다. 그리고 우리나라는 이미 2000년에 65세 이상으로 정의한 노인 인구가 전체 인구의 7%를 초과하여 UN이 분류한 고령화 사회에 진입하였고, 다가오는 2022년에는 노인 인구가 전체 인구의 14%를 초과하는 고령 사회, 2032년에는 20%를 초과하는 초고령 사회로 진입하리란 예상을 하고 있다. 이것은 고령화 사회에서 고령 사회로 가는데 22년, 고령 사회에서 초고령 사회로 가는데 10년밖에 걸리지 않는다는 예측으로, 선진국에 비해 거의 유례없이 빠른 현상이며 이러한 사실은 우리나라의 고령화 현상이 심각한 사회적 문제가 될 수 있음을 시사한다. 그러므로 이런 사회적 분위기에 재활의학의 역할은 점차 증대되어 갈 것이며 많은 노력이 필요할 것이다.

특별히 요구되는 특성은 어떤 것이 있나요?

모든 의학 분야가 그러하듯이 재활의학 또한 기초에 바탕을 두고 발전한 학문이며 첨단의료장비를 이용한 진료까지 학문의 폭은 매우 넓다. 여러 기초학 중 특히 해부학, 생리학, 물리학의 이해가 필요하다.

재활의학과 환자들은 대부분 만성 환자들이다. 뇌손상, 척수손상, 뇌성마비, 요통 및 경통, 퇴행성질환 등은 모두 약이나 단순한 치료로 해결될 수 없는 문제들이다. 그러므로 환자들이 경험하는 충격은 매우 크고 육체적 문제뿐만 아니라 다양한 심리적 반응을 보이게 된다. 따라서 재활의학과 의사들은 만성 질환을 다루는 의사로서의 인격적인 성숙함과 인내심이 필요하며 느린 병의 경과라 할지라도 환자의 작은 변화를 일일이 측정하는 섬세함과 세밀함이 매우 요구된다. 또한 장애를 갖는 환자분들을 이해하고 치료하는 심리적 조언가로서의 역할이 필요할 것이다.

그리고 재활의학은 의사 이외에도 치료사들의 역할이 매우 크다. 물리치료, 작업치료, 언어치료, 심리치료 등 다양한 영역의 전문가들과 함께 하게 된다. 그들의 의견에 귀 기울이고 상호간 의견 교환을 독려하여 환자에게 적절한 치료를 할 수 있도록 해야 하고 불필요한 치료나 치료의 중복을 예방하는 등 조정자(coordinator)의 역할을 할 수 있어야 한다. 이처럼 재활의학과 의사는 병원 속의 작은 조직을 이끌어가는 리더의 역할을 하고 있고 리더십이 필요하며 상대방을 존중하고 이해하는 넓은 마음을 가져야 한다.

 기타 이 전공을 택할 사람들에게 해 주고 싶은 말씀이 있다면?

위에서 서술하였듯이 재활의학의 분야는 넓고 앞으로 감당해야 할 일들은 점차 증대되어 갈 것이다. 이러한 일들을 감당하기 위해 우수한 인력이 많이 필요하다. 학교 수업 시간에 강의실에서 전달되는 내용은 재활의학 분야의 매우 기초적인 부분에 불과하기 때문에 재활의학의 이해를 위해서는 시간이 많이 부족한 상황이다. 이러한 점은 임상실습을 통해 좀 더 심도 깊은 이해의 과정을 경험할 수 있으리라 생각한다.

찾아 볼 수 있는 관련되는 국내외 주요 학회나 학술잡지의 홈페이지는 무엇인가요?

학회

대한노인병학회 http://www.geriatrics.or.kr

대한뇌신경재활연구회 http://www.ksbnr.org

대한소아재활연구회 http://www.ksprm.or.kr

대한스포츠의학회 http://www.sportsmed.or.kr

대한임상노인의학회 http://www.koreangeriatrics.or.kr

대한재활의학과개원의 협의회 http://www.rm.or.kr

대한재활의학회 http://www.karm.or.kr

American Academy of Physical Medicine & Rehabilitation

http://www.aapmr.org

Archives of Physical Medicine and Rehabilitation (APMR)

http://www.archives-pmr.org

International Society of Physical Medicine and Rehabilitation Medicine

(ISPRM) http://www.isprm.org

‹‹‹ 재활의학의 가치 및 학생의 특성 ›››

1. 다음은 재활의학 전공에서 중요하게 생각하는 가치들이다. 「이 책을 사용하는 방법, xiii 페이지」에서 제시된 13가지 가치 중 자신이 중시한다고 선택했던 가치들을 아래 목록에 적고 서로 비교해 보자.

재활의학 전공에서 중요한 가치	나의 선택
① 창의적 일을 하기	1.
② 합리적인 의사결정	2.
③ 사람들과 함께 일함	3.
④ 사람들을 돌봄	4.

2. 다음은 재활의학 전공에 어울리는 학생의 특성이다. 자신은 각각의 특성을 얼마나 가지고 있는지를 1점(전혀 그렇지 않다)~5점(매우 그렇다)으로 평가해 보자.

재활의학 전공에 어울리는 학생은…

나는…　① 전혀 그렇지 않다
　　　　② 거의 그렇지 않다
　　　　③ 보통이다
　　　　④ 약간 그렇다
　　　　⑤ 매우 그렇다

• 작은 성취에도 만족한다	① ② ③ ④ ⑤
• 리더가 되는 편이다	① ② ③ ④ ⑤
• 다정하며 인정이 많다	① ② ③ ④ ⑤
• 도전하기를 좋아한다	① ② ③ ④ ⑤
• 복잡한 문제 해결을 즐긴다	① ② ③ ④ ⑤
• 사람과 업무가 잘 어우러져 진행되게 하는 것을 좋아한다	① ② ③ ④ ⑤
• 새로운 것을 배우고 싶어한다	① ② ③ ④ ⑤
• 가능성을 찾으려 한다	① ② ③ ④ ⑤
• 논리적으로 사고한다	① ② ③ ④ ⑤
• 사람들을 돌보는 일에 책임지기를 원한다	① ② ③ ④ ⑤

※ 나의 점수를 모두 합하면 _____점이다.

‹‹‹ 영상의학 ›››

어떤 학문/전공 입니까?

영상의학과는 2007년 "진단방사선과"에서 "영상의학과"로 과 명칭이 개정이 되었다. 영상의학과는 흉부, 복부 및 비뇨생식기, 신경, 근골격, 소아, 혈관 중재 및 유방/갑상선 등으로 세분화되어 있으며, 판독 업무뿐만 아니라 중재적 시술 등 직접적인 환자 치료도 상당부분 담당하고 있다. 보통 학생 또는 일반인들이 알고 있는 일반촬영(plain radiography)에서부터 투시, 컴퓨터단층촬영(CT), 자기공명영상(MRI), 초음파 등 환자에게 가장 적합한 여러 가지 검사들을 이용하여 정확한 진단을 하는 것이 주된 목표이다. 영상의학과의 업무는 크게 영상 판독 및 검사, 중재 시술 그리고 정도관리 분야로 나눌 수 있다. 영상 판독 및 검사는 영상의학과의 주된 업무로써 각 촬영실에서 이루어진 다양한 영상 검사들은 네트워크를 통해서 PACS시스템으로 전송이 되고 각 세부분야별 영상의학과 선생님들이 영상을 해석하여 판독한다. 영상의학과에서는 영상 판독뿐만 아니라 위장관조영술이나 대장조영술과 같이 X-선을 이용하여 실시간으로 보면서 진단하는 투시검사나 초음파 검사의 경우 영상의학과 의사가 직접 수행을 하며 다양한 영상 기기(imaging modality)를 이용해 비수술적 조직검사를 직접 수행을 한다. 영상의학과에서는 영상 판독 업무뿐만 아니라 중재시술을 통하여 환자를 직접 치료하기도 한다. 중재시술이란 말초혈관질환, 자궁근종, 정맥류, 간암 등의 질병을 수술을 하지 않고 카테터란 가는 도관을 통하여 약물을 주입하거나 stent 설치를 통하여 치료하는 새로운 치료 방법이다. 중재시술을 통한 치료 분야는 경피적 혈관 성형술, 대동맥 질환에서 인조혈관 스텐트 설치술, 암의 색전술, 뇌혈관 질환의 비수술적 중재 치료, 고주파 치료술 등 다양하다. 정도관리란 의료영상의 품질관리 검사, 방사선사의 교육 등과 같은 체계적인 의료영상품질관리를 통하여 의료

장비 및 영상검사의 질 확보를 위한 업무이다. 체계적이고 지속적인 의료영
상품질관리를 통하여, 불량 의료영상의 양산을 막고 재검사율을 감소시킴으
로써 부적절한 장비 및 불필요한 검사로부터 환자를 보호할 수 있기 때문에
의료영상검사의 정도 관리는 국민건강의 향상에 매우 중요하다.

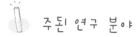 주된 연구 분야

영상의학과는 다양한 세부전공 분야로 나누어져 있고 다양한 영상 기기들
을 이용하는 과여서 기초에서 임상분야까지 다양한 연구 활동을 하고 있다.
임상분야에서는 암을 비롯한 다양한 질환에서 영상 검사 기법을 통한 진단
기술 개발, 방사선 피폭 저감화를 위한 영상 검사 프로토콜 개발, 첨단 영상
기술의 임상 적용, 중재 시술을 위한 도구 개발 등 다양한 연구들을 활발하게
하고 있다. 또한 기초 분야에서는 약물을 장착한 나노복합체 개발, 진단치료
용 신개념 나노 물질 개발, 초분극화 13C MRI을 이용한 실시간 물질대사영
상 등 최근에는 각광을 받고 있는 분자영상(molecular imaging)에 관한 다양
하고 깊이 있는 연구들이 활발하게 이루어지고 있다.

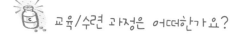 교육/수련 과정은 어떠한가요?

영상의학과 전공의들은 각 세부분야별로 배정되어 수련을 받게 된다. 수
련을 받게 되는 분야는 복부, 심장흉부, 신경두경부, 근골격, 소아, 비뇨생식,

유방/갑상선, 중재시술, 분자영상 및 물리, 초음파와 선택 분야로 나누어져 있으며 각 분야별로 4년의 기간 동안에 골고루 배정이 되어서 수련을 받게 된다. 전공의 저년차 때에는 여러 가지 영상 기기(imaging modality)의 기초적인 physics 이해부터 공부가 시작된다. 또한 투시 검사(barium enema, upper GI) 및 초음파 등의 검사 술기들을 교수님들, 강사 선생님들과 고년차 선생님들의 가르침 하에 하나씩 배우게 된다. 그리고 각 질병이 여러 영상 검사에서 어떻게 보이는지를 세부적으로 공부하게 되고, 그 이후 종합적으로 어떤 영상 소견이 있을 때 어떻게 접근을 해서 감별진단을 해야 되는지 종합적인 접근 방법을 훈련받게 된다. 공부를 하는 과정에서 영상소견만을 공부하는 것이 아니라 임상적, 병리학적으로 각 질병에 대한 깊이 있는 공부를 하면서 각 질병에 대한 영상소견과 접목을 하는 과정을 거치면서 영상소견에 대한 이해 과정을 거치게 된다. 고년차가 되면 MRI 등 첨단 영상장비 및 영상에 대해 좀 더 깊이 공부하게 되며 교수님들의 가르침 하에 Biopsy, 진단적 혈관촬영술 등 술기를 배울 수 있는 기회가 주어진다. 전공의 4년차는 선택 수련 과정을 통하여 본인이 관심이 있는 분야를 선택하여 자유롭게 수련을 받을 수 있는 기회도 있으며, 분자영상 및 물리 분야를 통해 CT, MRI의 원리 등을 배우는 기회도 있다. 이러한 과정 중에 언제라도 개인적으로 연구 분야에 관심이 있는 전공의는 관심 있는 분야에 교수님들의 가르침으로 좀 더 깊은 연구와 실험을 할 수 있으며 논문을 작성하여 국내외 학회지에 게재할 수 있는 기회도 주어진다. 작성한 초록이 해외학회에 채택될 경우 전공의 4년 기간 동안 지원을 받아서 해외학회에 참석할 수 있는 기회도 있다.

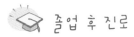 졸 업 후 진 로

영상의학과는 다양한 세부 분야가 많아서 전공의를 수련한 이후에 대부분의 경우에는 각자 원하는 세부 분야를 선택하여서 강사 생활을 1년 또는 2년을 하는 경우가 많다. 세부 전공을 수련한 이후의 전문의들은 대개는 대학병원이나 종합병원에서 근무를 하게 되고 세부전공을 수련 받지 않는 경우에는 대개는 개인병원, 검진센터 등에서 근무를 하게 된다. 참고적으로 세브란스병원 영상의학과에서 수련을 받은 전문의 선생님들의 근무 현황(2013년, 393명)을 보면 대학병원(62%)이나 종합병원(13%)에서 근무하시는 선생님들이 많고 개원이나 개인의원(9%)에서 근무하시는 선생님들은 상대적으로 적은 편이다.

 앞으로의 전망은 어떠한가요?

80년도 후반부터 90년도 초반 MRI가 임상진단에 본격적으로 사용되면서 영상의학과는 인기 학과 중에 하나였다. IMF를 거치면서 힘든 시기를 거쳤지만 최근에는 지원하는 전공의 수가 늘어나고 있다. 대한영상의학회에는 2013년 현재 3,500여 명의 정회원이 활동하고 있으며, 매년 140-150명의 전문의가 새로 배출되고 있으나 현재는 필요 인원에 비해 몇 년간 배출되는 전문의 수가 부족한 상태다. 연구 분야에서도 현재 활발히 연구되고 있는 분자영상(molecular imaging)부터 새로운 modality에 대한 연구가 계속되고 있다. 연구 분야에 종사하려 하거나 임상에 종사하고 싶은 학생 모두에게 기회가 열려 있다. 앞으로 과학의 발전과 더불어 영상 기기(imaging modality)는 계속 발전할 것이기 때문에 영상의학과의 분야는 계속해서 넓어질 것으로 생각된다.

특별히 요구되는 특성은 어떤 것이 있나요?

한 질병에 대해 여러 가지 가능성을 생각해 보고 그 중에 가능성이 제일 높은 순서대로 접근할 수 있는 논리적인 사고가 필요하다. 또한 계속해서 발전하는 학문이기 때문에 새로운 것을 익히는데 주저함이 없어야 하겠다. 공부해야 할 분량이 많기 때문에 꾸준히 공부하고 연구하는 끈기가 있으면 좋다.

 기타 이 전공을 택할 사람들에게 해 주고 싶은 말씀이 있다면?

의사가 된다고 했을 때 대부분 본인과 가족들은 환자를 보는 전형적인 의사상을 떠올리게 된다. 영상의학과를 처음 택할 때 환자를 보는 과가 아니라는 생각에 본인도 망설이게 될 수 있다. 영상의학과는 얻어진 imaging을 통해서 환자를 보게 된다. 시술이나 중재적 혈관시술을 하면서 환자를 직접 만나는 기회도 물론 있다. 그러나 대부분은 의사들과 만나는 시간이 더 많다. 따라서 영상의학과는 열심히 하려는 사람에게는 절대 편한 과가 아니다.

다만 일과 시간 이외의 시간에 대해 본인 스스로 계획을 세워 쓸 수 있다는 점이 매력적이다. 연구에 관심이 있는 사람은 연구를 할 수도 있고, 각 질병에 대해 좀 더 자세히 알고 싶은 사람은 자세히 공부할 수 있는 시간을 가질 수도 있다. 우리나라에서 여타의 과와 달리 논문 게재 수가 많고 국내뿐 아니라 해외학회에서도 활발한 활동을 보이는 것도 이러한 이유가 아닌가 생각된다.

전통적인 의사상에 얽매여 있지 않은 학생이라면 학문적으로도 연구 쪽으로도 인생을 걸어볼 만한 과라고 자신 있게 말할 수 있다.

영상의학과를 지원하는데 있어 또 하나 망설이는 이유 중에 하나로 너무 어렵다는 이야기를 많이 한다. 물론 쉬운 학문은 아니지만 훌륭하신 교수님들과 강사님들의 지도하에 4년을 보내게 되면 몰라보게 달라진 자신의 모습을 발견하실 수 있을 것이다. 어려워서 못한다는 것은 핑계일 뿐이다. 다른 어떤 학문이 쉬운 게 있겠는가? 열심히 하려는 학생에게 영상의학과는 최고의 기회라 말하고 싶다. 그리고 많은 뜻있는 학생들이 영상의학과에서 자신들의 꿈을 펼치기를 바란다.

 찾아 볼 수 있는 관련되는 국내외 주요 학회나
학술잡지의 홈페이지는 무엇인가요?

학회

대한영상의학회 http://www.radiology.or.kr

대한자기공명의과학회 http://www.ksmrm.org

대한초음파의학회 http://www.ultrasound.or.kr

영상의학 관련 quiz 응모 홈페이지 http://www.auntminnie.com/Daily

American college of radiology (ACR) http://www.acr.org

European Society of Radiology (ECR) http://www.myesr.org

Radiology society of North America (RSNA) http://www.rsna.org

<<< 영상의학의 가치 및 학생의 특성 >>>

1. 다음은 영상의학 전공에서 중요하게 생각하는 가치들이다. 「이 책을 사용하는 방법, xiii 페이지」에서 제시된 13가지 가치 중 자신이 중시한다고 선택했던 가치들을 아래 목록에 적고 서로 비교해 보자.

영상의학 전공에서 중요한 가치	나의 선택
① 합리적인 의사결정	1.
② 창의적 일을 하기	2.
③ 독립성	3.
④ 다른 사람들의 피드백을 즐겨 받아들임	4.

2. 다음은 영상의학 전공에 어울리는 학생의 특성이다. 자신은 각각의 특성을 얼마나 가지고 있는지를 1점(전혀 그렇지 않다)~5점(매우 그렇다)으로 평가해 보자.

영상의학 전공에 어울리는 학생은…

나는…
① 전혀 그렇지 않다
② 거의 그렇지 않다
③ 보통이다
④ 약간 그렇다
⑤ 매우 그렇다

- 왜? 라는 질문을 한다   ① ② ③ ④ ⑤
- 시각적인 자료를 좋아한다   ① ② ③ ④ ⑤
- 창의적이다   ① ② ③ ④ ⑤
- 전문가로서 활동하는 것을 즐긴다   ① ② ③ ④ ⑤
- 새로운 기술에 대한 흥미가 있다   ① ② ③ ④ ⑤
- 독립적이다   ① ② ③ ④ ⑤
- 새로운 것을 배우고 싶어한다   ① ② ③ ④ ⑤
- 논리적으로 사고한다   ① ② ③ ④ ⑤
- 일의 시작과 끝이 분명한 것을 좋아한다   ① ② ③ ④ ⑤
- 명확한 응답을 선호한다   ① ② ③ ④ ⑤

※ 나의 점수를 모두 합하면 _____점이다.

어떤 학문/전공 입니까?

방사선치료는 수술, 그리고 항암약물치료와 함께 3대 암치료 중 하나이다. 방사선치료는 크게 보면 근치적, 보조적, 고식적 목적이라는 3가지의 목적을 이루기 위해 시행한다. 근치적 방사선치료는 방사선치료 단독 또는 방사선치료와 항암화학치료를 동시에 시행하는 동시항암화학-방사선치료로 수술 없이 암을 완치시키기 위한 치료방법이다. 비인두암, 초기 성문암, 전립선암, 자궁암 등에서 널리 사용되고 있으며 수술 없이 암을 완치시키기 때문에 암이 있던 장기의 기능을 보존하면서 적은 부작용으로 암을 완치시킬 수 있다. 보조적 방사선치료는 암의 완치를 위해서는 수술이 필요하지만, 수술로는 완전한 제거가 어려운 전이성 미세암을 치료하는 것이 목적이다. 서구식 식생활이 일반화되면서 최근 그 환자 수가 늘고 있는 직장암, 유방암에서는 수술, 항암화학치료와 함께 암의 완치를 위해 반드시 필요한 치료로 정립되어 있다. 현재에는 방사선치료, 수술, 항암화학치료를 적절하게 시행하는 다학제치료가 널리 적용되면서 암환자의 생존율이 크게 증가하고 있다. 고식적 방사선치료는 전이성 암환자에서 비록 병을 완치시키지는 못하지만, 방사선치료를 통해 통증등의 증상을 완화시켜주는 목적을 가진 치료법이다. 현재 암환자의 통증을 경감시키거나, 뇌전이암, 척추전이암, 상대정맥증후군이 있는 환자의 증상을 호전시키기 위해 많이 사용되고 있으며, 암환자의 삶의 질을 향상시킬 수 있는 치료방법이다.

주된 연구 분야

방사선종양학의 연구분야는 크게 임상 방사선종양학, 방사선 물리학, 방사선 생명과학의 세 분야로 나뉜다. 임상 방사선종양학에서는 전향적 임상실험과 후향적 연구를 통해 암환자의 치료 결과를 향상시키는 방사선 치료방법을 연구한다. 방사선 물리학에서는 방사선 물리학자들과 함께, 방사선의 물리적 성질을 이용하여 방사선 치료의 기술적인 향상을 연구한다. 방사선 생명과학에서는 동물실험과 세포실험을 통하여 방사선이 생체내에서 일으키는 영향을 연구하게 되며 이를 통하여 방사선 치료의 효과를 증대시킬 수 있는 약물 치료 및 유전자 치료법도 함께 연구하게 된다.

교육/수련 과정은 어떠한가요?

일단 전공의 1년차부터 모든 환자를 암 환자만 보는 유일한 과로서 모든 환자가 생명과 직결되는 병으로 치료받고 있으므로 수련과정 중 환자 진료를 통해서 얻는 보람이 매우 크다. 비록 한 질병에 대해서 방사선치료 이외에도 수술 및 항암화학요법이 같이 시행되는 경우가 많아 치료에 대한 이해가 쉽지 않으나, 고난도의 지식 습득에 대한 성취감 및 자신감도 크다고 할 수 있다. 응급 상황으로 급하게 불려가는 일이 많지 않은 것도 장점이다.

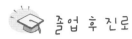 졸업 후 진로

방사선 치료는 현재 3대 암치료법 중 하나이며, 반드시 필요한 치료이다. 따라서 암환자를 치료하는 모든 대형병원 또는 대학병원에서 방사선종양학과를 갖추고 있다. 전공의 수련이 끝나고 방사선종양학과 전문의가 되면, 이러한 대형병원 또는 대학병원에서 근무하게 되며, 암환자를 치료하고 최신 암치료에 대하여 연구하게 된다.

 앞으로의 전망은 어떠한가요?

현재 미국에서는 암환자의 60%가 방사선치료를 받고 있다. 현재 우리나라에서는 방사선 치료를 받는 환자는 전체 암환자의 30%에 불과하나, 우리나라의 의료 수준이 빠르게 발전하면서 방사선 치료를 받는 환자는 점차 증가하고 있다.

또한 평균 수명의 증가로 암 환자 수는 점점 늘어만 가고, 국내외적으로 암전문병원 건립을 위해 앞 다투어 열을 올리고 있어, 이 분야에 대한 의료인의 수요는 굉장히 크다고 할 수 있으며, 현재도 매우 부족한 상태이다. 국가적으로도 암에 대한 관심이 매우 크므로, 이 시대의 난치병인 암에 대한 도전 및 전망은 계속되고 밝을 것이다.

특별히 요구되는 특성은 어떤 것이 있나요?

생명과 직접 연관성이 높은 질병을 다룸으로써 환자를 통한 보람을 크게 느낄 수 있고, 그런 일에 열정을 가지고 일할 수 있으면 맞는 적성이라고 할 수 있다. 그리고 암에 대한 방사선치료는 대학 병원급에만 주로 있기때문에, 암에 대한 연구를 지속적으로 하는 것을 즐길 수 있어야 한다. 연구도 진료와 마찬가지로 자신이 직접 치료하는 환자를 안타까워하며 그 해법을 찾고자 노력하는 마음에서 한다면 연구의 보람을 크게 느낄 수 있을 것이다.

 기타 이 전공을 택할 사람들에게 해 주고 싶은 말씀이 있다면?

앞서 언급된 점들 이외에 다소 진로에 고려할 수 있는 점들은 한두 가지가 더 있다.

예전에는 손으로 계산하고 치료부위를 가리키며 방사선 치료를 하던 시대에서 컴퓨터가 발달하면서 계산 능력 및 수행도가 급상승하면서 이제는 모든 방사선치료가 컴퓨터에 의해서 설계되고 치료된다. 치료 설계 및 치료 과정 전체적으로 현란한 컴퓨터 작업이 있고, 최첨단 장비들이 방사선치료에 이용된다. 평소에 컴퓨터 및 첨단장비를 다루기 좋아하고, 환자를 통해서 보람을 많이 느끼고 싶은 사람은 제격이라고 할 수 있다.

그리고 암환자가 감기 환자처럼 흔한 것도 아니므로 주로 대학 병원급에만 방사선치료 시설 및 해당과가 있기 때문에, 당연히 국내에서의 학술 교류만 해도 그 스케일이 전국적이며, 국제적인 학술대회가 늘 관심의 대상이므로 이 분야에 몸을 담게 되면 다분히 국제적인 생활을 영위할 수 있다는 점도 좋은 점이라고 할 수 있다.

 찾아 볼 수 있는 관련되는 국내외 주요 학회나 학술잡지의 홈페이지는 무엇인가요?

학회

대한방사선종양학회 http://www.kosro.or.kr
미국방사선종양학회 http://www.astro.org
유럽방사선종양학회 http://www.estro.org

학술지

International Journal of Radiation Oncology, Biology, and Physics(미국방사선종양학회 공식학술지) http://redjournal.org
Radiation Oncology Journal(대한방사선종양학회 공식학술지)
http://e-roj.org
Radiotherapy and oncology(유럽방사선종양학회 공식학술지)
http://journals.elsevier.com/radiotherapy-and-oncology

⟨⟨⟨ 방사선종양학의 가치 및 학생의 특성 ⟩⟩⟩

1. 다음은 방사선종양학 전공에서 중요하게 생각하는 가치들이다. 「이 책을 사용하는 방법, xiii 페이지」에서 제시된 13가지 가치 중 자신이 중시한다고 선택했던 가치들을 아래 목록에 적고 서로 비교해 보자.

방사선종양학 전공에서 중요한 가치	나의 선택
① 사람들을 돌봄	1.
② 창의적 일을 하기	2.
③ 성취	3.
④ 사람들과 함께 일함	4.

2. 다음은 방사선종양학 전공에 어울리는 학생의 특성이다. 자신은 각각의 특성을 얼마나 가지고 있는지를 1점(전혀 그렇지 않다)~5점(매우 그렇다)으로 평가해 보자.

방사선종양학 전공에 어울리는 학생은…

나는…　① 전혀 그렇지 않다
　　　② 거의 그렇지 않다
　　　③ 보통이다
　　　④ 약간 그렇다
　　　⑤ 매우 그렇다

• 새로운 도전을 기꺼이 받아들인다	① ② ③ ④ ⑤
• 사람들을 통하여 힘을 얻는다	① ② ③ ④ ⑤
• 논리적이다	① ② ③ ④ ⑤
• 스스로 일을 계획하고 효율적으로 수행한다	① ② ③ ④ ⑤
• 의사소통을 잘한다	① ② ③ ④ ⑤
• 전문가로서 활동하는 것을 즐긴다	① ② ③ ④ ⑤
• 사람들을 돌보는 것을 좋아한다	① ② ③ ④ ⑤
• 연구활동을 좋아한다	① ② ③ ④ ⑤
• 가르치는 것을 좋아한다	① ② ③ ④ ⑤
• 정보에 대한 정확하고 객관적인 근거를 원한다	① ② ③ ④ ⑤

※ 나의 점수를 모두 합하면 _____점이다.

어떤 학문/전공 입니까?

마취통증의학이 어떤 학문/전공인지 한 마디로 정의하는 것은 매우 어려운 일이다. 이는 비단 마취통증의학뿐만 아니라 의학이라는 것이 전반적으로 학문이 발달하고 다루는 영역이 넓어지면서도 세분화되고 있기 때문일 것이다. 마취통증의학은 넓게 마취과학, 통증의학, 중환자의학 등 3분야로 나눌 수 있다.

1) 마취과학

마취과학은 수술을 받는 환자의 수술 전 마취 관리부터 수술 후 관리까지를 담당하는 분야다. 마취는 환자의 상태가 급격한 변화를 겪게 되며 가장 심각하고 위험한 환경에 놓이게 되지만 환자의 치유를 위해 꼭 필요한 과정인 '수술'적 치료가 이루어지기 전부터 수술 후 환자의 상태가 안정될 때까지 환자의 생명을 안전하게 지키면서도 수술로 인해 환자가 받게 되는 고통을 최소화하는 것을 주목적으로 하는 학문이다. 그러므로 생리학적, 약리학적 기초 지식이 환자에게 가장 직접적으로 적용되는 최일선의 학문이라고 할 것이다. 그리고 환자의 상태와 수술의 종류에 따라 마취의 전문 분야도 세분화(심혈관수술을 위한 마취, 뇌신경마취, 부위마취가 주를 이루는 정형외과마취, 기도관리가 중점인 이비인후과마취, 무통분만과 제왕절개 등을 다루는 산과마취, 간이식 등 각종 이식수술을 관리하는 이식마취, 소아마취, 노인마취 등 그리고 기타 다수)되고 있다.

2) 통증의학

통증의학은 환자의 고통을 치유하는 것을 주목적으로 한다. 통증의 생리와 원인 등을 연구하고 약물치료, 물리치료, 신경차단 등을 포함하는 여러 가지 치료법을 통해 통증의 원인을 병태 생리학적으로 접근하여 통증을 치료하는 학문이다. 최근에는 더욱 그 영역을 확장하여 통증뿐만 아니라 자율신경계 불균형 질환(땀이 많이 나는 다한증, 안면홍조 등), 안면신경마비 등으로 치료영역을 넓히고 있다. 통증도 급성통증(수술 후 통증, 대상포진 등), 허리통증, 대상포진 후 신경통을 비롯한 각종 만성통증, 암성통증 등 여러 분야로 나뉘어 환자에 따른 가장 적절한 치료를 제공한다.

3) 중환자의학

중환자의학은 상태가 위중한 환자의 심혈관계, 호흡계의 안정을 최우선으로 다루는 학문이다. 이는 모든 중환자가 공통적으로 위험에 직면한 각종장기부전, 쇼크, 호흡부전 등을 다루는 그야말로 환자의 여러 문제 중에서도 특히 생명에 직결된 위중한 문제를 다루는 학문이다.

주된 연구 분야

마취통증의학과의 주된 연구분야는 마취관리, 중환자 관리 및 통증 세 부분으로 나누어 볼 수 있다. 마취관련 연구는 마취제의 작용기전 및 면역세포에 미치는 영향과 암에 미치는 영향, 심장에 미치는 영향, 간에 미치는 영향 등을 연구하고 있다. 중환자 관리영역에서는 폐혈증(sepsis)의 기전과 치료방법에 대한 연구가 진행되고 있으며 통증분야에서는 신경병증성 통증의 발생기전과 만성 통증환자의 치료법에 대해 연구하고 있다.

교육/수련 과정은 어떠한가요?

마취과 전공의는 4년의 수련기간을 통해 위에서 설명한 과정을 수련 받게 되는데 기본적으로 환자를 살피면서 이에 필요한 지식과 기술을 습득하는 과정이다. 1년차 시작과 동시에 마취의 가장 기초적인 사항을 신입전공의 workshop을 통해 교육받게 되고 1년에 걸쳐 위에서 열거한 전 과정에 대한 강의가 이어진다. 그 와 동시에 현장에서 환자를 돌보며 고년차 전공의와 교수들로부터 지도를 받는다. 통증의학과 중환자의학의 경우는 독자적인 일정에 따라 교육이 이루어진다. 특히 통증의학에서는 통증의 원인 및 생리를 이해하고 정확한 진단을 통해 적절한 치료를 하는 훈련을 받게 된다. 진단을 위한 문진, 신체검진 기술을 외래, 병동 환자들을 진료하며 습득하게 되고 정확하고 정밀한 치료 수기들을 외래치료실이나 수술실 치료 등을 통해 익히게 된다. 또한 마취통증의학 전문의가 된 뒤 통증인정의 자격을 통해 통증 치료 전문의로 활약이 가능하게 된다. 중환자의학에서는 중환자실을 중심으로 환자의 심혈관계, 호흡계를 안정시키는 지식과 기술을 배우게 된다.

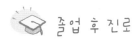 졸 업 후 진 로

마취통증의학과를 졸업 후 진로는 대학병원, 종합병원, 통증클리닉 개원, 프리랜서와 기타로 나눌 수 있다. 참고로 세브란스 마취통증의학과 졸업생의 진로현황을 살펴보면 대학병원 근무가 전체 졸업생의 33%로 가장 많고 병원 봉직의가 30%, 통증클리닉 개원이 15% 정도되고 프리랜서가 1.5% 정도 된다.

앞으로의 전망은 어떠한가요?

마취통증의학은 특히 과의 영역이 그 동안 빠르게 팽창되어 왔다. 이에 따라 이를 담당할 더 많은 인력이 필요한 실정이다. 특히 노인 인구의 증가에 따른 필연적 결과로 만성통증환자의 증가가 예상되며, 스트레스성 질환의 증가로 인해 통증의학의 역할이 더욱 중요해 질 것이다. 난치성 질환의 치료에서도 통증의학의 역할이 점차 증가하고 있으며 특히 말기 암환자의 호스피스 care에서의 통증의학은 그 중심이라 할 수 있다.

 특별히 요구되는 특성은 어떤 것이 있나요?

앞에서도 지적했듯이 마취과의사는 환자가 가장 위험하고 상태가 급격히 변화할 가능성이 많은 환경에서 환자의 생명을 지켜야하는 것이 일차 임무다. 그래야 집도의가 안심하고 수술에 전념할 수 있는 것이다. 그러므로 이런 환경에서 환자의 상태를 정확히 파악하고 변화를 예측할 수 있으며 이를 바탕으로 적절한 조치를 신속하고도 정확하게 할 수 있는 판단능력을 갖추어야 한다. 이를 위해 마취과학은 물론 생리학적, 약리학적인 지식이 필수적으로 요구되며 이를 바탕으로 정확하고도 빠른 판단력이 요구된다. 그리고 과의 특성상 손기술을 요구하는 부분이 많이 있어 손재주가 있는 사람이 유리한 측면이 있다고 할 수 있으나 4년의 수련을 거치게 되면 필요한 기술은 대개 잘 익히게 된다.

기타 이 전공을 택할 사람들에게 해 주고 싶은
말씀이 있다면?

특히 통증의학에 관한 내용이다. 병원을 찾는 대부분의 사람들은 통증을 주소로 내원하게 된다. 적절히 통증 관리를 하지 못 하게 되면 통증의 일차적인 원인이 사라지고 난 뒤에도 통증이 지속되어 통증 자체가 병이 되게 된다. 삶의 질이 중시되는 요즘 적절한 통증 치료로 환자의 고통을 덜어주어 일상 생활을 영위할 수 있게 해 주는 것은 매우 보람 있는 일이라 할 수 있다. 통증 치료 전문가로서 다른 임상과와의 팀 치료에서 주도적인 역할을 할 수 있으며, 전문적 지식을 기반으로 다른 과의 난치성 통증 치료에도 많이 참여하고 있다. 그만큼 통증의학의 영역은 매우 넓으며 연구하고 개척해야 할 분야가 많은 곳이다. 통증의학 전문가로서의 인생에 도전해 보자.

찾아 볼 수 있는 관련되는 국내외 주요 학회나 학술잡
지의 홈페이지는 무엇인가요?

학회

대한마취과학회 http://www.anesthesia.or.kr

대한중환자의학회 http://www.ksccm.org

대한통증학회 http://www.painfree.or.kr

미국마취과학회 http://www.asahq.org

마취과학 정보 http://www.gasnet.org

연세의대마취통증의학교실 http://www.yonseianes.com

virtual anesthetic machine http://vam.anest.ufl.edu

≪≪ 마취통증의학의 가치 및 학생의 특성 ≫≫

1. 다음은 마취통증의학 전공에서 중요하게 생각하는 가치들이다.「이 책을 사용하는 방법, xiii 페이지」에서 제시된 13가지 가치 중 자신이 중시한다고 선택했던 가치들을 아래 목록에 적고 서로 비교해 보자.

마취통증의학 전공에서 중요한 가치	나의 선택
① 합리적 의사 결정	1.
② 안전성	2.
③ 직접 손을 사용하여 일함	3.

2. 다음은 마취통증의학 전공에 어울리는 학생의 특성이다. 자신은 각각의 특성을 얼마나 가지고 있는지를 1점(전혀 그렇지 않다)~5점(매우 그렇다)으로 평가해 보자.

마취통증의학 전공에 어울리는 학생은…

나는…
① 전혀 그렇지 않다
② 거의 그렇지 않다
③ 보통이다
④ 약간 그렇다
⑤ 매우 그렇다

• 왜? 라는 질문을 한다	① ② ③ ④ ⑤
• 말하는 사람이기 보다 행동하는 사람이다	① ② ③ ④ ⑤
• 자신감이 있다	① ② ③ ④ ⑤
• 의사소통을 잘한다	① ② ③ ④ ⑤
• 사람들을 돌보는 것을 좋아한다	① ② ③ ④ ⑤
• 복잡한 문제의 해결을 즐긴다	① ② ③ ④ ⑤
• 새로운 기술에 대한 흥미가 있다	① ② ③ ④ ⑤
• 도전하기를 좋아한다	① ② ③ ④ ⑤
• 결정은 신속하게 내린다	① ② ③ ④ ⑤
• 세부적인 것에 주의를 기울인다	① ② ③ ④ ⑤

※ 나의 점수를 모두 합하면 _____점이다.

⟪⟪ 진단검사의학 ⟫⟫

 어떤 학문/전공입니까?

과학 및 근거 중심의학의 발달에 따라 의료 행위에 있어 임상 검사실 검사의 중요성이 지속적으로 높아지고 있다. 진단검사의학(Laboratory Medicine)은 환자의 혈액, 요, 체액 등의 인체 유래 검체를 이용하여 건강인의 선별검사, 질병의 진단과 경과 관찰, 치료 및 예후 판단과 관계되는 모든 검사를 시행하고 분석 판독함으로써 의료진에게 의미 있는 정보와 지식을 제공하는 의학의 한 분야이다. 진단검사의학의 주요 분야로는 진단혈액학(Diagnostic hematology), 임상화학(Clinical chemistry), 임상미생물학(Clinical microbiology), 진단면역학(Diagnostic immunology), 수혈의학 및 세포치료(Transfusion medicine & cell therapy), 분자유전학(Molecular genetics) 등이 있고, 각 분야의 주요 업무는 크게 검사 업무(Clinical laboratory service), 검사실 운영(Laboratory management), 중개 임상 연구(Translational clinical research) 및 교육(Education), 현장검사(point-of-care test) 및 검사정보 관리/활용(Laboratory informatics) 등이 있다.

 주된 연구 분야

1) 진단혈액학
- von Willebrand factor and related diseases
- 혈우병(hemophilia) 및 rare bleeding disorders
- Myeloproliferative neoplasm

2) 임상화학
- 이상지질혈증(Dyslipoproteinemia)
- Tandem mass spectrometer 를 이용한 biomarker 개발
- 치료약물모니터링(TDM)
- 약물유전체학(pharmacogenomics)

3) 임상미생물학
- 항균제 내성 세균의 역학 및 기전(antimicrobial resistance epidemiology and mechanism)
- 감염 진단법 평가 및 개발
- 항균제내성 세균 치료용 항균제 시험관내 항균력 평가 및 대체제로서의 phage 연구(evaulation of the invitro activity of new chemical compound, phage study as an alternative therapeutic agents)
- Metagenomics 연구를 통한 microbiome 및 Pathogen 규명
- Novel species identification

4) 진단면역학
- 간염바이러스(Hepatitis viruses)와 HIV 등 새로운 바이러스 질환의 표지자
- 감염질환의 면역학적 검사(immunologic tests for infectious diseases)
- 자가면역질환의 검사(autoantibodies of autoimmune diseases)
- 알레르기 질환의 검사(tests for allergic diseases)
- 종양면역학 및 종양표지자(tumor immunology and molecular markers)

5) 수혈의학 및 세포치료
- 수혈(Trasnfusion)
- 조혈모세포이식(Hematopoietic Stem Cell Transplantation)
- 줄기세포(Stem cell)
- 제대혈은행(Cord blood bank)
- 유전자치료(gene therapy)

6) 진단유전학
- Circulating tumor cell 및 cell free DNA를 이용한 암 조기진단 기술 개발

교육/수련 과정은 어떠한가요?

전공의 수련기간은 4년으로 1, 2년차 시기에서는 상기 세부 전문 분야의 기본적인 내용 및 실기를, 3, 4년차 시기에는 각 분야별로 심도 있는 교육과 아울러, 각 전공의에게 맞는 분야에 대해 임상연구 능력 배양을 위한 특성화 과정을 밟는다. 전공의 기간 중에 다양한 종류의 임상연구를 직접 수행할 수 있는 기회가 제공되며, 검사실 운영이나 연구 성과에 대해 다양한 국내외 학회에서 발표 기회가 주어진다.

졸 업 후 진 로

1) 대학병원/상급종합병원
- 특화된 영역의 검사 개발 및 적용(분자진단, biomarker 개발, 항균제 내

성, 세포치료 등)

2) 종합병원
- 의료법: 진단검사의학 또는 병리학 전문의 상근 요구
- 진단검사의학과 전문의 상근으로 인한 병원 의료의 질 향상 및 검사실 수익 증대
- 건강검진관련 업무의 수행

3) 전문수탁검사기관
- 서울의과학연구소, 녹십자의료재단, 삼광의료지단, 씨젠의료재단, 이원의료재단 등

4) 국가기관및기타공공기관
- 보건복지부, 식품의약품안전처, 질병관리본부, 적십자 혈액원등

5) 기타
- 보험의학 전문가
- 다국적 제약회사, 체외진단제품회사

 앞으로의 전망은 어떠한가요?

현재까지 주로 대학병원, 종합병원, 전문 수탁기관 등에 근무하는 경우가 많았으나, 근래 적십자 혈액원, 건강검진전문 클리닉, 제약 및 체외진단제품기

업, 바이오벤처 및 보건 관련 공직 등으로 진출하는 예도 많으며, 이런 경우 진단검사의학과 전문의로서의 경력이 많은 도움이 되고 있다.

 특별히 요구되는 특성은 어떤 것이 있나요?

진단검사의학 전공을 위해 다음과 같은 적성 및 자세가 필요하다.

1) 임상 검사에 대한 흥미와 관심
2) 기존 의학 지식을 스스로 학습하고 자신의 것으로 만들려는 학습능력
3) 검사실 운영에 대한 관심 및 인력관리에 필수 요건인 이해심
4) 새로운 의학 지식에 대한 열려있는 마음가짐 및 창의력
5) 다양한 분야의 전문가들과 함께 공동 연구를 할 수 있는 협동정신
6) 자신만의 학문 체계 및 연구 체계를 이루기 위한 자신감 및 인내력

 기타 이 전공을 택할 사람들에게 해 주고 싶은 말씀이 있다면?

현재 의료 사회는 역동적으로 변화하고 있다. 따라서 전공을 선택함에 있어서 전통적인 의사상에만 국한해서는 안 되며, 각자의 적성과 재능을 잘 파악하여 각자의 능력을 최대한 발휘할 수 있는 전공을 선택해야 한다. 과학 및 의학의 발전 가운데, 의료 분야가 점점 전문화되고 다양화되며 근거중심의학이 강조될수록 진단검사의학 분야의 역할이 더욱 커지고 있다. 따라서 더 큰 시야로 진단법을 주기적으로 평가하며 향상시키도록 시스템 전체를 보는

것에 흥미를 가지는 자에게 추천된다. 요즘의 의료가 그렇듯이 진단검사의학도 팀워크를 통해 이루어지므로 의사소통과 협업을 할 수 있으며, 긍정적이고 적극적인 마음가짐을 갖는 것이 필요하며, 수련과정에 따르는 여러 가지 난관을 적극적이고 창의적으로 해결하려는 태도를 갖는 것이 바람직하다.

 관련되는 주요 학회나 학술잡지의 홈페이지는 무엇인가요?

학회

대한수혈학회 http://www.transfusion.or.kr/

대한유전분자진단학회 http://www.ksgmd.org/

대한임상검사정도관리협회 http://www.lab-qa.org/

대한임상미생물학회 http://kscm.or.kr/xe/index

대한임상화학회 http://www.kscc.or.kr/

대한진단검사의학회 http://www.kslm.org/index.php

대한진단혈액학회 http://www.hema-research.or.kr/

진단검사의학재단 http://lmf.or.kr/

학술지

American Association for Clinical Chemistry

http://www.aacc.org/Pages/default.aspx

American Association of Blood Banks

http://www.aabb.org/Pages/Homepage.aspx

American Society for Clinical Pathology http://www.ascp.org/

American Society for Microbiology http://www.asm.org/

International Society for Laboratory Hematology

http://www.islh.org/web/index.php

〈〈〈 진단검사의학의 가치 및 학생의 특성 〉〉〉

1. 다음은 진단검사의학 전공에서 중요하게 생각하는 가치들이다. 「이 책을 사용하는 방법, xiii 페이지」에서 제시된 13가지 가치 중 자신이 중시한다고 선택했던 가치들을 아래 목록에 적고 서로 비교해 보자.

진단검사의학 전공에서 중요한 가치	나의 선택
① 창의적 일을 하기	1.
② 합리적인 의사결정	2.
③ 성취	3.
④ 생각으로 일함	4.

2. 다음은 진단검사의학 전공에 어울리는 학생의 특성이다. 자신은 각각의 특성을 얼마나 가지고 있는지를 1점(전혀 그렇지 않다)~5점(매우 그렇다)으로 평가해 보자.

진단검사의학 전공에 어울리는 학생은…

나는…
① 전혀 그렇지 않다
② 거의 그렇지 않다
③ 보통이다
④ 약간 그렇다
⑤ 매우 그렇다

• 리더가 되는 편이다	① ② ③ ④ ⑤
• 사람들을 체계적으로 조직할 수 있다	① ② ③ ④ ⑤
• 좋은 조정자이다	① ② ③ ④ ⑤
• 전문가로서 활동하는 것을 즐긴다	① ② ③ ④ ⑤
• 연구활동을 좋아한다	① ② ③ ④ ⑤
• 새로운 기술에 대한 흥미가 있다	① ② ③ ④ ⑤
• 새로운 것을 배우고 싶어한다	① ② ③ ④ ⑤
• 예측가능한 일정을 선호한다	① ② ③ ④ ⑤
• 논리적으로 사고한다	① ② ③ ④ ⑤
• 정보에 대한 정확하고 객관적인 근거를 원한다	① ② ③ ④ ⑤

※ 나의 점수를 모두 합하면 _____점이다.

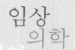

‹‹‹ 응급의학 ›››

 어떤 학문/전공입니까?

급성질환이나 손상으로 인해 발생한 신체의 이상에 대한 응급진료를 전문적으로 담당하여 환자의 생명을 구하고, 환자 상태를 최단시간 내에 정상이나 이에 가까운 상태로 회복시켜 계속되는 치료나 수술, 재활의 치료효과를 높이고 이에 관련되는 학술적 연구를 수행하는 임상분야이다.

 주된 연구 분야

- 소생의학 / 중환자의학 / 외상학 / 임상독성학 / 응급영상의학
- 환경응급의학 / 재난의학
- 응급의료정보학 / 응급의료체계 / 응급진료체계(질관리 향상)
- 임상교육학

 교육/수련 과정은 어떠한가요?

《미션》응급의학의 학풍을 진작시킨다
《비전》1. 학구적 응급의학과의 리더
　　　　2. 미래 리더들의 양성
《가치》1. 지식의 발견, 통합 그리고 적용
　　　　2. 전문인 교육

상기 미션, 비전 및 핵심가치를 이루기 위해 미국 전공의 수련 평가위원인 Accreditation Council for Graduate Medical Education에서 제시한 교육목표인

첫째, 환자 진료 Patient Care,

둘째, 의학적 지식 Medical Knowledge,

셋째, 실전 기반 학습 Practice-Based Learning,

넷째, 의사소통 역량 Interpersonal and Communication Skills,

다섯째, 전문성 Professionalism,

여섯째, 체계 기반 학습 Systems-Based Practice에 바탕을 두고 다양한 학술 및 진료활동을 통해 유능한 응급의학의사를 양성하고자 한다.

정기적 학술활동으로는 월별 회의를 통한 진료 현황 공유 및 개선 활동, 주제별 정규 월별 심화 학습 프로그램, 주 단위 정규 학술적 활동, 정규 실기 실습 및 역량 평가, 국내외 학술모임 참석 등이 있으며 진료현장에 지도전문의가 함께 하면서 살아있는 지식의 전달과 습득이 이루어진다.

졸업 후 진로

전문의가 된 후에 결정할 수 있는 진로는 다양하다. 학술과 교육에 관심이 많은 경우에는 의과대학 또는 응급구조학과에서 교수로 활동이 가능하며, 임상진료에 관심이 많은 경우에는 2차 병원에서 응급의학과 전문의로써 지역 응급의료체계 및 응급질환 진료에 매우 중요한 역할을 하게 된다. 심지어 일반진료과목으로 개업도 가능하다. 사회 응급의료체계의 개선과 방향 결정에 관심이 많은 경우에는 소방학교나 소방방재센터에서도 근무가 가능하며, 전

반적인 의학지식과 역량을 갖추기 때문에 의학기자부터 국제의료기구나 공항의무실과 같은 공공시설에서도 큰 역할을 할 수 있다.

 앞으로의 전망은 어떠한가요?

응급의학은 우리나라에서 1995년에 전문 과목으로 인증 받은, 아직은 초창기의 임상과라 할 수 있다. 따라서 발전 가능성이 무궁무진하다. 또한 각 임상과의 세부전문화 추세로 인한 진료의 공백을 메우고, 응급환자에게 양질의 응급의료를 제공하기 위해서는 응급환자를 전담하여 치료하는 전문 인력이 필수적이다. 국가에서도 사회안전망으로 응급의료 분야에 많은 투자와 지원을 하고 있기에 전망은 밝다고 할 수 있다.

 특별히 요구되는 특성은 어떤 것이 있나요?

응급의학은 초기 평가 및 처치, 생명유지, 감별진단 및 안정화 등의 응급진료를 불확실성, 부족한 정보, 제한된 시간 속에서 안전하게 수행해야 한다. 따라서 냉철한 판단력, 빠른 직관력, 신속한 결단력, 집중력, 행동 지향적, 멀티태스킹(multitasking), 의사소통 능력과 외향성(환자 및 다른 의료진과 대화하기 좋아하는), 사람에 대한 애정, 동료애 등이 요구된다.

기타 이 전공을 택할 사람들에게 해 주고 싶은 말씀이 있다면?

응급의학과의 장점은 빠른 일처리, 예측 불가능이 부담되면서도 매력적인 요소, 확실한 자기 시간, 커뮤니케이션 능력 향상, 다양성, 활동적(dynamic), 분위기가 좋은 의국, 의견 표현의 자율성 및 미래 가치성이 높다는 것이다. 응급의학이 우리나라의 병원 및 의료 환경에서 발전하기 위해서는 할 일이 아직 많이 남아있다. 자기가 앞장서서 미지의 영역을 개척하면서 미래를 자기 손으로 만들고자 하는 사람에게는 최적의 선택이 될 것이다.

찾아 볼 수 있는 관련되는 국내외 주요 학회나 학술잡지의 홈페이지는 무엇인가요?

학회

대한응급의학회 www.emergency.or.kr

대한임상독성학회 www.ksclintox.org

American College of Emergency Physicians www.acep.org

Australasian College of Emergency Medicine www.acem.org.au

Canadian Association of Emergency Physicians www.caep.ca

European Society for Emergency Medicine www.eusem.org

International Federation for Emergency Medicine www.ifem.cc

Society for Academic Emergency Medicine www.saem.org

The College of Emergency Medicine

www.collemergencymed.ac.uk

The World Association for Disaster and Emergency Medicine

www.wadem.org

학술지

대한응급의학회지 http://www.jksem.org/

대한임상독성학회지 http://ksclintox.org/4info_down1.html

Academic Emergency Medicine

http://onlinelibrary.wiley.com/journal/10.1111/(ISSN)1553-2712

American Journal of Emergency Medicine

http://www.journals.elsevierhealth.com/periodicals/yajem

Annals of Emergency Medicine http://www.annemergmed.com

Canadian Journal of Emergency Medicine

http://www.cjem-online.ca

Emergency Medicine Australasia

http://onlinelibrary.wiley.com/journal/10.1111/(ISSN)1742-6723

Emergency Medicine Journal http://emj.bmj.com

European Journal of Emergency Medicine

http://journals.lww.com/euro-emergencymed/pages/default.

aspx

Journal of Emergency Medicine

http://www.journals.elsevier.com/the-journal-of-emergency-

medicine

Resuscitation http://www.journals.elsevier.com/resuscitation

<<< **응급의학**의 가치 및 학생의 특성 >>>

1. 다음은 응급의학 전공에서 중요하게 생각하는 가치들이다. 「이 책을 사용하는 방법, xiii 페이지」에서 제시된 13가지 가치 중 자신이 중시한다고 선택했던 가치들을 아래 목록에 적고 서로 비교해 보자.

응급의학 전공에서 중요한 가치	나의 선택
① 합리적인 의사결정	1.
② 다양성과 변화성을 추구	2.
③ 사람들을 돌봄	3.
④ 사람들과 함께 일함	4.

2. 다음은 응급의학 전공에 어울리는 학생의 특성이다. 자신은 각각의 특성을 얼마나 가지고 있는지를 1점(전혀 그렇지 않다)~5점(매우 그렇다)으로 평가해 보자.

응급의학 전공에 어울리는 학생은…

나는…
① 전혀 그렇지 않다
② 거의 그렇지 않다
③ 보통이다
④ 약간 그렇다
⑤ 매우 그렇다

• 새로운 도전을 기꺼이 받아들인다	① ② ③ ④ ⑤
• 업무를 적절히 조정할 수 있다	① ② ③ ④ ⑤
• 위기에서도 침착하다	① ② ③ ④ ⑤
• 다른 사람에게 관대하다	① ② ③ ④ ⑤
• 다정하며 인정이 많다	① ② ③ ④ ⑤
• 복잡한 문제의 해결을 즐긴다	① ② ③ ④ ⑤
• 작은 발전과 성취에도 만족함을 찾아낸다	① ② ③ ④ ⑤
• 결정은 신속하게 내린다	① ② ③ ④ ⑤
• 잘 모르는 것을 견뎌낸다	① ② ③ ④ ⑤
• 사람들을 돕고 싶어한다	① ② ③ ④ ⑤

※ 나의 점수를 모두 합하면 _____점이다.

≪≪ 핵의학 ≫≫

임상
의학
영역

 어떤 학문/전공 입니까?

핵의학은 방사성동위원소를 이용하여 질병을 진단하고 치료하는 학문이다. 핵의학에서 이용되는 방사성동위원소는 주로 감마선이나 베타선 방출 핵종이다. 감마선은 X-선과 유사하게 몸을 투과하는 성질이 있어 질병 진단을 위한 영상에 이용되고, 베타선은 높은 에너지를 가지고 있어 치료에 이용된다. 영상의학과에서 사용되는 X-선 영상과는 달리 핵의학에서 사용되는 방사성동위원소는 환자의 체내에 직접 주입되어 원하는 조직 혹은 질병부위만을 영상화하거나 치료하게 된다.

핵의학은 비교적 최근에 발달한 의학의 한 분야이며, 새로운 검사가 계속 개발되고 있다. 특정 타깃 분자에 대한 새로운 방사성 의약품이 개발되면 새로운 검사나 치료법으로 임상에 이용될 수 있다. 현재 각광받는 종양 분야의 FDG PET 영상은 국내에 1994년에 도입되었다. 최근에는 알쯔하이머의 조기 진단용 PET 영상법이 임상에 적용 예정이다. 질병에 대한 분자생물학적, 유전학적 혹은 생화학적 지식이 축적되면서 특정 질병에 특이적인 생체 변화를 영상화하는 시도가 새로운 영상/치료법 개발로 이어져 핵의학 발전을 이끌 것이다.

핵의학은 첨단 의료장비와 우수한 인적자원을 바탕으로 의학을 넓은 시각에서 바라보고 다양한 의학 분야에 대한 종합적인 접근 방법을 훈련할 수 있는 학문이다. 새로운 방사성 의약품 개발이 핵의학 발전에 가장 중추적 역할을 하므로 이와 관련된 연구를 진행하는 핵의학 의사가 많다. 개인의 관심사에 따라 연구에 관심이 있는 사람은 연구를 할 수 있고, 임상의료 및 치료에 대해 좀 더 자세히 알고 싶은 사람은 이를 깊이 공부할 수 있다.

주된 연구 분야

　핵의학의 기초 연구 분야는 세 가지로 요약할 수 있다. 첫 번째는 분자영상 분야이다. 분자영상에서는 주로 질병에 특이적인 바이오마커를 개발하고 영상/치료용 프로브로 개발하려는 시도를 하고 있다. 핵의학 분자영상 실험실에서는 광학영상을 함께 연구하는 경우가 많다. 이는 광학영상용 형광물질로 동물실험을 성공적으로 수행한 후 형광물질 대신 방사성동위원소를 사용하면 쉽게 임상 적용이 가능하기 때문이다. 세브란스병원 핵의학과에서는 종양의 대사(metabolism)에 대한 기초 연구도 활발하게 이루어지고 있다. 두 번째는 방사화학 분야이다. 분자영상 분야에서 개발된 바이오마커를 방사성동위원소로 표지하여 임상에 적용 가능한 프로브로 개발하는 분야이다. 방사화학을 전공으로 하는 PhD가 주도하는 경우가 많으나, 타깃 질병, 타깃 분자 선정이나 개발된 방사성 의약품의 활용에서 핵의학 의사가 주도적인 역할을 한다. PET용 방사성동위원소는 의학용 사이클로트론에서 합성하며, 대형병원에서는 대부분 사이클로트론을 보유하고 있다. 세브란스병원은 암병원 개원에 맞춰 2대의 사이클로트론을 설치하여 임상수요에 대처하고 활발한 연구를 진행할 예정이다. 세 번째는 영상분석과 기기 제작 분야이다. 핵의학 영상을 눈으로만 판독하는 것이 아니고, 정량적 분석이나 CT/MRI 등과 하이브리드 영상을 만드는 경우가 대표적이다. 실험실에 따라 영상용 기기 제작까지 연구하는 경우도 있다. 세브란스병원 핵의학과에서는 뇌신경영상의 구조-기능 네트워크 분석 등의 연구로 국제적으로 주목받는 연구 성과를 내고 있다.

　핵의학 임상연구는 환자에서 얻어진 영상을 기반으로 질병의 진단, 재발 판정, 치료 효과 판정, 예후 예측 등으로 다양하게 이루어지고 있다. PET-CT가 종양영상에서 표준적인 검사법이 되었듯이 SPECT-CT, PET-MRI 등의 하이브리드 영상장비들이 계속 개발되어 임상연구의 대상이 늘어나고 있다. 방사성옥소를 이용한 갑상선암의 치료나 새롭게 개발되는 베타선 방출 핵종 치료 역시 임상연구의 한 분야이다.

 교육/수련 과정은 어떠한가요?

핵의학과 전공의는 기본적으로 핵의학 영상판독 및 환자 치료를 주 업무로 하며 담당교수의 지도 아래 실험과 연구에 참여하고 있다. 1년차는 치료병실 환자에 대한 업무와 일반영상 검사에 대한 판독을 주로 한다. 2, 3년차는 각각 3개월의 내과와 영상의학과 파견을 통하여 관련지식을 습득하도록 한다. 2년차 이후에 PET 판독에 참여하게 되며, 본격적인 연구 업무는 3-4년차부터 시작하게 된다.

과내 컨퍼런스에서 기초적인 핵의학 전반에 대한 내용을 접할 수 있으며 스스로 공부한 내용을 발표할 기회를 가지게 된다. 환자의 병력을 조사한 후, 담당 교수와 함께 영상을 판독하면서 필요한 지식과 임상 경험을 쌓도록 하고 있다. 과간 컨퍼런스, 국내 학회 주도의 교육 프로그램, 국내/해외학회 참여로 다양한 경험을 할 수 있다. 전공의 기간 중 최소 1회의 외국 학회 참석이 권장된다.

적은 인원이지만 친밀하고 돈독한 의국분위기는 때로 힘들기도 한 전공의 생활 중 활력소가 된다. 타 병원 전공의들과 함께 참여하는 학회 주도의 교육 프로그램도 있다.

졸업 후 진로

핵의학 의사는 의학/분자영상 및 방사성동위원소를 이용한 진료/치료 전문
가로서 다양한 분야에서 활약한다. 아직까지 대학병원급 대형병원에서 많은
핵의학 검사가 이루어지고 있으나, 2차병원에서도 핵의학검사의 필요성은 증
가하고 있다. 또한 PET/CT에 대한 인식 확대 및 새로운 동위원소의 개발에
의한 새로운 검사의 도입으로 병원마다 핵의학과 신설이 늘고 있는 추세이며,
핵의학전문의의 위상이 높아지고 있다. 새로운 핵의학 검사가 증가하면서 전
문성을 요구하는 경우가 많아 핵의학 내에서 분야를 나누려는 움직임도 있으
며, 이는 전문화된 핵의학 의사의 수요 증가로 이어질 것으로 보인다.

아직 전국적으로 개업한 핵의학 의사의 숫자는 많지 않다. 방사성옥소 치
료 환자의 수가 늘면서 갑상선클리닉 형태로 개업하거나, PET-CT를 구비하
여 검진센터를 운영하는 경우가 있었다.

 앞으로의 전망은 어떠한가요?

장기적인 핵의학의 전망은 질병의 보다 근원적인 생화학적, 분자생화학적
지식의 발전에 좌우된다고 생각된다. 질병에 보다 특이적인 타깃분자가 발견
될수록 이를 영상으로 확인하거나 치료에 이용하려는 시도가 많아질 것이다.
개인맞춤형 치료법에 가장 쉽게 이용될 수 있는 방법이 핵의학이다.

최근 국내 갑상선암 환자의 증가로 방사성옥소 치료가 필요한 환자의 숫자
도 증가하고 있다. 방사성동위원소가 진단용 영상검사에 머무르지 않고, 새

로운 치료법으로 점차 개발될 전망이므로 방사성동위원소 치료를 위한 핵의
학 의사의 수요는 계속 증가할 것이다.

 특별히 요구되는 특성은 어떤 것이 있나요?

핵의학은 계속 발전하는 분야이므로 논리적인 사고를 바탕으로 끈기와 함
께 새로운 분야에 대한 호기심과 도전 정신을 가진 사람을 원한다. 비교적 젊
은 나이에 하나의 과를 운영하는 경우도 많으므로 리더십을 가진 사람이 환
영받는다.

연구의 중요성이 강조되므로 연구에 대한 열의가 있는 사람이 지원하는 것
이 좋다. 연구에 임하는 열정적인 태도와 능동적인 업무 해결 능력을 가지고
노력한다면 핵의학을 바탕으로 기초와 임상의학을 연결하는 중계자적 역할
을 수행할 수 있을 것이다. 이 과정에서는 다른 과 의사나 기초의학자, PhD
등과 상호협조적인 관계를 맺을 수 있는 친화적인 성격이 필요하다.

 기타 이 전공을 택할 사람들에게 해 주고 싶은
말씀이 있다면?

기초 연구에도 관심이 있지만 임상의사로의 역할도 함께 수행하고 싶은 사
람이 지원하면 만족하는 경우가 많다. 주어진 일을 하기 보다는 스스로 할
일을 찾는 도전 정신을 가진 사람이 좋은 성과를 보이는 경우가 많다.

찾아 볼 수 있는 관련되는 국내외 주요 학회나 학술잡지의 홈페이지는 무엇인가요?

학회

대한핵의학회 www.ksnm.or.kr

미국 심장핵의학회(American Society of Nuclear Medicine)

www.asnc.org

미국 핵의학회(Society of Nuclear Medicine) www.snm.org

세계 핵의학회(World Federation of Nuclear Medicine and Biology)

www.wfnmb.org

아시아 지역 핵의학협력기구(ARCCNM) www.arccnm.org

영국 핵의학회(The British Nuclear Medicine Society)

www.bnms.org.uk

유럽 핵의학회(European Association of Nuclear Medicine)

www.eanm.org

일본 핵의학회(Japanese Society of Nuclear Medicine)

www.jsnm.org

Laboratory of Molecular Neurouimaging Technology (MONET)

http://neuroimage.yonsei.ac.kr/

⟨⟨⟨ **핵의학**의 가치 및 학생의 특성 ⟩⟩⟩

1. 다음은 핵의학 전공에서 중요하게 생각하는 가치들이다. 「이 책을 사용하는 방법, xiii 페이지」에서 제시된 13가지 가치 중 자신이 중시한다고 선택했던 가치들을 아래 목록에 적고 서로 비교해 보자.

핵의학 전공에서 중요한 가치	나의 선택
① 다른 사람들의 피드백을 즐겨 받아들임	1.
② 다양성과 변화성을 추구	2.
③ 창의적 일을 하기	3.
④ 합리적인 의사 결정	4.

2. 다음은 핵의학 전공에 어울리는 학생의 특성이다. 자신은 각각의 특성을 얼마나 가지고 있는지를 1점(전혀 그렇지 않다)~5점(매우 그렇다)으로 평가해 보자.

> 핵의학 전공에 어울리는 학생은···
>
> 나는··· ① 전혀 그렇지 않다
> ② 거의 그렇지 않다
> ③ 보통이다
> ④ 약간 그렇다
> ⑤ 매우 그렇다

• 관찰력이 좋으며 명석한 판단력이 있다	① ② ③ ④ ⑤
• 기초의학과 임상의학의 연계를 잘한다	① ② ③ ④ ⑤
• 논리적으로 사고한다	① ② ③ ④ ⑤
• 새로운 것을 배우는 것을 좋아한다	① ② ③ ④ ⑤
• 시각적인 자료를 좋아한다	① ② ③ ④ ⑤
• 연구활동을 좋아한다	① ② ③ ④ ⑤
• 왜?라는 질문을 한다	① ② ③ ④ ⑤
• 의학관련 분야에 대한 폭 넓은 호기심이 있다	① ② ③ ④ ⑤
• 좋은 조정자이다	① ② ③ ④ ⑤
• 학구적이다	① ② ③ ④ ⑤

※ 나의 점수를 모두 합하면 _____점이다.

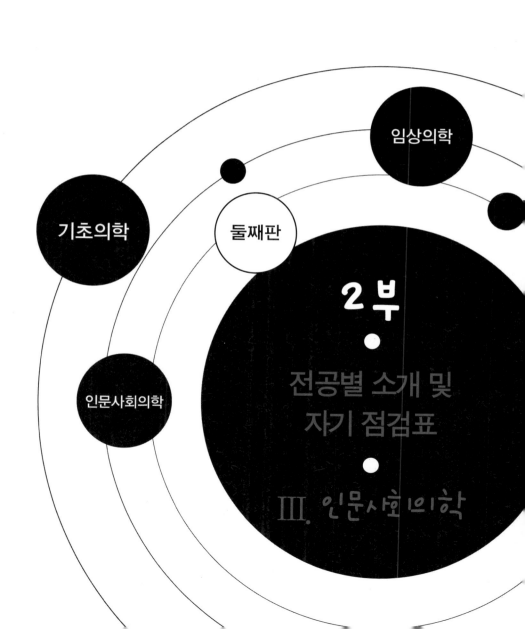

기초의학

임상의학

둘째판

인문사회의학

2부

전공별 소개 및
자기 점검표

III. 인문사회의학

‹‹‹ 의사학 ›››

 어떤 학문/전공 입니까?

의사학(醫史學)은 의학의 역사를 공부하는 학문이다. 동양과 서양, 고대와 현대의 의학 등 연구의 분야가 방대하다. 의학이라는 학문의 역사만이 아니라 사회와의 관계 속에서 의학이 발전해온 역사와 인간의 건강과 관련된 다양한 역사적 측면을 연구하는 폭넓은 학문이다. 최근 인문학에서 인간의 몸에 대한 관심이 커지면서 의사학에 대한 관심도 커지고 있다.

 주된 연구 분야

한국의학사(고대, 중세, 근대), 서양의학사(고대, 중세, 근대), 병원의 역사, 질병의 역사, 의학이론의 역사, 의료제도의 역사, 의사의 역사, 의료윤리의 역사, 의학교육의 역사, 동서양비교의학사 등을 연구한다.

 교육/수련 과정은 어떠한가요?

일반 기초의학과 같이 조교로 들어오면 역사 일반과 의학사 일반에 대한 기초적인 수련과정을 거친 후 본인의 관심 영역에 따라 전문적인 분야의 연구로 나아갈 수 있다. 아울러 대학원 인문사회의학협동과정에서 의학사 전공으로 학위과정을 밟을 수 있다.

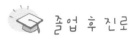 졸 업 후 진 로

연구자 및 교수로 진출할 수 있다.

 앞으로의 전망은 어떠한가요?

　최근 의학에 대한 인문학적 접근의 필요성이 커지고 의과대학 교육 과정에서 의료인문학에 대한 요구가 많아지면서 의사학에 대한 수요도 많아지고 있다. 또한 의료인문학 분야의 교원을 뽑는 의과대학이 점차 증가하고 있는 상황에서 의과대학 졸업자로서 이 분야 전공자에 대한 수요는 계속 있을 것으로 생각된다.

 특별히 요구되는 특성은 어떤 것이 있나요?

인문학에 대한 관심과 소양, 그리고 외국어 능력이 요구된다.

 기타 이 전공을 택할 사람들에게 해 주고 싶은
말씀이 있다면?

의과대학에 들어왔지만 인문학적 관심과 소양이 풍부한 사람이 도전해 볼

만한 분야다. 임상의사가 되는 것보다는 자신의 관심을 살려 대학에서 연구
와 교육에 종사하고 싶은 사람에게 권한다.

 찾아 볼 수 있는 관련되는 국내외 주요 학회나
학술잡지의 홈페이지는 무엇인가요?

학회

의사학과 http://medhist.ac.kr

학술지

대한의사학회지 http://medhist.kams.or.kr

‹‹‹ 의사학의 가치 및 학생의 특성 ›››

1. 다음은 의사학 전공에서 중요하게 생각하는 가치들이다. 이 책을 사용하는 방법, xiii 페이지에서 제시된 13가지 가치 중 자신이 중시한다고 선택했던 가치들을 아래 목록에 적고 서로 비교해 보자.

의사학 전공에서 중요한 가치	나의 선택
① 창의적 일을 하기	1.
② 독립성	2.
③ 성취	3.
④ 다양성과 변화성을 추구	4.

2. 다음은 의사학 전공에 어울리는 학생의 특성이다. 자신은 각각의 특성을 얼마나 가지고 있는지를 1점(전혀 그렇지 않다)~5점(매우 그렇다)으로 평가해 보자.

의사학 전공에 어울리는 학생은…

나는…　① 전혀 그렇지 않다
　　　　② 거의 그렇지 않다
　　　　③ 보통이다
　　　　④ 약간 그렇다
　　　　⑤ 매우 그렇다

• 강한 성취 동기가 있다	① ② ③ ④ ⑤
• 글쓰기 능력이 있다	① ② ③ ④ ⑤
• 논리적으로 사고한다	① ② ③ ④ ⑤
• 발표력이 있다	① ② ③ ④ ⑤
• 비판적 사고력이 있다	① ② ③ ④ ⑤
• 역사의식이 있다	① ② ③ ④ ⑤
• 외국어를 잘 구사한다	① ② ③ ④ ⑤
• 지적인 호기심이 있다	① ② ③ ④ ⑤
• 지적 개방성이 있다	① ② ③ ④ ⑤
• 폭넓은 인문학적 교양이 있다	① ② ③ ④ ⑤

※ 나의 점수를 모두 합하면 _____점이다.

⟪⟪ 법의학 ⟫⟫

어떤 학문/전공 입니까?

법의학은 응용의학의 한 분야로서 법과 재판을 위한 의학이다. 즉 법의 시행과 적용에 관련된 의학적 사항을 연구하고 이를 적용하는 의학의 한 분야로서 인권을 옹호하고 사회정의를 구현하는 사회의학이다. 법의부검을 통하여 사인을 밝히는 법의병리학이 중심이 되지만 법의인류학, 법치의학, 유전자분석, 범죄심리학, 법의정신학, 독극물과 마약분석 등 다양한 분야를 포함하고 의학의 영역이 확대됨에 따라 법의학에서 다루는 분야도 따라서 확장될 것으로 판단된다.

주된 연구 분야

법의학에서는 사인과 사후경과시간을 밝히는 법의병리학 연구를 중심으로, 개인식별과 관련된 법의인류학과 법의유전학, 독극물과 마약분석을 수행하는 법독물학 연구가 주를 이룬다. 최신 영상의학 기술을 이용한 virtopsy도 각광 받고 있는 연구 분야이다.

교육/수련 과정은 어떠한가요?

법의학은 우리나라에서는 아직까지 체계적인 교육, 훈련과정이 확립되어 있지 못해서 다양한 훈련과정을 거친 의사들이 법의학 업무에 종사하고 있으나 최근 법의학에 대한 국가차원의 인식이 높아지면서 미국처럼 병리전문의를 획득한 후 일정기간의 법의학 전공과정을 수련한 의사만이 법의부검 업무에 종사할 수 있게 하는 부검에 관한 법제정이 추진되고 있으므로 향후 법의학을 전공하려는 의사는 병리전문의 자격증을 취득한 후 소정의 법의학 전공과정을 수련해야할 것으로 예상된다.

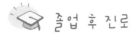 졸 업 후 진 로

국립과학수사연구원의 법의관으로 임용되어 법의부검 업무나 법의학 연구를 수행 혹은 지원할 수 있으며, 의과대학의 법의학 교수로 재직하면서 학생과 전공의, 전문의에 대한 법의학 교육을 담당하고, 법의부검 업무 및 법의학 연구를 수행할 수 있다. 법의학 전문의로 개원하여 일선 사법당국의 의뢰를 받아 검안, 부검 등을 수행하는 것도 가능하다.

 앞으로의 전망은 어떠한가요?

법의학은 인권과 밀접한 연관이 있는 의학의 한 분야이므로 인권에 대한 관심이 높아질수록 발전 가능성이 높다고 할 수 있다. 현재는 국립과학수사연구원의 법의관, 법의학교실이 개설된 일부 의과대학의 법의학 교수 등 전국적으로 40여 명의 의사만이 법의학 업무에 종사하고 있고 법의학에 관한 사회적 인식도 낮고 대우도 만족스러운 정도는 아니지만, 부검에 관한 법제정을 통하여 법의부검을 시행하는 의사에 대한 어느 정도의 독립성이 보장되고 국립과학수사연구원의 적정 인력 보충과 의과대학의 법의학 교수의 역할 확대가 이루어지게 되면 법의전문의에 대한 수요가 대폭 증가될 것으로 기대된다.

특별히 요구되는 특성은 어떤 것이 있나요?
기타 이 전공을 택할 사람들에게 해주고 싶은 말씀이 있다면?

법의학에도 다양한 분야가 있지만 법의부검이 주요 업무이므로 법의학을 전공하기 위하여 특별히 요구되는 적성과 특성은 의사로서 일반적으로 요구되는 적성과 특성 외에 임상의와는 전혀 다른 길을 걸어야 하므로 법의학에 대한 높은 열정과 사명감이 요구된다.

찾아 볼 수 있는 관련되는 국내외 주요 학회나 학술잡지의 홈페이지는 무엇인가요?

학회

국립과학수사연구원 http://www.nfs.go.kr/

대한법의학회 http://www.legalmedicine.or.kr/

연세대학교 법의학과 http://forensic.yonsei.ac.kr/

학술지

Forensic Science International

http://www.sciencedirect.com/science/journal/03790738

International Journal of Legal Medicine

http://link.springer.com/journal/volumesAndIssues/414

⟪⟪ 법의학의 가치 및 학생의 특성 ⟫⟫

1. 다음은 법의학 전공에서 중요하게 생각하는 가치들이다. 이 책을 사용하는 방법, xiii 페이지에서 제시된 13가지 가치 중 자신이 중시한다고 선택했던 가치들을 아래 목록에 적고 서로 비교해 보자.

법의학 전공에서 중요한 가치	나의 선택
① 합리적인 의사결정	1.
② 성취	2.

2. 다음은 법의학 전공에 어울리는 학생의 특성이다. 자신은 각각의 특성을 얼마나 가지고 있는지를 1점(전혀 그렇지 않다)~5점(매우 그렇다)으로 평가해 보자.

법의학 전공에 어울리는 학생은…
나는… ① 전혀 그렇지 않다
② 거의 그렇지 않다
③ 보통이다
④ 약간 그렇다
⑤ 매우 그렇다

- 행동을 단호하게 한다   ① ② ③ ④ ⑤
- 논리적이다   ① ② ③ ④ ⑤
- 완벽한 것을 추구한다   ① ② ③ ④ ⑤
- 쉽게 일을 처리하기보다 진지하고 단호하다   ① ② ③ ④ ⑤
- 빈틈없고 신중하다   ① ② ③ ④ ⑤
- 관찰력이 뛰어나다   ① ② ③ ④ ⑤
- 도전하기를 좋아한다   ① ② ③ ④ ⑤
- 세부적인 것에 주의를 기울인다   ① ② ③ ④ ⑤
- 이론보다 경험을 중시하는 편이다   ① ② ③ ④ ⑤
- 정보에 대한 정확하고 객관적인 근거를 원한다   ① ② ③ ④ ⑤

※ 나의 점수를 모두 합하면 _____점이다.

어떤 학문/전공 입니까?

의학통계학은 의학, 보건학, 생물학 등 건강 관련 분야의 연구에 필요한 통계학적 방법론의 개발과 응용을 위한 학문이라 할 수 있다. 각종 의학 관련 연구에서 발생하는 복잡한 문제들에 대한 해결점을 객관적으로 제시하기 위해서는 의학통계학적 근거가 반드시 필요하다. 현대사회에서 의학 관련 분야에 대한 사람들의 관심 증대와 더불어 관련 연구에서의 문제들에 대한 해답의 객관적인 타당성을 보장한다는 점에서도 의학통계학의 중요도는 매우 높다.

 주된 연구 분야

의학통계학과에서 주로 연구하는 분야는 크게 일반 의학통계 방법론(biostatistical methodology), 의학통계정보학(biostatistical data mining), 임상시험 통계방법(statistical methods for clinical trial), 유전통계학(statistical genetics), 생물정보학(bioinformatics) 등으로 구분해 볼 수 있다.

 교육/수련 과정은 어떠한가요?

의학통계학과에서 요구하는 기본적 연구수행능력을 위한 훈련과정은 통계프로그램 운용, 자료의 운용 및 관리, 임상시험 통계분석 수행, 연구 프로젝트 수행능력의 배양 등으로 나누어 볼 수 있는데 요약하면 다음과 같다.

1) 통계 프로그램 운용
- 교육 및 연구를 위한 통계분석 프로그램(SAS, SPSS, R 등) 고급수준의 사용능력 습득
- 기존 프로그램 이외의 programming 및 simulation 능력 습득

2) 자료 운용
- raw data의 입력형식에 대한 이해와 변환능력 습득
- 데이터베이스 구축에 대한 이해와 운용능력, 변환 및 query능력 습득

3) 임상시험
- 임상시험자료운용 및 각 design에 적합한 통계분석방법의 적용능력 습득
- 임상시험 통계분석 결과에 대한 보고 및 검토 능력 습득

4) 장·단기 프로젝트
- 통계분석 지원 및 추진 능력 습득
- 연구결과 보고능력 습득

 졸업 후 진로

제약회사나 CRO(임상시험위탁기관) 등에 취업해 의학통계학 전문가로서 연구의 설계 및 자료 분석 등을 수행하고, 여러 의학 및 보건 관련 연구 기관에서 전문 연구요원으로 각종 연구에 참여한다. 의학통계학 교육을 위한 역

할을 할 수도 있고, 의학통계학이 필요한 다양한 분야에 많은 취업 기회가 있다.

 앞으로의 전망은 어떠한가요?

각종 의학 관련 연구기관에서 수행되는 연구들에서 꼭 필요로 하는 의학통계학 전문가로서 그 역할에 대한 중요성은 날로 증대되고 있다. 학교 등 교육기관에서 의학통계학 전문가로 그 업무를 수행할 수도 있고, 국립·사립 연구기관 등 의학통계학을 필요로 하는 분야의 전문 연구요원으로서도 그 역할을 다할 수 있다. 특히 최근에 의학 분야에서 빅데이터에 대한 관심이 증대되고 있는데, 의학통계학이 중추적인 역할을 담당하고 있다.

 특별히 요구되는 특성은 어떤 것이 있나요?

기본적으로 수학, 통계학에 대한 관심과 지식을 필수로 하며 전산관련 프로그램 수행능력을 갖추고 있어야 한다. 또한 실제 의학연구에서 얻어지는 각종 자료들을 관리하고 운용할 수 있는 기초적인 데이터베이스 관리 능력도 필요하다.

기타 이 전공을 택할 사람들에게 해 주고 싶은 말씀이 있다면?

의학통계학적 기본 지식과 연구 설계 방법에 관한 이해 및 programming에 대한 충분한 능력을 쌓는 것이 본 전공을 해나가는데 있어서 중요한 부분이라는 것을 강조하고 싶다.

 찾아 볼 수 있는 관련되는 국내외 주요 학회나 학술잡지의 홈페이지는 무엇인가요?

학회

한국보건정보통계학회 http://www.koshis.or.kr

한국통계학회 생물통계연구회

http://www.kss.or.kr/bbs/board.php?bo_table=group01_04

International Biometric Society (IBS)

http://www.biometricsociety.org

학술지

Biometrical Journal

http://onlinelibrary.wiley.com/journal/10.1002/(ISSN)1521-4036

Biometrics http://www.biometrics.tibs.org

http://onlinelibrary.wiley.com/journal/10.1111/(ISSN)1541-0420

Biometrika http://biomet.oxfordjournals.org

Biostatistics http://biostatistics.oxfordjournals.org

Journal of Biopharmaceutical Statistics

http://www.tandfonline.com/loi/lbps20

Statistics in Medicine

http://onlinelibrary.wiley.com/journal/10.1002/(ISSN)1097-0258

Statistical Methods in Medical Research

http://smm.sagepub.com

⟨⟨⟨ 의학통계학의 가치 및 학생의 특성 ⟩⟩⟩

1. 다음은 의학통계학 전공에서 중요하게 생각하는 가치들이다. 이 책을 사용하는 방법, xiii 페이지에서 제시된 13가지 가치 중 자신이 중시한다고 선택했던 가치들을 아래 목록에 적고 서로 비교해 보자.

의학통계학 전공에서 중요한 가치	나의 선택
① 합리적인 의사결정	1.
② 사람들과 함께 일함	2.

2. 다음은 의학통계학 전공에 어울리는 학생의 특성이다. 자신은 각각의 특성을 얼마나 가지고 있는지를 1점(전혀 그렇지 않다)~5점(매우 그렇다)으로 평가해 보자.

의학통계학 전공에 어울리는 학생은…
나는… ① 전혀 그렇지 않다
② 거의 그렇지 않다
③ 보통이다
④ 약간 그렇다
⑤ 매우 그렇다

- 논리적이다   ① ② ③ ④ ⑤
- 복잡한 문제의 해결을 즐긴다   ① ② ③ ④ ⑤
- 연구활동을 좋아한다   ① ② ③ ④ ⑤
- 기초의학에 흥미가 있다   ① ② ③ ④ ⑤
- 의학외 분야에 대한 다양한 관심이 있다   ① ② ③ ④ ⑤
- 복잡한 문제 해결을 즐긴다   ① ② ③ ④ ⑤
- 사람과 업무가 잘 어우러져 진행되게
  하는 것을 좋아한다   ① ② ③ ④ ⑤
- 새로운 것을 배우고 싶어한다   ① ② ③ ④ ⑤
- 논리적으로 사고한다   ① ② ③ ④ ⑤
- 정보에 대한 정확하고 객관적인 근거를 원한다   ① ② ③ ④ ⑤

※ 나의 점수를 모두 합하면 _____점이다.

어떤 학문/전공입니까?

의학교육학은 교육학의 제반 이론을 의학 분야에 접목하여 바람직한 의료인 양성을 위한 이론과 실천을 탐구하는 간학문적(interdisciplinary) 분야이다. 의학교육학은 의과대학 교육, 전공의 수련교육 및 평생교육을 아우르는 성인교육학(andragogy)의 한 분야로 의학교육철학, 의학교육정책, 교육과정 편성과 운영, 교수학습방법과 평가 및 학생지도와 관리 등에 대하여 교육하고 연구한다.

 주된 연구 분야

의학교육학의 연구 분야는 방대하며, 다음 네 가지 분야에서 많은 연구들이 이루어지고 있다. 첫째, 어떤 의사를 양성할 것인가에 대한 연구이다. 미국의 GPEP 보고서, 영국의 미래의 의사상(Tomorrow's Doctor)과 관련된 연구들이 대표적이다. 둘째, 교육과정 편성과 운영에 관한 연구이다. 학문중심 교육과정, 통합 교육과정, 성과중심 교육과정 등은 이러한 연구의 결과이다. 특히 최근에는 졸업성과와 핵심역량에 대한 연구들이 활발하게 일어나고 있다. 셋째, 교수학습방법과 평가에 관한 연구이다. 즉, 문제중심학습(PBL: Problem-based Learning), 팀바탕학습(TBL: Team-based Learning), 객관구조화진료시험(OSCE: Objective Structured Clinical Examination), 진료수행시험(CPX: Clinical Performance eXamination) 등을 탐구한다. 마지막으로 의학교육의 질 관리 및 프로그램 평가와 관련된 연구이다. 세계의학교육연맹은 의학교육의 국제 표준(Global Standards)를 발표한 바 있으며, 전 세계적으로 많은 의학교육 기관들이 교육의 지속적인 질

관리를 위해 평가인증시스템(Accreditation System)을 제도화하고 있다.

 교육/수련 과정은 어떠한가요?

　의학교육학을 전공하기 위해서는 의과대학에 개설되어 있는 의학교육학 석사 및 박사과정을 이수할 수 있다. Dundee Medical School, University of Illinois at Chicago, University of Southern California 등 외국의 많은 의학교육 기관들이 학위과정 프로그램을 제공하고 있다. 이러한 기관들은 학위과정 이외에도 Certificate과정, Diploma과정 등을 운영하고 있어 단기 교육도 가능하다. 국내에서는 연세대학교 대학원 인문사회의학협동과정에서 의학교육학 석사 및 박사학위과정을 개설하고 있으며, 서울대학교, 가톨릭대학교 및 이화여자대학교에서도 유사한 프로그램을 개설하고 있다. 의과대학을 졸업한 의사의 경우 국내 일반대학원 교육학과 석사 또는 박사과정에 입학하여 의학교육학 연구를 통해 전문성을 인정받을 수 있다. 학위과정과는 별도로 의과대학을 졸업하거나 교육학을 전공한 사람이 의학교육학과에서 조교 수련을 받거나 강사 수련을 받을 수도 있다. 일반적으로 석사학위 취득자의 조교 수련은 4년, 박사학위 취득자의 강사 수련은 2년을 기본으로 하고 있다.

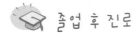 졸업 후 진로

　의학교육학 전공자들은 학위 및 경력에 따라 졸업 후 진로의 형태와 책무

는 다르게 나타난다. 박사학위 취득자들은 대부분 의학교육 관련 기관에서 교원으로 임용되고, 석사학위 취득자들은 의과대학에 개설되어 있는 의학교육학과 또는 의학교육실 등에서 조교, 연구원 및 강사 등으로 채용된다. 최근에는 한국보건의료인국가시험원, 한국의과대학의학전문대학원협회 등의 기관에도 의학교육 전공자들이 진출하고 있다. 외국에서는 의학교육전공자들이 의학교육학과뿐만 아니라 임상의학 교실에 채용되어 학생 교육, 전공의 교육 등에 참여하고 있어, 앞으로 국내에서도 의학교육 전공자들이 임상의학교실 교원으로 활동하게 될 것이 예상된다.

앞으로의 전망은 어떠한가요?

의과대학 교육과 전공의 수련 교육에서 의학교육 전공자에 대한 수요는 점점 확대되고 있다. 1996년 연세대학교 의과대학이 국내 최초로 의학교육학과를 신설한 이후 지금은 대부분의 의과대학에서 의학교육학과를 개설하였다. 국내 의학교육학 분야의 성장에 따라 의과대학 교육뿐만 아니라 전공의 교육에서도 의학교육학 전문가들에 대한 수요는 점점 더 많아지고 있는 것이 현실이다. 또한 최근 들어 다양한 세부 전공자들이 요구되고 있어, 의학교육정책, 교육과정개발, 의학교육평가, 프로그램 평가, E-러닝, 학생상담과 지도 등 세부 영역이 발달되고 있다.

특별히 요구되는 특성은 어떤 것이 있나요?

의학교육학은 의학과는 다른 학문적 특성을 갖고 있다. 의학교육은 기본적으로 어떤 사람을 키워야 하는가, 어떻게 그런 사람을 키울 수 있는가에 대해 많은 고민을 한다. 따라서 자연과학적 접근보다는 인문학적 접근과 사회과학적 접근이 필요한 분야이다. 따라서 의학교육학을 전공하는 사람들은 가르치고 배우는 것을 즐길 수 있어야 한다. 단기적인 성과에 집착하기보다는 장기적인 관점에서의 교육의 과정을 계획하고 객관적으로 교육현상을 분석하는 능력이 중요하다고 할 수 있다.

기타 이 전공을 택할 사람들에게 해 주고 싶은 말씀이 있다면?

의학교육학을 전공으로 선택하는 것은 쉽지 않은 결정이다. 다른 전공분야와 달리 의학교육학은 새로운 학문분야로 미래가 불확실할 수 있기 때문이다. 그렇기에 의학교육학은 분명 도전적인 학문분야이다. 의학교육은 국가의 의료, 의학 분야를 이끌어 갈 의료인을 양성한다는 점에서 분명 도전할 만한 가치가 있다. 따라서 좋은 의료인을 양성하고 훌륭한 교육프로그램을 제공하기 위해 끊임없이 고민하는 사람들, 의사의 지속적 전문성 개발에 관심을 갖고 있는 사람들에게는 또 다른 기회의 문이 될 수 있을 것이다.

찾아 볼 수 있는 관련되는 국내외 주요 학회나 학술잡지의 홈페이지는 무엇인가요?

학회

미국의과대학협의회 http://www.aamc.org

세계의학교육연맹 http://www.wfme.org

유럽의학교육학회 http://www.amee.org

한국의학교육학회 http://ksmed.or.kr

한국의과대학의학전문대학원협회 http://kamc.kr

학술지

의학교육논단 http://www.ysmed.net/kmer

한국의학교육 http://kjme.kr

Academic Medicine http://www.academicmedicine.org

BMC Medical Education

http://www.biomedcentral.com/bmcmededuc

Medical Education http://www.mededuc.com

Medical Teacher http://www.medicalteacher.org

<<< 의학교육학의 가치 및 학생의 특성 >>>

1. 다음은 의학교육학 전공에서 중요하게 생각하는 가치들이다. 이 책을 사용하는 방법, xiii 페이지에서 제시된 13가지 가치 중 자신이 중시한다고 선택했던 가치들을 아래 목록에 적고 서로 비교해 보자.

의학교육학 전공에서 중요한 가치	나의 선택
① 합리적인 의사결정	1.
② 사람들과 함께 일함	2.
③ 사람들을 돌봄	3.
④ 다른 사람들의 피드백을 즐겨 받아들임	4.

2. 다음은 의학교육학 전공에 어울리는 학생의 특성이다. 자신은 각각의 특성을 얼마나 가지고 있는지를 1점(전혀 그렇지 않다)~5점(매우 그렇다)으로 평가해 보자.

의학교육학 전공에 어울리는 학생은…

나는…　① 전혀 그렇지 않다
　　　　② 거의 그렇지 않다
　　　　③ 보통이다
　　　　④ 약간 그렇다
　　　　⑤ 매우 그렇다

• 리더가 되는 편이다	① ② ③ ④ ⑤
• 의사소통을 잘한다	① ② ③ ④ ⑤
• 연구활동을 좋아한다	① ② ③ ④ ⑤
• 가르치는 것을 좋아한다	① ② ③ ④ ⑤
• 남의 이야기를 잘 들어주는 능력이 있다	① ② ③ ④ ⑤
• 의학이 아닌 분야에 관심이 있다	① ② ③ ④ ⑤
• 사람과 업무가 잘 어우러져 진행되게 하는 것을 좋아한다	① ② ③ ④ ⑤
• 새로운 것을 배우고 싶어한다	① ② ③ ④ ⑤
• 논리적으로 사고한다	① ② ③ ④ ⑤
• 잘 모르는 것을 견뎌낸다	① ② ③ ④ ⑤

※ 나의 점수를 모두 합하면 _____점이다.

≪≪ 의료법윤리학 ≫≫

 어떤 학문/전공 입니까?

의료법윤리학과의 연구 분야는 의료와 관련된 다양한 갈등을 해결하기 위한 방법을 연구하고 실행하는 학문으로 크게 의료윤리와 의료법으로 나누어진다.

의료법은 의료현장에서 발생하는 여러 문제에 대한 가장 구체적이며 적극적인 해결방식인 법을 연구한다. 의료법은 의사와 의료기관의 자격과 기준을 규정하는 행정적인 내용을 포함하기도 하고, 의료인의 과실을 평가하고 이에 대한 정당한 보상을 규정하는 의료분쟁(의료소송)의 내용을 다루기도 한다. 오늘날은 단순히 갈등을 해결하는 기능 외에도 전염병예방이나 금연과 같이 국민의 건강을 보호하고 증진시키는 적극적인 기능을 수행하기도 한다. 의료 역시 법이라는 도구를 사용하여 국민의 건강을 증진시키는 학문인 것이다.

한편 의료윤리는 의료 현장에서 발생하는 가치관의 충돌을 해결하기 위한 다양한 철학적 방법을 연구한다. 의료윤리에서 가장 중요시하는 덕목은 개인이 자신의 몸과 생명에 대한 의사결정권을 정당하고 올바르게 활용할 수 있는 방식인 자율성이다. 생명을 마감하는 말기환자나 실험적이고 위험한 치료를 받는 환자에 있어 이익과 위해를 평가하고 이를 정당하게 알리기 위한 다양한 방법을 연구하고 그 효과를 평가하는 것이 의료윤리의 중요한 연구이기도 하다.

전통적인 연구 분야를 살펴보면 의료법의 연구 분야로는 의료소송론(민사·형사), 의료행정법, 공중보건법학, 의료보험법 등이 있으며, 의료윤리학의 연구 분야는 연구윤리, 의료윤리, 간호윤리, 공중보건윤리 등이 존재한다.

교육/수련 과정은 어떠한가요?

    의료법윤리학은 다른 기초 의학과 비슷한 방식으로 교육 및 수련을 받게 된다. 다만 의료법윤리학에 대한 학위를 대학원의 의료법윤리학협동과정에서 수여하기 때문에 조교 기간 동안 대학원 의료법윤리학협동과정에 등록하여 과정을 이수하여야 한다. 보건학/법학/윤리학(철학)의 세 분야 중 자신의 적성에 맞는 세부전공분야를 택하여 교육을 받게 된다. 각 세부 전공을 연구하는 과정에서 의료법윤리학 전공과목 외에 법과대학, 보건학과, 문과대학 철학과에서 개설하는 강좌 중 일정 시간 이상 수료하여야 한다.

    그 외 의대생/의전원생을 대상으로 개설하는 의료법(본과 3학년), 의료윤리(본과 4학년) 등의 강좌를 관리하고, 의료법윤리학과 관련하여 외부에서 청탁받은 연구를 수행하게 된다. 이 과정을 통하여 교수법 등과 다양한 연구방법론을 배우게 된다.

    조교 수련 과정을 마치고 학위를 취득하게 되면 연구원이나 교원으로 진출할 수도 있고 학업을 계속하기도 한다. 조교 수련과정 동안 다양한 형태의 의료법, 의료윤리 의사결정을 지켜보고 참여할 수 있으며, 보건의료와 관련된 법안을 작성하고 평가하는 경험이나, 의료법과 관련된 다양한 연구를 진행하게 된다.

 앞으로의 전망은 어떠한가요?

    의료법과 의료윤리학 전공자에 대한 수요는 꾸준히 증가하고 있다. 의과대학/의학전문대학원 등에서 학생 교육을 담당할 교원이 필요한 상황이고, 각

연구소 등은 기관윤리심의위원회(IRB)나 병원윤리위원회 등의 기관을 운영할 전문가가 필요한 상황이다.

또한 정부에서도 의료법을 이해하는 전문가가 필요하여 정부로의 경력 개발도 기대되고 있다. 이런 수요는 WHO와 같은 국제기구에서도 꾸준히 증가하고 있는 상황이다.

 특별히 요구되는 특성은 어떤 것이 있나요?

사회와 인간을 이해하는 통찰력이 필요하다. 과학적/기술적 사고에 사로잡히지 않은 인간 이해를 중시하는 사람이 본 전공에서 찾는 인재이다. 따라서 사건과 사물의 다양한 측면을 발견하고, 이 다양성을 중시하며 서로 상충하는 문제들을 해결하기 위한 방안을 모색해내는 창조성이 필요하다. 특히 자신의 관점이 아닌 소외되기 쉬운 이들의 입장에서 의료체계를 분석, 평가하는 능력이 필요하다. 따라서 사람들의 의견을 바탕으로 연구 및 업무를 수행하기 때문에 사람에 대한 관심, 잘 듣는 능력, 그리고 자신의 의견을 전달하는 의사소통 능력 등이 요구된다. 한편 의료법, 의료윤리의 영역이 본질적으로 합의를 끌어내는 과정이기 때문에 팀을 이루어 일 하는 것을 즐기는 사람, 서로 다른 견해를 종합해내고 갈등을 해결하기 위한 창조성이 필요하다. 본 전공에서는 수련과정을 통해 의사결정능력을 키우고 문제를 발견·해결해나가는 과정을 배우게 된다.

기타 이 전공을 택할 사람들에게 해 주고 싶은 말씀이 있다면?

　　의료법 의료윤리는 의료를 임상의사가 아닌 다른 측면에서 살펴보고 그 특성과 문제점을 발견하고 해결하는 것을 목표로 한다. 이를 통해 국민들이 더 나은 의료서비스를 받을 수 있게 하며, 의료가 환자를 돌보는 본질에서 벗어나지 않도록 지키는 역할을 하게 된다.

　　많은 경우 의료법학자, 의료윤리학자는 문제를 제기하고 그 해결책을 제시하는 활동가로서 살아가게 된다(의료윤리, 의료법학의 개척자들은 다 그렇게 활동 영역을 넓혀왔다). 따라서 의료법윤리학의 연구에는 많은 인내와 의지 그리고 긴 미래를 살펴보는 여유 있는 시각이 필요하다. 힘든 일이기는 하지만 개척자로서 살아갈 의지가 있다면 기꺼이 권할 수 있다. 특히 의료가 무엇이고 어떠해야 하는지 관심이 있다면 더욱 권한다.

찾아 볼 수 있는 관련되는 국내외 주요 학회나 학술잡지의 홈페이지는 무엇인가요?

학회

미국대통령의료윤리자문위원회 http://www.bioethics.gov

미국의료법윤리학회 http://www.aslme.org

미국의료윤리학회 http://www.bioethics.net

미국 Georgetown대학 Hastings Center

http://www.thehastingscenter.org

세포응용연구사업단윤리위원회
http://www.stemcellethics.org/index.php
세계보건기구 http://www.who.int/ethics/council/en
세계의사협회 http://www.wma.net/e/ethicsunit/index.htm
한국의료윤리교육학회 http://koreamedicalethics.net
한국생명윤리학회 http://www.koreabioethics.net

1. 다음은 의료법윤리학 전공에서 중요하게 생각하는 가치들이다. 이 책을 사용하는 방법, xiii 페이지에서 제시된 13가지 가치 중 자신이 중시한다고 선택했던 가치들을 아래 목록에 적고 서로 비교해 보자.

의료법윤리학 전공에서 중요한 가치	나의 선택
① 합리적인 의사 결정	1.
② 사람들과 함께 일함	2.
③ 생각으로 일함	3.
④ 다양성과 변화성을 추구	4.

2. 다음은 의료법윤리학 전공에 어울리는 학생의 특성이다. 자신은 각각의 특성을 얼마나 가지고 있는지를 1점(전혀 그렇지 않다)~5점(매우 그렇다)으로 평가해 보자.

의료법윤리학 전공에 어울리는 학생은…

나는…
① 전혀 그렇지 않다
② 거의 그렇지 않다
③ 보통이다
④ 약간 그렇다
⑤ 매우 그렇다

- 최종 결과를 얻을 때까지 장기간 기다릴 수 있다 ① ② ③ ④ ⑤
- 서로 다른 의견들을 적절히 조정할 수 있다 ① ② ③ ④ ⑤
- 스스로 일을 계획하고 효율적으로 수행한다 ① ② ③ ④ ⑤
- 팀의 일원이 되어 다른 사람들과 함께 일을 잘하는 편이다 ① ② ③ ④ ⑤
- 행동하는 사람이기보다는 생각하는 사람이다 ① ② ③ ④ ⑤
- 의사소통을 잘 한다 ① ② ③ ④ ⑤
- 선택의 결정을 내리기 좋아한다 ① ② ③ ④ ⑤
- 사물의 다른 면을 찾아낸다 ① ② ③ ④ ⑤
- 가능성을 찾으려 한다 ① ② ③ ④ ⑤
- 능률보다는 윤리성을 중요하게 생각한다 ① ② ③ ④ ⑤

※ 나의 점수를 모두 합하면 _____점이다.

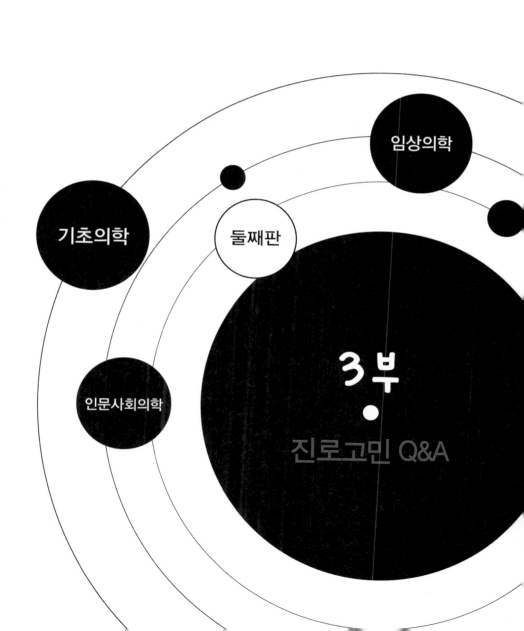

기초의학

임상의학

둘째판

인문사회의학

3부

진로고민 Q&A

《《 Q&A 》》

1. 전공결정은 언제 해야 하나요?

임상과에 대한 전공은 주로 학생실습을 돌면서 혹은 인턴과정을 하면서 정하게 된다. 가능하면 학생 때 임상실습을 돌면서 빠른 시일 내에 결정하는 것이 좋을 것으로 생각된다. 인턴 말에 여러 과를 배회하다 성적에 맞추어 전공을 결정해버리면 결국 나중에 적성에 맞지 않아 중간에 그만두는 경우를 많이 보았다. 따라서 임상실습을 돌면서 관심이 생기는 전공을 유심히 살펴보고 해당 과에 소속된 교수님과의 면담을 통해 결정하는 것이 좋다. 그러나 향후 인턴제도가 없어질 수 있으므로 본과 과정에서 선택실습을 돌거나 방학마다 각 병원에서 진행하는 서브인턴십을 통해 과에 대한 경험을 하는 것이 도움이 될 수 있을 것이다.

여러분은 본인이 생각하는 진로를 위해 전공을 선택하겠지만, 결국 그 길을 갈 수도 혹은 가지 못할 수도 있다. 운 좋게 생각하는 진로를 가게 되더라도, 따라 가다보면 그 길이 생각했던 것과는 다를 수도 혹은 달라질 수도 있다. 따라서 내가 선택한 전공을 사랑하고 관심을 갖는 것이 무엇보다 중요하지 않을까 싶다. 단, 본인이 어느 분야에서 남들보다 훨씬 뛰어난 재능이 있음을 깨달은 분이라면, 그 길을 빨리 선택하는 편이 좋을 것으로 생각한다.

2. 관심과 흥미만으로 과를 선택해도 되나요?

사람마다 다양한 기준으로 과 선택을 하지만 선배 입장에서 무엇보다 관심과 흥미가 가장 중요하다고 생각한다. 일부 학생의 경우 과의 특성과 하는 일을 정확히 몰라서 관심과 흥미를 가지지 못하는 경우도 있다. 과목마다 이론과 환자 진료하는 부분은 다르기 때문에 해당 과목의 지식적인 흥미와 함께 그 과에서 하는 업무, 진료 형태, 치료 등에 대한 정보를 획득하고 경험을 통해 관심과 흥미가 있는지 판단할 수 있다. 따라서 조금이라도 관심이 있는 과가 있다면 적극적으로 정보를 알아보고 서브인턴십과 같은 프로그램을 활용해서 실습경험을 먼저 해보는 것이 좋다.

어떤 과를 택하던지 힘들고 어려운 순간은 찾아오게 된다. 그러나 본인이 흥미와 관심이 있는 전공이라면 어려움이 있어도 충분히 극복해낼 수 있다. 관심과 흥미를 가장 중요하게 고려한 후 그 밖에 중요하다고 생각하는 몇 가지 요인들, 예를 들면 미래 발전 가능성, 과(의국) 분위기, 진료할 환자군, 의료환경의 변화에 따른 영향력 등의 요소를 고려해서 과를 선택해도 좋다.

3. 체력이 약하거나 손재주가 없으면 외과 의사하기 어려운가요?

외과 의사의 경우 장시간동안 고난이도의 수술을 수행하여야 하기 때문에 의사들 중에서도 강인한 체력과 손재주가 있는 사람이 외과 의사를 시작한다면 물론 큰 장점이 될 수는 있다. 하지만, 외과 의사가 환자를 진료하고 수술하는 것이 그 의사의 체력과 손재주에 의해 모든 결과가 정해지는 것은 아니다.

체구가 작고 힘 없는(?) 여자 선생님들도 외과에서 놀라운 기량을 보여 주고 계신다. 전공의 시절 동안 체력적인 어려움을 겪는 경우들도 있으나 의과대학에서 공부를 마치고 의사가 될 수 있는 정도의 체력이라면 외과의사를 하는데 전혀 무리가 없을 것이라고 생각한다. 손재주? 글쎄요… 일명 곰손(?)으로 불리우는 많은 분들이 훌륭히 외과의사의 역할을 잘 감당하고 있다. 일명 Learning curve의 차이는 개인적으로 있겠지만, 4년간의 외과 전공의 수련 과정을 충실히 이수한 사람이라면 누구나 훌륭한 외과의사가 될 수 있다고 생각한다.

최근 들어 최첨단 의료 기구들의 개발은 수술 시간을 획기적으로 단축하는 데 도움을 주고 있기 때문에 외과 의사에게 체력적인 한계는 극복할 수 있는 부분이 되었다. 이제는 핸드폰에서 문자를 보낼 수 있는 정도의 체력과 머리 손재주만 있으면 된다. 수술시 힘주어 당기고 있지 않아도 기계를 이용하면 사람보다 더 좋은 힘으로 당겨지고, 로봇의 경우 눈과 머리, 손과 발만 있으면 모든 수술은 다 된다. 선천적으로 타고난 체력과 손재주도 좋지만 나의 체력보다 나의 손재주보다 기계의 힘, 기계의 재주를 이용하여 체력과 손재주를 응용하는 머리와 자신감만 있으면 멋진 외과의사가 될 수 있다. 체력 좋고 손재주 있어야 될 것 같은 외과 의사를 하는 것도 좋지만 체력 없고 손재주 없어도 머리로 마음으로 수술하는 외과의사가 더욱 좋다. 외과의사에게 무엇보다 필요한 능력은 환자의 입장에서 환자를 이해하고 환자의 고통을 덜어주려는 마음가짐이다. 이러한 마음가짐으로 환자를 대하는 외과의는 체력적으로 힘에 부쳐도 정신력으로 체력의 한계를 극복할 것이며, 손재주가 좀 부족하여도 다른 외과 의사에 비해 더 많은 노력으로 완벽한 수술을 재현해 낼 수 있을 것이다.

4. 여자들은 결혼하면 대학병원에 남거나 교수가 되기 어려운가요?

여학생들의 경우 결혼을 하면 출산과 육아 등 여자로서 해야 하는 일들에 시간을 뺏길 수밖에 없으니 교수가 되기도 어렵고 교수가 되어도 잘 해내지 못할 것이다 라는 생각에 교수가 되려면 결혼을 포기해야 하거나 결혼을 미리 하면 교수의 꿈을 접어야 하는 건가하는 걱정을 하게 된다. 그러나 적어도 다음 2가지 요소가 뒷받침 된다면 그런 걱정을 하지 않아도 될 것 같다.

첫째, 교수가 되고자 하는 강한 의지가 있어야 한다. 자신의 인생에서 성취하고자 하는 것에 대한 priority list를 작성해 보시기 바란다. priority list의 1번에 "대학에 남고 싶다"가 써 있다면 1번 달성을 위해 나머지 2, 3, 4번을 조금은 희생할 마음의 각오가 되어 있어야 한다. 요즈음은 성별보다는 능력이 중요시되는 사회이고, 대학병원이나 대학에 남기 위해서는 연구성과가 가장 중요하기 때문에, 결혼과 사회생활을 적절히 해 나갈 수 있는 유연성(flexibility)을 키울 필요가 있다. 둘째, 좋은 인생 파트너를 만나야 한다. 직장에서 성공하고 동시에 가정에서 완벽한 아내, 엄마가 될 수 있을 것이란 꿈은 버리는 것이 정신건강을 위해 좋다. 슈퍼우먼이 되려고 하다보면 불행해 질 수 밖에 없다. 당신의 꿈을 존중해 주고, 그 꿈을 이루기 위해 노력하는 당신을 이해해 주고 보완해 주는 배우자를 만나는 것이 중요하다.

5. 만약 선택한 과가 적성에 맞지 않을 경우 어떻게 해야 하나요?

적성에 맞지 않는 이유는 여러 가지가 있다고 생각한다. 첫째, 같이 근무하는 동료나 상사와의 관계 문제일 수도 있고, 과의 업무 자체가 본인에게 어렵게 느껴지는 경우도 있다. 또한 부모님이나 주위의 사람들이 미래전망이 불투명하다고 부정적인 인식을 심어주는 경우도 있다. 만일 함께 일하는 사람들과의 관계 문제라면 삶의 우선순위를 생각해서 극복할 필요가 있다고 생각한다. 과 업무 자체가 본인과 맞지 않는다고 생각된다면 전공을 바꾸는 것도 고려해 볼 필요가 있다. 하지만 1년차 때는 어떤 과를 선택하더라도 대부분의 레지던트가 어려움을 느끼지만 참고 견딘다는 것은 염두해 두서야 할 것이다. 과의 인기는 계속 변해왔으며 지금도 계속해서 변하고 있다. 결국은 자기가 하고 싶은 것을 하는 것이 길게 보면 더 나은 선택이 아닐까 생각한다.

그렇다면 반대로 적성에 맞는 일이란 무엇일까? 그 일을 좋아하는 마음이 있어야 하고 잘 할 수 있는 능력이 있어야 한다. 환자 보는 일이 좋아서 열심히 일하다 보면 명의가 될 수도 있고, 손 기술이 좋아서 수술을 잘 하게 되면 환자 보는 일이 즐거워질 수도 있다. 내가 하는 일로 행복해진다면 더욱 좋아하게 되고 잘 하게 될 수 있을 것이다. 좋아하는 일, 잘 하는 일, 행복하게 살 수 있는 일이 모두 일치하기는 어렵겠지만 자신을 중심에 놓고 인생의 목표를 확고히 결정한다면 적성에 맞는 일을 택할 수 있을 것 같다.

6. 군대는 언제, 어디로 가는 것이 좋은가요?

일반적으로 군대가는 시점은 동기들이 많이 가는 시기에 함께 가는 것이 좋지만 개인적으로 준비하는 계획이 있다면 굳이 동기들을 따라 갈 필요는 없다. 의사로서 군복무를 생각하면 대부분 공중보건의나 군의관일 것이다. 군의관이나 공보의는 상대적으로 시간적인 여유가 있기 때문에 이 시간들을 어떻게 활용하느냐에 따라 다양한 경험을 할 수 있을 것이라 생각된다. 군복무 기간 동안 평소 관심 있었던 공부나 취미생활을 한다면 두 마리 토끼를 잡을 수 있는 기회가 될 것이다.

한편 2008년부터 병역특례로 군복무를 할 수 있는 "의과학대학원"이라는 제도가 생겼다. 의과학대학원에 진학할 경우 전문연구 요원 신분으로 4-5년 간 학업 및 연구를 하게 되며 과정을 마치면 박사학위를 취득하게 된다. 기초 연구와 임상이 바로 연결되는 중개연구(Translational Research)를 하는 임상 의사가 되고자 하는 학생들에게 좋은 기회가 될 것으로 생각한다. 병역특례로 의과학대학원에 진학기 위해서는 병역의무가 있는 석사학위 소지자인 전문의거나 또는 전문의가 아닌 일반의의 경우 석·박사 통합과정으로 입학하면 병역특례 혜택을 받을 수 있다. 현재 병역특례가 가능한 의과학대학원은 연세대, 카이스트, 서울대이다.

7. 여자가 외과계열을 지원할 경우 어려운 점은 무엇인가요?

외과 계열은 그야말로 '수술'이 주가 되는 수련을 하게 된다. 남자와 여자 모두 수술 시에는 고도의 집중력과 적절한 힘, 그리고 체력이 중요하다. 그런데 간혹 여자는 남자와 비교하여 수술 시 힘들어 하는 경우가 있기 때문에 체력 관리가 특히 더 중요하다고 생각된다. 또한 임신 중에 장기간 서 있게 되면 쉽게 피로해질 수 있으며, 외과 계열은 대부분의 시간을 수술실에서 보내기 때문에 분만 후 다시 복귀했을 때 모유 수유를 지속하기가 쉽지 않다. 게다가 외과계열은 연당직을 서야 하는 경우도 있고, 밤새 수술을 해야 하는 경우도 있고, 밤잠을 못자고 다음날의 근무를 시작해야 하는 경우도 있다. 밤을 꼴딱 새며 해부학, 생화학 공부하던 본 1 때가 생각나나요? 기본 체력이 없으면 불가능한 경험이다. 평소부터 체력관리를 하는 것이 필요하다. 환자나 보호자가 여의사, 그것도 젊은 여의사에게 집도를 받게 되는 것을 탐탁치 않게 여기는 경우가 있다. 환자와 보호자의 그런 불안감(?)을 잠식시킬 수 있는 실력을 갖추는 것이 필요하며 환자와 보호자를 안심시킬 수 있는 자신만의 카리스마를 만들 필요가 있다.

8. 교수가 되기 위해서는 연구를 해야 하는데 연구에 자신이 없다면 어떻게 해야하나요?

의과대학의 교수는 교육과 연구가 주 업무라고 할 수 있다. 임상교수의 경우는 진료업무가 또 하나의 주 업무인데, 세계 최우수 기관이 되기 위해서 임상교수의 연구 능력이 크게 요구되고 있으며, 우리나라도 점차 연구 중심 병원을 추구하고 있다. 따라서 가까운 미래에 교수가 되고자 한다면 연구에 흥미가 없어서는 안 될 것이다. 연구에 자신이 없는 것과 연구에 흥미가 없는 것은 별개의 문제라고 본다. 연구는 하고 싶은데 어떻게 해야 좋을지 모르고 방법을 몰라 자신이 없다면, 지금 이 순간부터 꾸준히 자신감을 찾기 위한 노력이 있어야 한다. 연구의 기본은 "호기심"에 있으며, 그 "호기심"을 풀어 나아가는 방법은 정해진 것이 없다. 궁금해서 찾아보고 생각해보고 풀어보려 노력하는 그런 것은, 누구나 가지고 있는 능력이고 개발할 수 있다. 단지, 그런 것이 귀찮고 재미없다면 교수의 길을 가기는 어렵다.

학생 시절부터 연구에 관심이 있고 자신 있다면 처음부터 연구를 위주로 하는 분야로 진출하면 된다. 하지만 임상연구의 경우 환자를 직접 보면서 느껴지는 여러 궁금증에서부터 연구가 시작된다. 우선 본인이 원하는 과나 분야를 잘 선택하고 이후 전공의시절을 보내면서 연구에 흥미를 가져도 결코 늦지 않으니 너무 걱정하지 않아도 된다.

9. 교수가 되려면 지금부터 어떤 준비를 해야 하나요?

교수는 한 분야의 심도 있는 지식을 가지고 있어야 함은 여지가 없으나, 그 이외의 여러 소양을 갖추고 있어야 한다고 생각한다. 지식이야 앞으로 평생 쌓아 나가야하고, 관심 있는 분야가 생기면 매진하게 되기 때문에 학생시절부터 한 분야에 너무 치우친 학습은 바람직하지 않다고 생각된다. 교수가 되기 위해서, 더 나아가서는 좋은 의사나 학자가 되기 위해선 학생시절에는 스스로 궁금증을 찾아볼 수 있는 방법들을 익히고 궁금증에 대해서 스스로 자문해 보는 습관을 가지는 것이 좋겠다. 그리고 무엇보다 향후 교수뿐만 아니라, 모교와 같은 큰 병원에서 가장 효율적이고 환자에게 도움이 되는 치료를 하기 위해서는 동료 의사와의 협력 체계가 중요하다. 이를 위해서는 학창시절부터 동료와의 원만한 유대관계가 절대적으로 필요하다. 인맥이 힘이다라는 말은 의료 현장에서 무엇보다 절실히 느끼게 되는 부분이다. 주변의 동료들을 챙기고 배려할 줄 아는 습관이 그 무엇보다 필요하고 향후 병원에서 근무하게 될 때 그 중요성은 분명히 느끼게 될 것이다.

그러나 교수가 되기 위해 지금부터 준비를 한다고 해서 교수가 될 수 있는 것은 아닌 것 같다. 단지 교수가 되고자 하는 큰 목표가 있다면 도전하시고 묵묵히 열심히 맡은 바 일을 하면서 기다려야 할 것이다. 교수가 되기 위한 준비라기보다는 교수로서 가져야하는 기본 덕목의 함양을 위해 지식 습득, 술기 획득을 게을리 하지 않고 학생, 전공의에게 본보기가 되는 선생님이 되어야 할 것이며 연구에도 소홀히 하지 않고 일반 사람과 학회에서 정보 제공과 연구 결과 발표를 게을리 하지 않으며 환자들이 믿고 따르는 의사가 될 수 있도록 다방면으로 노력해야 할 것이다.

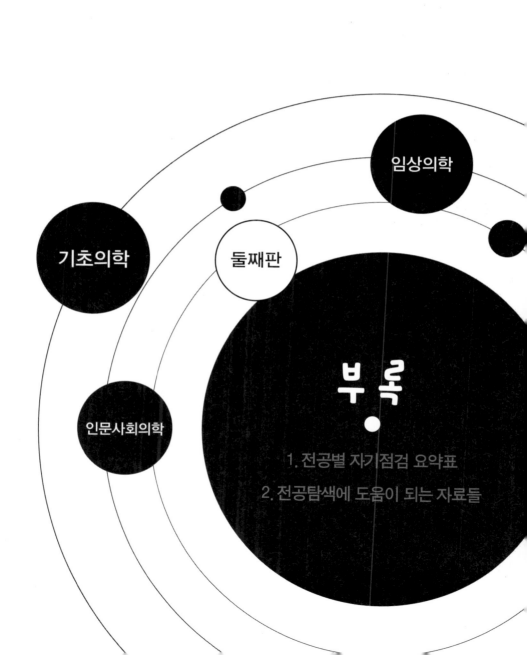

기초의학

임상의학

둘째판

인문사회의학

부록

1. 전공별 자기점검 요약표

2. 전공탐색에 도움이 되는 자료들

⟪⟪⟪ 1. 전공별 자기점검 요약표 ⟫⟫⟫

　제2부의 전공별 소개를 모두 읽고 Checklist를 작성해 보았다면, 각 전공별로 나온 점수를 여기 점수 요약표에 적어본다. 나의 특성이 어느 교실에서 보다 높은 점수를 받았는지 다른 전공과 상대적으로 비교해 본다. 높은 점수가 나온 전공 몇 개를 비교해 보면서, 자신이 생각했던 것과 일치하는지, 일치하지 않는다면 그 이유는 무엇인지 자료를 더 찾아보면서 비교분석해 본다.

　이 점수 요약표는 가장 높은 점수가 나온 전공을 무조건 결정해야 함을 의미하는 것은 아니며, 다른 전공들과 상대적으로 비교해 보는데 도움을 주기 위해 제시한 것이다. 상대적인 점수 비교를 통해 추가적으로 탐색해야할 전공을 선정하고, 선정된 몇 개의 전공에 대해서 보다 심층적인 탐색을 계속해야 한다.

Ⅰ. 기초의학 영역

　해부학(Anatomy) ⋯⋯⋯⋯⋯⋯⋯⋯⋯⋯⋯⋯⋯⋯⋯⋯⋯⋯⋯⋯⋯

　생화학·분자생물학(Biochemistry & Molecular Biology) ⋯⋯⋯⋯⋯

　생리학(Physiology) ⋯⋯⋯⋯⋯⋯⋯⋯⋯⋯⋯⋯⋯⋯⋯⋯⋯⋯⋯⋯⋯

　약리학(Pharmacology) ⋯⋯⋯⋯⋯⋯⋯⋯⋯⋯⋯⋯⋯⋯⋯⋯⋯⋯⋯

　병리학(Pathology) ⋯⋯⋯⋯⋯⋯⋯⋯⋯⋯⋯⋯⋯⋯⋯⋯⋯⋯⋯⋯⋯

　미생물학(Microbiology) ⋯⋯⋯⋯⋯⋯⋯⋯⋯⋯⋯⋯⋯⋯⋯⋯⋯⋯

　환경의생물학(Parasitology) ⋯⋯⋯⋯⋯⋯⋯⋯⋯⋯⋯⋯⋯⋯⋯⋯

　예방의학(Preventive Medicine) ⋯⋯⋯⋯⋯⋯⋯⋯⋯⋯⋯⋯⋯⋯⋯

　의학공학(Medical Engineering) ⋯⋯⋯⋯⋯⋯⋯⋯⋯⋯⋯⋯⋯⋯⋯

　　• 생체재료학 및 조직공학 재생의학⋯⋯⋯⋯⋯⋯⋯⋯⋯⋯⋯⋯

　　• 의료정보 및 의료기기학 ⋯⋯⋯⋯⋯⋯⋯⋯⋯⋯⋯⋯⋯⋯⋯⋯

Ⅱ. 임상의학 영역

　내과학(Internal Medicine) ⋯⋯⋯⋯⋯⋯⋯⋯⋯⋯⋯⋯⋯⋯⋯⋯⋯

　　소화기학(Gastroenterology) ⋯⋯⋯⋯⋯⋯⋯⋯⋯⋯⋯⋯⋯⋯⋯

　　호흡기학(Pulmonology) ⋯⋯⋯⋯⋯⋯⋯⋯⋯⋯⋯⋯⋯⋯⋯⋯⋯

　　심장학(Cardiology) ⋯⋯⋯⋯⋯⋯⋯⋯⋯⋯⋯⋯⋯⋯⋯⋯⋯⋯⋯

1) 국내 서적

김용일 (1999). 의과대학 졸업생의 진로설계. 서울대학교 출판부.
　　의과대학 졸업 후 진로의 분야별 수급전망과 기본적인 선택인자, 각 진로 부문별 지망
　　자가 고려할 선택의 기준, 분야별 여러 과정의 특성과 졸업을 전후하여 치르게 될 각종
　　시험절차 안내, 선배의사들의 경험을 소개한 책이다.

유승흠 외 (2003). 의학의 갈래와 선택. 한국의학원.
　　의학이란 무엇이며, 기초의학과 임상의학을 분야별로 설명하였다. 각 전공의 정의와 연
　　구분야, 수련과정, 장·단점 등을 소개한 책이다.

유승흠 외 (2003). 의학자 114인이 내다보는 의학의 미래(상·중·하). 한국의학원.
　　의학이 당면하고 있는 과제별로 미래의 조망을 적은 매우 유용한 책이다. 현재의 의학
　　과 미래의 의학을 이해하면 자신의 전공선택을 하는데 도움이 될 것이다.

황매향 편저 (2005). 진로탐색과 생애설계–꿈을 찾아가는 포트폴리오. 학지사.
　　내 삶의 주인되기, 가치관 명료화하기, 생애계획하기 등 대학생들이 생각해보아야 할
　　내용들이 담겨있다. 의과대학 학생에게 초점을 두고 쓰여진 책은 아니지만, 관련된 문
　　제에 대해 생각해보고 답해볼 수 있도록 구성되었다.

2) 국외 서적

American Academy of Family Physicians (2004). Strolling through the
　　match. Kansas City, MO: American Academy of Family Physicians.

Association of American Medical Colleges (2004). Student guide: Setting a
　　course for career success. Washington. DC: AAMC.

Association of American Medical Colleges (2005). Advisor manual: Setting a
　　course for career success. Washington, DC: AAMC.

American Medical Association (Annual). Graduate medical education directory. Chicago, IL: American Medical Association.

American Medical Association (Annual). Physician characteristics and distribution in the U.S. Chicago, IL: American Medical Association.

American Medical Association (Annual). Socioeconomic characteristics of medical practice. Chicago, IL: American Medical Association.

Bolles RN (2005). What color is your parachute? A practical manual for job-hunters and career changers. Berkely, CA: TenSpeed Press.

Freeman B (2004). The ultimate guide to choosing a medical specialty. NewYork: Lange Medical Books/McGraw-Hill.

Iserson KV (2003). Iserson's getting into a residency, A guide for medical students (6th edition). Tucson, AZ: Galen Press, Ltd.

Le T, Bhushan V & Amin C (2003). First aid for the match: Insider advice from students and residency directors (3rd edition). McGrow-Hill/Appleton & Lange.

Miller LT & Donowitz LG (2001). 2001-2002 Medical student's guide to successful residency matching. Philadelphia, PA: Lippincott, Williams & Wilkins.

Rogers CS (1996). How to get into the right medical school. Illinois: VGM Career Horizons.

Talyor AD (2003). How to choose medical specialty (4th edition). Philadelphia, PA: W.B. Saunders Company.

3) 논문

임기영, 조선미 (2002). 의과대학생의 전공선택과 관련된 변인에 대한 연구. 한국의학교육 14(2), 269-286.

정한용, 김동욱 (2000). 전공계열의 분류에 따른 전공의들의 자기방어기제. 한국의학

교육 12(1), 71-80.

정선주, 서동혁, 김용일 (2001). 의과대학 학생을 위한 진로지도 모델의 개발. 한국의학교육 13(2), 315-309.

Alison M Ward, Max Kamien, Derrick G Lopez(2004). Medical career choice and practice location: early factors predicting course completion, career choice and practice location. Medical Education Vol 38, Issue 3, 239-48.

Dale A. Newton MD, Martha S. Grayson MD, Theodore W. Whitley PhD(1998). What Predicts Medical Student Career Choice?. Journal of General Internal Medicine Vol 13, Issue 3, 200-3.

Fernandez Llamazares J, Julio JF, Hidalgo Garcia F, Moreno P. (1997). Survey of residents on satisfaction after obtaining a hospital comments. Med Clin (Barc), Nov 109(16), 61.

Heidi D. Nelson MD, MPH, Annette M. Matthews BA, BS, Glen R. Patrizio BA, Thomas G. Cooney MD(1998). Managed Care, Attitudes, and Career Choices of Internal Medicine Residents. Journal of General Internal Medicine Vol 13, Issue 1, 39-42.

Martini CJM, Veloski JJ, Barzansky B(1994). Medical school and students' characteristics that influence choosing a generalist career. JAMA.

Schwartz MD, Linzer M, Babbott D, Divine GW, Broadhead E,(1991). Medical student interest in internal medicine: initial report of the Society of General Internal Medicine interest group survey on factors influencing career choice in internal medicine. Ann Intern Med.

Yuft RI, Pollock GH, Wasserman E. (1969). Medical Specialty choice and personality. Arch Psych, 20, 89-99.

4) 참고사이트

American Medical Association (AMA)

http://www.ama-assn.org

American Medical Student Association (AMSA)

http://www.amsa.org

Association of American Medical Colleges (AAMC)

http://www.aamc.org

Association of Hospital Medical Education (list of transitional residency

programs) http://www.ahme.med.edu

Career MD (residency and fellowship database)

http://www.careermd.com

Career in Medicine

http://www.aamc.org/students/cim/start.htm

Electronic Residency Application Service

http://www.aamc.org/students/eras/start.htm

FREIDA online

http://www.ama-assn.org/ama/pub/category/2997.htm

Internship and Residency Information Site

http://www.i-r-i-s.com

Medical Specialty Aptitude Test

http://www.med-ed.virginia.edu/specialties

National Resident Matching Program (NRMP)

http://www.nrmp.org

Official USMLE Information

http://www.usmle.org

Osteopathic Rotations and Residency Resource

http://www.studentdo.com

Student Doctor Network

http://www.studentdoctor.net/index.asp

scutwork.com

http://www.scutwork.com

≪ 도와주신 분들 ≫

내과학

감염학 | 김창오, 구남수
내분비학 | 김창오, 조영석
류마티스학 | 김창오, 이상원
소화기학 | 김창오, 천재희
신장학 | 김창오, 유태현

심장학 | 김창오, 정보영
알레르기학 | 김창오, 박경희
종양학 | 김창오, 김혜련
혈액학 | 김창오, 김수정
호흡기학 | 김창오, 김은영

마취통증의학과 | 권태동
미생물학 | 신전수
방사선종양학 | 김용배
법의학 | 양우익, 신경진
병리학 | 조남훈, 구자승, 김현기
비뇨기과학 | 조강수
산부인과학 | 김영태, 남은지
생리학교실 | 남택상, 임중우, 안덕선
생화학분자생물학 | 김재우
성형외과학 | 유대현
소아과학 | 채현욱, 신재일
신경과학 | 최영철, 허 경, 이경열
안과학 | 변석호
영상의학 | 허 진
예방의학 | 박은철, 손정우

외과학 | 김남규, 김경식, 주동진
응급의학과 | 주영선
의사학 | 여인석
의학공학 | 박종철, 이미희, 남기창
의학교육학 | 전우택, 양은배
의학통계학 | 정인경
이비인후과학 | 김현지
정신과학 | 안석균, 김어수, 남궁기
정형외과 | 이환모, 최윤락
진단검사의학과 | 김정호, 송재우
피부과학 | 오상호
해부학 | 이혜연, 정호성
핵의학 | 강원준, 김현정
흉부외과학 | 백효채, 송승준

Q&A

강원준　권자영　권태동　김성훈　김영대　김재우　김창오　변석호
서양권　신재일　오상호　윤인식　이동환　이지원　이지원　임가원
정현수　주동진　최영득

353

전 우택

1985년 연세의대를 졸업하고 세브란스 병원에서 정신과 수련을 받아 정신과 전문의가 되었다. 1994년 연세대학교에서 의학박사 학위를 수여받았다(정신의학). 이후 1994년부터 연세의대 정신과학교실에서 전임강사, 조교수로 있었으며 1997년부터 1999년까지는 미국 하버드 의과대학 사회의학과 및 난민정신건강센터에서 연구원으로 활동했다. 2002년부터 2004년까지는 연세의대 정신과학교실 부교수 및 세브란스 병원 정신과장으로 있었다. 2005년부터 연세의대 의학교육학과장으로 있으며, 정신과학교실 겸무교수로 활동하고 있다. 정신의학에서 세부전공은 사회정신의학이며, 주로 북한, 통일, 탈북자, 난민들에 대한 연구를 하고 있다. 대표 저서로는 "사람의 통일을 위하여"(오름, 2000), "웰컴 투 코리아"(공저, 한양대 출판부, 2006), "사람의 통일, 땅의 통일"(연대출판부, 2007) 등이 있다. 의학교육 영역에서는 "사회의학 연구방법론"(연대 출판부, 1999), "의료의 문화사회학"(공저, 몸과 마음, 2002), "인문사회의학과 의학교육의 미래"(공저, 연대 출판부, 2003) 등이 있다.

양 은 배

연세대학교 교육학과를 졸업하고 동 대학원에서 교육학 박사학위(교육과정 및 교육공학 전공, 보건학 부전공)를 취득하였다. 연세대학교 의과대학 의학교육학과에서 조교 · 강사 수련을 마쳤으며, 현재 같은 학과 부교수로 재직하고 있다. 의과대학 평가인증제도, 교육과정 개발 및 평가, 교수개발 프로그램 및 인문사회의학 등에 관심을 가지고 있다. "의학교육의 학생평가"(군자출판사, 2012), "의학교육 교수학습방법론"(군자출판사, 2008), "의학교육의 이론에서 실제까지"(아카데미프레스, 2008), "의학교육과정 개발과 이론의 실제"(시그마프레스, 2007), "의학교육의 질관리와 의과대학 평가인정제도"(연세출판부, 2005), "인문사회의학과 의학교육의 미래"(연세출판부, 2002) 등의 저서 및 역서와 50여 편의 연구 논문과 보고서가 있다.

《 저자 소개 》

이수현

세종대학교 교육학과를 졸업하고 숙명여자대학교 대학원에서 석·박사 과정을 마쳤다. 교육학과에서 상담심리를 전공했으며 2009년 "수퍼비전 기대 척도 개발 및 타당화 연구"라는 주제로 박사학위를 취득하였다. 2006년에 상담심리학회 상담심리사 1급 자격을 취득하였으며 2008년 QPR Suicide Triage Training 자격증을 취득하였다. 2006년부터 2008년까지 건국대학교 종합상담센터에서 전임상담원을 역임한 바 있다. 2010년부터 연세대학교 의과대학 의학교육학과에서 기초연구조교수로 재직 중이며 관심분야는 학생상담, 상담자 교육, 진로개발로 현재 학생개발과 관련된 업무 및 연구를 진행하고 있다. 대표논문으로 "상담자의 애착유형과 상담경험이 공감능력에 미치는 영향(2006)" "상담자 활동 자기효능감 척도 국내 타당화 연구(2006. 2007년 한국상담심리학회 우수논문상 수상)", "수퍼비전 기대척도 개발 및 타당화 논문(2009)", "일개의과대학 피어튜터링 프로그램 소개 및 효과분석(2012)", "학업소진척도(MBI-SS) 국내 타당화 연구-의대생 대상으로-(2013)" 등이 있다. 저서 및 역서로는 "심리검사와 상담"(공저, 학지사, 2013), "상담과 심리치료란 무엇인가?"(공역, 학지사, 2013) 등이 있다.